Anne Lohmann • ESSKULTUR PUR

Jeder Mahlzeit wohnt ein Zauber inne

Anne Lohmann

ESS KUL TUR PUR

Wie uns die Lebensmittelharmonie »in Ordnung« bringt

Disclaimer:

Alle Informationen in diesem Buch sind Anregungen für eine kundige Gestaltung Ihrer täglichen Mahlzeiten. Sie stellen dabei allgemeine Informationen über den Zusammenhang von Ernährung und Gesundheit dar. Im Gesundheitsfall sind sie gedacht zur weiteren Erhaltung und Pflege der Gesundheit.

Im Krankheitsfall sind sie Anregung zur Ergänzung medizinisch und/oder naturheilkundlich notwendiger Maßnahmen auf dem Wege der Ernährung. Sie können und sollen in keinem Fall die Beratung und Behandlung durch ein Team medizinisch hochqualifiziert ausgebildeter Fachpersonen Ihres Vertrauens ersetzen, also von Ärzten, Heilpraktikern und Therapeuten anderer Fachrichtungen.

Sie sollten daher die hier bereitgestellten Informationen niemals als alleinige Quelle gesundheitsbezogener Entscheidungen verwenden und sie dürfen ebenso nicht als Grundlage zur eigenständigen Behandlung von Krankheiten verwendet werden.

Die Informationen und Empfehlungen in diesem Buch wurden von der Autorin nach bestem Wissen und mit großer Sorgfalt zusammengestellt und von Autorin und Verlag sorgfältig geprüft. Die Inhalte erheben gleichwohl keinen Anspruch auf Vollständigkeit, noch kann die Aktualität, Richtigkeit und Ausgewogenheit der dargebotenen Informationen garantiert werden. Die Anwendung von jeglicher in diesem Buch vorgestellten Empfehlung unterliegt der Eigenverantwortung des Anwenders.

Jegliche Haftung der Autorin bzw. des Verlages und seiner Beauftragten für Gesundheitsschäden, sowie Personen-, Sach- und Vermögensschäden ist ausgeschlossen.

Autorin und Verlag sind außerdem nicht verantwortlich für den Inhalt von Links.

Bibliografische Informationen der Nationalbibliothek
Die Deutsche Nationalbibliothek verzeichnet diese Publikation in der Deutschen Nationalbibliografie; detaillierte bibliografische Daten sind im Internet unter http://dnb.d-nb.de abrufbar.

Bildquellen:
Fotos Catja Vedder auf den Seiten: 6, 48, 49, 57, 108, 130, 173, 177, 199, 206
Fotos Gisela Bayer auf den Seiten 132, 145, 146, 147, 154
Fotos A. W. Dänzer auf Seite 104
Foto Falk Fischer auf Seite 165
Foto Kitty Günther auf Seite 166
Fotos Tara Fischer auf den Seiten 174, 175
alle anderen Fotos Anne Lohmann und www.clipdealer.de
Illustration auf Seite 19 von Jeanne Klöpfer

Buchgestaltung und Cover: Charlotte Karner

Druck – auf FSC-zertifiziertes Papier – **und Bindung**: www.scandinavianbook.de

Erschienen 2018 im Verlag **Gesunde Entwicklung,** Bad Gandersheim – www.verlag.gesunde-entwicklung.de
2. überarbeitete Auflage 2021

VERLAG GESUNDE ENTWICKLUNG

ISBN 978-3-9813922-7-2

Auftakt

Essen ist so viel mehr als Ernährung. Essen ist Seele, Essen ist Liebe, Essen ist Hingabe, ist Abenteuer. Essen ist Magie. Ich kann sie nicht mehr sehen, die Nährstofftabellen dieser Welt. Wenn ich im Frühling den frischen Bärlauch auf dem Teller habe, dann esse ich ihn doch nicht wegen seiner Senfölglykoside!

Essen ist Leben und Leben ist Begegnung. Im Essen begegnen wir anderen Lebensreichen. Dem Pflanzenreich vor allem, manchmal auch dem Tierreich oder dem Mineralreich. Wenn wir essen, dann nicht, weil wir uns mit Kalorien oder Vitaminen anreichern wollen, sondern weil wir Sehnsucht haben, etwas anderes als uns selbst zu schmecken. Weil wir Sehnsucht haben nach *Qualitäten*, die für unsere Erneuerungsprozesse *lebens*-spendend sind. Frische, Wärme, Kühle, Feuchtigkeit, Farbe, Lebendigkeit, Kraft, Nahrung für die Sinne, Inspiration für den Geist.

Wirkliche Nahrung ist so viel mehr als das, was wir aus einer Packung herausholen können. Es ist eine Zeiterscheinung, dass unser intuitives Wissen um die Magie und den Sinngehalt unserer Nahrung verdrängt wurde. Viele Menschen stellen heute ihre Mahlzeiten zusammen …

- nach dem, was sie aus Gewohnheit und Tradition kennen
- nach dem, was sie im Supermarkt so vorfinden
- nach ideellen Werten, z. B. vegetarisch, rohköstlich oder vegan
- nach diätetischen Anweisungen
- nach Inhaltsstofflisten über Kalorien, Vitamine und Mineralgehalt.

ESS KULTUR PUR geht einen anderen Weg. Hier geht es vornehmlich darum, den Sinn, die Lust, die Magie und die natürliche Ordnung unserer Nahrung wiederzuentdecken. Und mit der natürlichen Ordnung auch die Einbettung unseres Essens in einen größeren Zusammenhang, in den wir Menschen über Millionen von Jahren buchstäblich hineingewachsen sind.

Mit der *Lebensmittelharmonie* erobern wir uns ein Menschheitserbe zurück. Wir beginnen wieder zu essen, …

- was echt ist
- was über alle unsere Sinne »mit uns spricht«
- was uns wirklich nährt
- was zusammenpasst
- und was das Potential hat, uns zu verwandeln.

Von tiefer Meditation abgesehen mag es in dieser Existenz wohl nichts geben, was eine stärkere transformierende Kraft hat als das, was wir Tag für Tag und

Woche für Woche auf unserem Teller haben. Bis auf Zellebene hinunter setzen wir uns jeden Tag aus unserem Essen buchstäblich neu zusammen. Und nichts könnte unseren Geist mehr beflügeln, als beheimatet zu sein in einem durch und durch lebendigen Körper. Fangen wir doch einfach an zu entdecken, wie wir dieses Potential freilegen können. *Ihre Anne Lohmann*

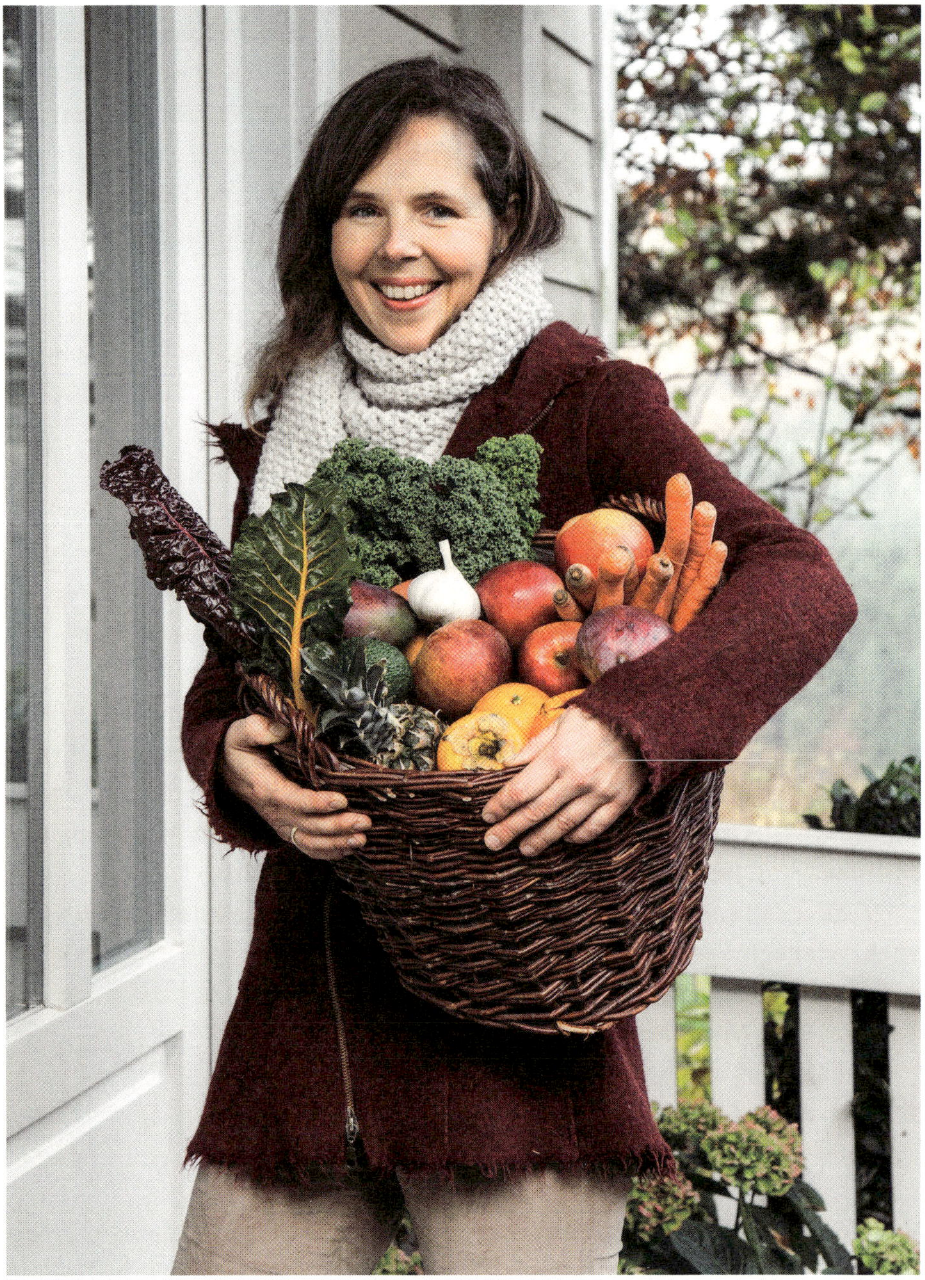

Ordnen oder Weglassen?

Als ich Ende der 90er-Jahre mein bis heute wöchentlich durchlaufendes Ernährungsseminar eröffnete, galt Vegetarismus noch als eher seltene Marotte, auf jeden Fall als nicht wissenschaftlich belegte und »sichere« Ernährungsform. Mütter fragten sich, ob man es wirklich riskieren kann, seine Kinder so großzuziehen. Der Begriff »vegan« war im Grunde noch nicht im kollektiven Bewusstsein angekommen. Wer damit in Berührung kam, bewertete diese Ernährungsform schnell als extrem und als potentiell gefährlich für die Gesundheit. Und die heute so aufboomende, reine Rohkosternährung war – und ist bis heute – für die meisten Menschen nicht denkbar. Der »grüne Smoothie« war noch gar nicht erfunden und frische Säfte als regelmäßiger Teil der Alltagsernährung wurden gar nicht in Betracht gezogen – allenfalls diejenigen, die schon einmal Heilfasten für sich entdeckt hatten, wussten um ihren Wert.

Ernährungsbewusstsein im Wandel

Kein Zweifel – in den letzten 20 Jahren hat sich in puncto Ernährung Unglaubliches getan in unserem Land. Wie kommt das? Ist inzwischen die kritische Masse erreicht von Menschen, die sich nicht mehr von ihren Medizinern sagen lassen wollen, dass ihre Ernährung gar nichts zu tun hat mit ihren Beschwerden? Ist der Leidensdruck und Kostendruck groß genug geworden, dass Menschen begreifen, sie sind zuerst selbst verantwortlich für ihre Gesundheit? Ist der Wettbewerb härter geworden um das noch schöner, noch fitter, noch jünger aussehen, oder ist es alles zusammen?

Ernährung kann Berge versetzen

Wie auch immer – heute werden Millionen von Kochbüchern verkauft rund um vegane und immer mehr auch rohköstliche Küche, rund um Säfte und Smoothies. Überwiegend junge, attraktive Leute, Köche und Nicht-Köche, haben gezeigt, dass es auch anders geht, als die konventionelle Ernährungslehre, die konventionelle Medizin, die konventionellen Lebensmittel-Erzeuger und -Verarbeiter und die konventionellen Kochschulen uns allzu lange glauben machen wollten. Und auch der Handel hat reagiert. Heute gibt es flächendeckend Bioläden auf Supermarktniveau in jeder größeren Stadt. Jeder der will, kann sich mindestens über Lieferservice an die Bezugsquellen guter Bio-Lebensmittel anschließen. Die zuvor von industrieller Fertigkost und festgefahrenen alten Mustern verseuchten Essensgewohnheiten der Menschen sind in Bewegung gekommen. Nicht wenige der neuen, jungen Kochbuchautoren waren übrigens zuvor entweder besonders dick oder besonders krank und dokumentieren mit ihrem eigenen Körper, mit ihrer Geschichte und mit ihrer wiedergewonnenen Fitness und ihrer vitalen Ausstrahlung, dass eine Umstellung auf eine Kost mit einem hohen vegetabilen Anteil Berge versetzen kann.

Für mich als Heilpraktikerin ist es eine Freude zu sehen, wie die Grundgedanken einer natürlichen und stark pflanzlich geprägten Kost kollektiv lang-

Eigenverantwortung übernehmen

sam Land gewinnen. Ich bin deswegen dankbar dafür, weil es meine naturheilkundliche Arbeit sehr erleichtert, wenn Menschen sich auf der Ebene des Ernährungsbewusstseins bilden und Eigenverantwortung übernehmen. Damit das geschehen konnte und weitergehen kann, bedarf es vieler Mitwirkender, die jeder an ihrem Platz und jeder auf ihre Weise Menschen helfen, sich zu erinnern. Denn mehr ist es nicht. Nichts von alldem ist neu, sondern wir finden nur zurück zu den Wurzeln dessen, was uns wirklich nährt, seit wir als Menschen diesen Planeten betreten haben.

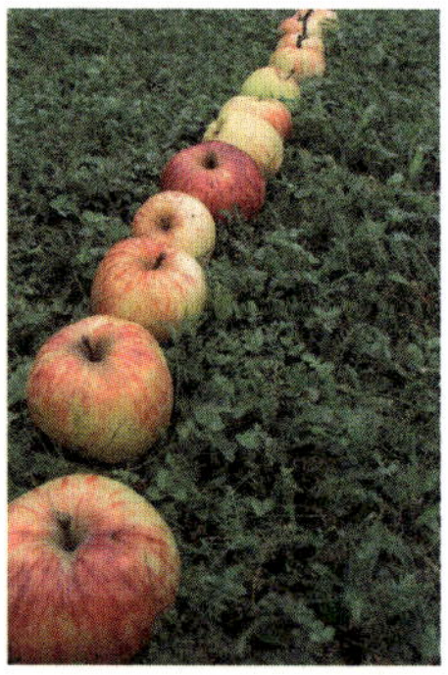

Viele Patienten fragen sich allerdings in jüngerer Zeit, wo sie sich nun selbst einordnen sollen in all den neuen Strömungen. Die körperliche Verfassung gibt klare Signale: Mit der Gesundheit steht es nicht zum Besten. Aber die Erfahrungen mit grünen Smoothies, mit einer Reihe von veganen Tagen, mit einer Saftkur oder einem Heilfasten bleiben nicht selten ein Experiment, eine Episode, die dann wieder abgelöst wird von den vorher schon eingefahrenen Gewohnheiten. Der stärkste Antrieb zur Veränderung – neben dem individuellen Gesundheitswunsch – ist für viele wohl das Mitgefühl mit den Tieren. Und das ist auf jeden Fall der zielführende Weg in die Zukunft. Aber ist es deshalb falsch, gelegentlich ein Bedürfnis nach Fleisch zu haben? Wie können wir das dann mit unserem Gewissen vereinbaren? Im **ESS KULTUR PUR Konzept** zeige ich eine andere Alternative auf:

Zentral im ESS KULTUR PUR Konzept

Ordnen statt weglassen!
und
Bewusst hinschauen, was wir essen und wo es her kommt.

Es *ist* möglich, dem Bau und der Funktion unseres Körpers und seiner Evolution gemäß zu leben und dabei gesund zu sein, ohne ganze Gruppen von Lebensmitteln grundsätzlich ausschließen zu müssen.

Rund um das neue Ernährungsbewusstsein entstehen viele Fragen

Ähnliche Verwirrung wie rund um vegetarisch-flexitarisch oder vegane Ausrichtung entsteht rund um Säfte, Smoothies und Rohkost. Ist es sinnvoll, z. B. regelmäßig Säfte zu trinken, den Rest der Zeit aber die gleichen Ernährungsfehler zu machen wie vorher? Und wie verhält es sich mit den Ernährungsweisen, die ganz auf Rohkost setzen und mit denen, die Rohkost fast ganz ablehnen (z. B. die alten Traditionen der ayurvedischen oder traditionell chinesischen Ernährung)? Schnell entpuppt sich das neue Ernährungswissen als Dschungel, in dem man sich ganz schnell verlaufen kann und noch dazu ohne den Rückgriff auf bewährte Gewohnheiten orientierungsloser ist als vorher. Im **ESS KULTUR**

PUR Konzept gibt es neue Anhaltspunkte, wie wir Rohkost zu Kochkost in Beziehung setzen können: Warum und wofür wir das eine und das andere brauchen und wie wir es im Tagesverlauf positionieren können.

Und schließlich ist da noch die große und immer größer werdende Gruppe der Menschen, die immer weniger bis fast nichts mehr vertragen. Kein Gluten mehr? Keine Äpfel mehr? Heuschnupfen nebenbei sowieso, auf dem Teller nichts mehr mit Histamin, Getreide am besten ganz weglassen oder gleich gar alle Kohlenhydrate? Eine meiner Patientinnen war nach den ersten beiden Kartoffeln, die sie nach einem Jahr völliger Kohlenhydratabstinenz gegessen hatte, mit Bauchkrämpfen im Krankenhaus gelandet. Kann es das sein? Muss man Thunfisch mit Blumenkohl zu Pizzaböden verarbeiten, nur um krampfhaft jegliches Getreide zu umgehen? Im **ESS KULTUR PUR Konzept** zeige ich Ihnen einmal mehr, dass *ordnen statt weglassen* der Weg ist. Wenn Sie die echten Lebensmittel verwenden (die industriell verfremdeten gehören für mich nicht dazu) und wenn Sie wissen, wie und in welcher Kombination Ihr Körper diese am besten annehmen und aufnehmen kann, dann stellen Sie die Weichen dafür, dass sich Darmflora und Immunsystem beruhigen. Dann können Sie erleben, wie Sie selbst an Kraft und Vitalität gewinnen. Wie Ihre Verdauungssäfte wieder beginnen, reichlich zu strömen. Denn Sie finden das vor, was Sie am besten verdauen können. Ihr »Verdauungsfeuer« (wie es im Ayurveda heißt) wird wieder angefacht. Ihre Nahrung wird dadurch besser verwertet. Ihr Körper erfährt wieder Rhythmus und Ausrichtung. Und es ist gut möglich, dass Sie plötzlich wieder mehr Dinge vertragen können, statt weniger. Vor allem aber können Sie ohne schlechtes Gewissen und ohne »Umgehungsverrenkungen« herzhaft zubeißen.

Auslassdiäten lösen oft nicht das Problem

Ordnen statt weglassen – in 20 Jahren Erfahrung mit Patienten und Kursteilnehmern konnte ich hundertfach beobachten, dass es nicht das Weglassen von Lebensmitteln ist, das neue Höhenflüge zu langer oder bislang nie gekannter Gesundheit ermöglicht, sondern die schlichte Rückkehr zu der Ordnung unserer Nahrung, kombiniert mit einem etwas bewussteren Blick auf die Wahl unserer Zutaten.

ESS KULTUR PUR Seminare und Webinare helfen beim Start.

Lebensmittelharmonie – warum?

»Du bist, was du isst«, sagte schon der griechische Gelehrte HIPPOKRATES. Eine zeitlos wahre Beobachtung. Leider ist die Ernährung beim Auftreten erster körperlicher Beschwerden oft das Letzte, woran wir denken oder woran unsere Mediziner uns erinnern. Deshalb beginnen wir die Beschäftigung mit dem Thema mit einer kleinen Aufzählung:

- Hatten Sie schon mal den Eindruck, dass Ihre Vitalität im Laufe Ihrer Jahre abnimmt – dass Sie langsamer die Treppen raufkommen, abends nicht mehr so viel Elan für Freizeitaktivität haben oder tagsüber häufig einfach müde sind?
- Bemerken Sie, dass die Elastizität Ihrer Gewebe und Gelenke abnimmt – können Sie z. B. noch mit Ihren Händen im Stehen den Boden berühren oder Ihren Fuß mühelos zum Po ziehen?
- Haben Sie Ihr Wunschgewicht – oder haben Sie im Gegenteil den Eindruck, Ihr Gewicht macht, was es will und Sie nehmen vielleicht trotz maßvoller Ernährung sogar zu oder trotz üppiger Ernährung gegen Ihren Willen immer viel zu rasch ab?
- Ist Ihre Haut Ihrem Alter angemessen faltenfrei und knackig?
- Kennen Sie Sodbrennen?
- Haben Sie häufiger Kopfschmerzen oder sogar Migräne?
- Betreffend die Frauen – haben Sie PMS, klimakterische Symptome oder andere hormonelle Beschwerden?
- Vermeldet Ihnen Ihr Arzt, dass Blutfettwerte, Blutdruck oder Harnsäurewerte zu hoch liegen?
- Stellt sich in der Lebensmitte plötzlich Heuschnupfen ein, oder eine Kontaktallergie, oder reduziert sich der Kreis der Lebensmittel, die Sie noch vertragen können, ständig?
- Nehmen Sie regelmäßig Medikamente ein und wenn ja, gegen was?
- Wurden Sie bereits überrascht von Diagnosen oder Krankheitsereignissen, deren Anbahnung Sie gar nicht gespürt hatten?
- Betreffen Sie schmerzhafte Erkrankungen aus dem rheumatischen Formenkreis wie Gicht, Rheuma oder Fibromyalgie?

Eine Bilanz

Bevor wir weiter ins Thema eintauchen, stellen Sie sich einen Augenblick lang vor, es käme eine gute Fee und sie könnte jedes Beliebige Ihrer Symptome fortnehmen – sei es eines aus der obigen Liste oder auch eines jenseits davon. Was wäre das Wichtigste, was Sie gerne loswerden wollen? Was ist Ihr größter Gesundheitswunsch?

Bitte nehmen Sie sich kurz Zeit, Ihre Antworten zu notieren. Es ist gut möglich, dass Sie im Laufe der Lektüre dieses Buches mehr und mehr verstehen werden, was dieser Gesundheitswunsch mit Ihrer Ernährung zu tun hat. Und je mehr Sie das verstanden haben, desto wahrscheinlicher wird die Erfahrung, dass Sie selbst für sich die gute Fee werden – und Ihr Wunsch in Erfüllung geht.

Bis jetzt werden Sie sich vielleicht wundern, warum allen diesen verschiedenen Symptomen eine Gemeinsamkeit zugrunde liegen soll. Und deshalb möchte ich Ihnen jetzt das Kernkonzept von **ESS KULTUR PUR** vermitteln, die Lebensmittelharmonie.

Lebensmittelharmonie – die Grundlagen

Machen wir zunächst einen kleinen Ausflug in unsere Biologie, Physiologie und auch Psychologie, um zu begreifen, warum Lebensmittel Reaktionen in uns auslösen und welche das sind.

→ Schauen wir dafür zuerst einmal auf *Obst und Gemüse:* Jeder weiß, dass man nahezu beliebige Mengen davon essen kann, ohne sich dadurch jemals beschwert zu fühlen. Genau genommen gibt es dafür auch eine sehr natürliche Sättigungsgrenze. Wenn wir genug davon haben, hören wir einfach auf. Vor allem Gemüse nährt uns sehr tief mit Vitalstoffen und mit Lebensenergie und unser Körper nimmt sich davon nicht mehr, als er braucht.

→ Ganz anders ist es mit *stark industriell verarbeiteten Lebensmitteln* – bedingt durch zahlreiche Verarbeitungsstufen »erkennt« unser Körper sie nicht mehr in der unmittelbaren Form, in der er sich über die Dauer der Evolution auf sie eingestellt hatte. Er braucht mehr davon, um sich zu sättigen, weil wesentliche Vitalqualitäten durch die Verarbeitungszeit und -methoden verloren gegangen sind. Verstärkt wird dieser Effekt durch die bewusst eingebauten Aromastoffe, die gewollt Suchtverhalten initiieren, so dass wir von dem industriellen Produkt immer mehr oder immer wieder haben wollen. Es ist nicht ganz einfach, sich von diesen Mechanismen wieder zu befreien.

→ Und zum Dritten lenken wir noch unser Augenmerk auf die *Lebensmittel mit hoher Energiedichte.* Evolutionär betrachtet sind das im Wesentlichen die Produkte von Ackerbau und Viehzucht: Getreide, Fleisch, Milchprodukte. Bis noch vor ca. 7.000 Jahren war der regelmäßige Zugriff auf diese Lebensmittel nicht möglich, weil sie durch die nomadisierenden Lebensformen unseren Vorfahren nicht in großen Mengen zur Verfügung standen – und wenn doch einmal (z. B. als Ergebnis einer guten Jagd), dann nur eines davon, z. B. Fleisch – und nicht alle gleichzeitig und zusammen.

Was auch immer wir zu uns nehmen von diesen drei Optionen der Nahrungsmittelauswahl – unser Körper steht vor der Aufgabe, aus der grobstofflichen

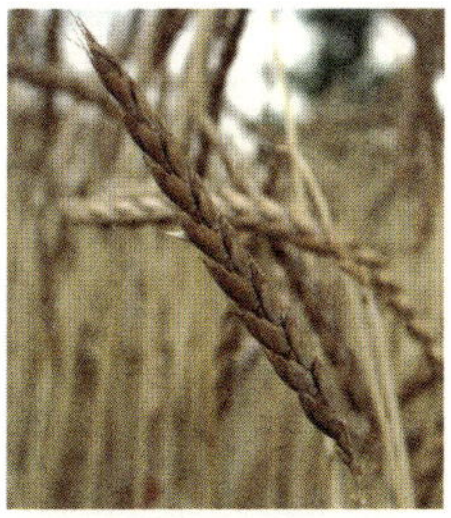

Ackerbau und Viehzucht sind menschheitsgeschichtlich junge Entwicklungen

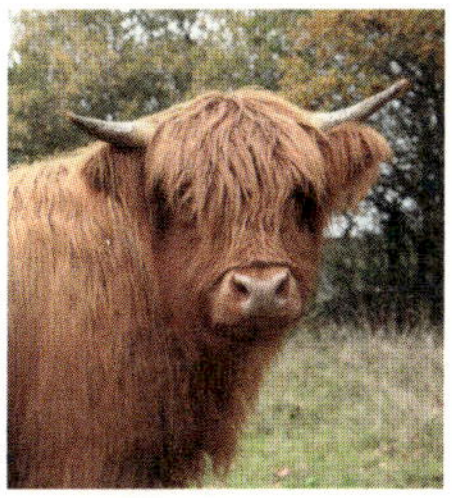

Form, die wir aufgenommen haben, durch Zerkleinerung und Verfeinerung eine Form zu bereiten, die als Nahrung Eingang in unsere Zellen finden kann. Eine gewaltige Aufgabe, wenn man es sich einmal recht überlegt. Und so ist unser gesamter Körper im Grunde um das »System«, das diese Aufgabe leistet, drumherum organisiert. Unser Verdauungstrakt ist ein Meisterwerk der Evolution. Und er bewältigt seine große Aufgabe in vielen kleinen Schritten, von denen wir üblicherweise gar nichts mitkriegen. Aber es erweist sich als gut, wenn wir ein bisschen darüber wissen. Denn dann können wir unserem Körper zuarbeiten und ihm dabei behilflich sein, diese große Aufgabe zu meistern, anstatt ihm dabei ganz absichtslos noch Steine in den Weg zu legen.

Die gute Zusammenarbeit mit unserem Körper ist im Grunde – natürlich – ganz einfach. In der Lebensmittelharmonie gibt es dafür nur drei Regeln:

Die drei Grundregeln der Lebensmittelharmonie

1. **Echte Lebensmittel als echt erkennen**
2. **Echte Lebensmittel nach Sinn und Wirkung sortieren – dabei unterscheiden wir drei Gruppen:**

   Lebenskraft, Frische und Geschmeidigkeit – der grüne Bereich
   Baustoff, Licht und Farbe – der blaue Bereich
   Brennstoff und des Lebens Süße – der rote Bereich

3. **Echte Lebensmittel nach Priorität gewichten und gemäß Biologie und Evolution kombinieren.**

Schauen wir uns die drei einfachen Regeln etwas genauer an:

1. Echte Lebensmittel als echt erkennen

Mit dem Begriff »echt« sind an dieser Stelle die Lebensmittel umschrieben, die im weitesten Sinne auf natürliche Weise gewachsen sind – primär also die Pflanzen. Echte Lebensmittel können aber auch tierischen Ursprungs sein. Auch Tiere sind natürlich Teil der Schöpfung und sind – so war es zumindest Jahrtausende lang – auf natürliche Weise gewachsen. Echte Lebensmittel im Sinne der Lebensmittelharmonie sind auch all die Produkte, die auf traditionelle oder bewährte Weise von Ihnen selbst oder von anderen für Sie zubereitet wurden. Sei es z.B. durch schonendes Zerkleinern, durch Mischen, Kühlen, Erwärmen, Trocknen, Konservieren, Fermentieren, usw.

Nicht echte Lebensmittel sind all die Produkte, die man zwar essen kann, die aber Zubereitungsverfahren durchlaufen haben oder Zutaten hinzugefügt bekamen, die *Sie* zuhause niemals verwendet hätten. Seien Sie ehrlich – Sie selbst würden keine Aromastoffe in Ihren selbstgemachten Erdbeerjoghurt mischen, wenn er Ihnen noch nicht intensiv genug schmeckt? Belassen wir es bei diesem einen Beispiel. Sie wissen, wovon ich spreche. Obwohl diese erste Regel so banal daherkommt, ist es faktisch so, dass es in der Gegenwartskultur eine echte Herausforderung ist, zu einer Lebensmittelauswahl zurückzufinden, die dem Wort »echt« standhalten kann. Zum Glück wird das in der Lebensmittelharmonie von Anfang an ganz leicht und mit der Zeit immer noch leichter.

2. Echte Lebensmittel nach Sinn und Wirkung sortieren

Im zweiten Schritt machen wir uns bewusst, dass Essen etwas mit Sinn zu tun hat. Und eine Wirkung auslöst. Nicht nur, dass wir satt werden und versorgt sind – nein, es geht um viel mehr. Lebensmittel sind – wie wir – Teil der Schöpfung und damit auch Träger von Sinn und Wirkung. Sie selbst als Mensch sind ja auch nicht nur die Summe Ihrer Moleküle. Ihre Ausstrahlung, Ihre Lebendigkeit und vor allem Ihre Wirkung in der Welt werden durch die Grammzahl der Mineralstoffe, die Ihren Körper ausmachen, ganz offenkundig nicht erfasst! *Genau so* ist es mit den Lebensmitteln. Um einen ersten Anhaltspunkt dafür zu finden, welchen Sinn unsere Lebensmittel haben und welche Wirkung sie auslösen, habe ich sie in drei Gruppen sortiert.

Lebenskraft, Frische und Geschmeidigkeit — der grüne Bereich

Hierin finden sich die Lebensmittel, die uns unvergleichlich mit Vitalität aufladen, die uns flüssig und elastisch sein und bleiben lassen. Gemüse und Kräuter, Wildkräuter, Öle und Fette sowie einige traditionell verarbeitete Produkte finden sich in diesem Bereich. Die pflanzliche Kost in ihren tausenden von Variationen ist unsere unmittelbarste Verbindung zum Leben schlechthin. In ihr liegt das größte Heil- und Regenerationspotential für Körper, Seele und Geist. Vor allem liegt darin aber auch eine immense Vielfalt von Zutaten und Zubereitungsformen, quer durch alle Jahreszeiten und Kulturen, die uns auf immer sowohl Rhythmus gibt, als auch Abwechslung ermöglicht. Der grüne Bereich ist deshalb das Herzstück der Lebensmittelharmonie.

Baustoff, Licht und Farbe — der blaue Bereich

Hierin finden sich zum einen die Lebensmittel, die für Ihren Erneuerungsprozess verantwortlich sind. Bedenken Sie, dass Ihr Körper sich in einer ständigen Runderneuerung befindet. Je nach Organsystem braucht er dafür unterschiedlich viel Zeit. Ihre Haut z.B. ist binnen 28 Tagen einmal rundum erneut. Ihre Knochen brauchen für den gleichen Prozess sieben Jahre. Alle anderen Organsysteme liegen irgendwo dazwischen. In jedem Fall braucht der Eneuerungsprozess Baustoffe, Eiweiße vor allem, aus nicht-tierischen und ggf. tierischen Quellen. Wenn Sie ein Haus wären, wären die Lebensmittel des blauen Bereichs Ihre Backsteine. Auch Licht und Farbe gehören zum blauen Bereich. Der Hauptteil unserer Obstsorten findet sich hier – sie haben in besonderer Weise Sonnenkraft eingefangen und erhellen uns mit ihrer Farbe und ihrem Leuchten.

der rote Bereich

Brennstoff und des Lebens Süße

Hierin finden sich vorrangig die Lebensmittel, die uns Aktionsenergie zur Verfügung stellen. Egal, ob Sie Ihren Garten umgraben oder eine Doktorarbeit schreiben – die Lebensmittel aus dem roten Bereich helfen Ihnen, die Energie dafür zur Verfügung zu haben. Die verschiedenen Getreidesorten gehören vor allem dazu, aber auch Süßkartoffeln, Kartoffeln, Esskastanien und eine Reihe von süßen Obstsorten. Tatsächlich findet sich auch Zucker prinzipiell im roten Bereich und mit ihm ein Großteil der Lebensmittel, die von vielen Menschen als verführerisch erlebt werden. Im Rahmen der Lebensmittelharmonie entwickelt Ihr Körper – weil tief bis auf Zellebene genährt – ein neues Verhältnis zur süßen Seite des Lebens. Wie angenehm ist es, wenn man genießen *kann*, aber nicht haben *muss*.

3. Echte Lebensmittel nach Priorität gewichten und gemäß Biologie und Evolution kombinieren

Im ersten Schritt haben wir erkannt, was echte Lebensmittel sind. Im zweiten Schritt haben wir uns bewusst gemacht, dass Lebensmittel nicht nur Träger von Inhaltsstoffen sind, sondern einen Sinn für unseren Körper haben und eine Wirkung in uns auslösen. Im dritten Schritt schauen wir uns an, wie unser Körper es bewerkstelligt, aus dem, was wir uns in unseren Mund geschoben haben, das zu machen, was unsere Zellen und unsere Energiesysteme zum Leben brauchen.

An dieser Stelle möchte ich Sie daher zunächst vertraut machen mit den drei großen Etappen bzw. Stationen des Verarbeitungsprozesses, den wir Verdauung nennen. Der erste große Schritt wird vollbracht vom Mund, der zweite vom Magen, der dritte von einem System im Darm, das wir heute das Mikrobiom nennen. Dazu gleich noch mehr.

Was im Mund passiert

→ Ganz klar – im Mund geschieht die mechanische Zerkleinerung durch unsere Zähne. Aber das ist nicht alles. Wenn Sie ein Stück Brot in den Mund nehmen und der Versuchung widerstehen, es zu zerkauen, sondern es einfach in die Wangentasche schieben und warten, werden Sie nach einiger Zeit eine Veränderung wahrnehmen. Probieren Sie es ruhig mal aus. Auch ohne die Tätigkeit Ihrer Zähne wird ein gutes Graubrot langsam nicht nur weich und flüssig, sondern vor allem süß. Zu verdanken haben wir das einem Enzym, das in unserem Speichel wirkt. Es heißt *Amylase* und kann aus Mehrfachzuckerketten (woraus ein Brot besteht) Einfachzucker machen. Den Einfachzucker können unsere Geschmacksknospen identifizieren, daher wird das Brot in unserer Wahrnehmung mit der Zeit süß. Und wenn wir lange genug warten, wird ein Teil dieses Zuckers sogar vor Ort schon resorbiert, also durch die Wangenschleimhaut in die Blutbahn übernommen. Der Vollständigkeit halber muss man dazu sagen, dass dieser Prozess nur dann zügig und störungsfrei stattfinden kann, wenn der natürliche ph-Wert des Speichels erhalten bleibt – und dieser ist basisch.

Was im Magen passiert

→ Würden wir dasselbe Experiment wiederholen und statt des Brotes ein Stück von einem Steak im Mundraum »warten« lassen, müssten wir feststellen, dass unser Experiment scheitert. Das Fleisch mag geschmacklos und faserig werden, aber es kann sich niemals auflösen. Seine eiweißhaltige Grundstruktur braucht eine andere Verarbeitungsform, nämlich den Einfluss von Säure. Und die findet es eben erst im Magen. Und nur dort. Denn dort ist das Reich der Magensäure und Säure kann Eiweiß in seine Bestandteile zerlegen und aufschlüsseln.

Was im Darm passiert

→ Alle anderen Lebensmittel, die nicht Mehrfachzuckerketten oder Eiweiße sind, sondern z.B. Fette, primäre und sekundäre Pflanzenwirkstoffe, Ballaststoffe, Vitamine, Spurenelemente oder Mineralien, werden an anderer Stelle vom Körper aus dem Nahrungsbrei isoliert und in Portionsgrößen zerlegt, die er nutzen und/oder resorbieren kann, mit denen dann also seine Zellen arbeiten können. Diese andere Stelle ist der Darm. Die Leber schüttet dorthin ihre Gallensäuren aus, die die Fette verarbeiten. Die Bauchspeicheldrüse ist ebenfalls beteiligt an der Fettverdauung, hilft aber mit ihren Enzymen auch nochmal bei der Weiterverarbeitung der Kohlenhydrate und Eiweiße. Lange unbeachtet war aber der Beitrag eines äußerst intelligenten Systems, das auch die klassische Medizin inzwischen in den Blick nimmt – das *Mikrobiom*. Das ist der geheimnisvollste und wohl spannendste Bereich der menschlichen Nahrungsverarbeitung.

Mit dem Begriff *Mikrobiom* wird die Summe aller Mikroorganismen beschrieben, die mit uns in Symbiose leben. Ihre Zahl übersteigt die Anzahl der menschlichen Körperzellen um das 10-fache, absolut gesehen sind es bei einem Erwachsenen ca. 100 Billionen Einzeller-Lebewesen, die auf und vor allem in uns wohnen. Auch auf der Haut und anderen Schleimhäuten sind sie zuhause. Ganz überwiegend aber bilden sie den Teppich des sogenannten »Intestinaltraktes«, also der Innenseite unseres Verdauungsschlauches, weshalb sie landläufig auch als »Darmflora« bezeichnet werden. Diese Mikoorganismen sind nicht zufällig dort, sondern sie leben eben mit uns in Symbiose. Wir sind ihr Wirt und im Ausgleich sorgen sie – sehr – gut für uns. Wenn wir pfleglich mit ihnen umgehen, leisten sie zu unserer Gesundheit lebenswichtige Beiträge. Zum Beispiel synthetisieren sie aus unserer Nahrung die Vitamine B1, B2, B12 und Vitamin K, sie produzieren kurzkettige Fettsäuren als Nahrung für die Darmschleimhautzellen, sie fördern die Darmbeweglichkeit, entgiften Fremdstoffe, bauen Ballaststoffe ab und vor allem ermöglichen und gewährleisten sie die gesunde Funktion unseres Immunsystems. Störungen dieser Darmflora werden als ursächlich für eine große Zahl von entzündlichen, autoimmunen, degenerativen und destruktiven Erkrankungen angesehen. Die für unsere Gesundheit entscheidendsten dieser Gesellen leben auf den Zotten des Dünndarms. Das sind die nach innen gerichteten Ausstülpungen der Darmschleimhaut, die unsere innere Oberfläche vergrößern. So entsteht im Darm mehr Fläche, an der gearbeitet und mit der resorbiert werden kann. Würde man diese Ausstülpungen »glatt streichen« käme man beim Erwachsenen auf stolze 180 m^2. An dieser Stelle in unserem Körper entscheidet sich, ob wir nur gegessen haben, oder ob wir auch satt werden. Denn was hier nicht aufgenommen werden kann, weil das innere Milieu nicht stimmt, das wird nie in unseren Zellsystemen ankommen.

Was der Pflanze ihre Wurzeln sind – der entscheidende Ort also, an dem die Aufnahme von Nährstoffen für die Zellsysteme stattfindet –, ist dem Menschen der Darm. Ein Großteil von Wohl und Wehe unseres langen Lebens entscheidet sich hier. Was aber bedeutet es, pfleglich mit unserem Darm umzugehen? Wir können unser Mikrobiom ja nicht streicheln, um besonders nett zu ihm zu sein! Nein, das können wir nicht. Aber wir können *Bedingungen* schaffen, unter denen es dem Mikrobiom gut gehen kann – oder eben auch nicht. Und das fängt viel weiter oben an, sozusagen schon auf dem Teller.

Alles eine Frage der Kombination

Wie wir gesehen haben, werden in Mund und Magen entscheidende Beiträge geleistet, damit die von uns aufgenommenen Lebensmittel schon recht gut vorzerkleinert im Dünndarm ankommen. Wenn wir echte Nahrungsmittel wählen, sie gut kauen, sie gut einspeicheln und sie uns in Kombinationen zuführen, die sich nicht gegenseitig in der Verarbeitung behindern, erreichen wir eine gute Auswertung unserer Nahrung bei insgesamt kurzer Passagezeit. Schauen wir uns das Gegenteil an, um es besser zu verstehen.

Wenn wir unseren morgendlichen Haferbrei mit einem frischen Apfel krönen, kombinieren wir damit unbewusst zwei Lebensmittel, die sich gegenseitig subtil behindern. Die Säure des Apfels säuert das Milieu unseres Speichels. Und im sauren Milieu kann die Amylase, das Enzym, das die Haferflocken hätte »bearbeiten« können, nicht mehr wirken. Genau so, nur andersherum, verhält es sich im Magen. Eine Gulaschsuppe, die mit Kartoffeln angedickt ist, bringt neben dem Fleisch eine große Portion eben Kartoffeln mit, die im Magen nicht verarbeitet werden können. Logischerweise dauert es länger, bis sich die Magensäure zu dem Fleisch »durchgearbeitet« hat und bis das Gesamte hinreichend zerlegt weitergereicht werden kann an den Darm.

Wie viel Mix erträgt der Darm?

Natürlich kann unser Darm trotzdem mit alldem klar kommen – tut er ja schon seit mehreren Generationen. Irgendwie kommt alles, was wir rein gegeben haben, auch am Ende wieder raus. Aber wir bezahlen für den wilden Mix, den wir täglich auf unserem Teller anrichten. In mehrfacher Weise. Vor allem verlängern wir dadurch die Passagezeit – also die Zeiteinheit, die es braucht, bis alles von uns Aufgenommene verwertet wurde und der Rest wieder ausgeschieden ist. Denn was in Mund und Magen nicht geleistet werden konnte, das rutscht als Aufgabe weiter nach unten, das muss der Dünndarm also nachholen. Er kann das auch. Aber er braucht dafür Zeit. Wie lange genau, das ist von Mensch zu Mensch verschieden, aber die Beobachtung lehrt, dass der Unterschied etwa bei der zwei- bis dreifachen Zeit liegen kann. Das bedeutet, ein Mensch mit einer Ernährung im Sinne der Lebensmittelharmonie verarbeitet seine Speisen im Idealfall in etwa einem Tag. Wenn er aber »wild kombiniert« und die Lebensmittelharmonie nicht berücksichtigt, kann sich diese Zeit durchaus auf bis zu drei Tage erhöhen. In Deutschland jedenfalls betrachtet man medizinisch daher auch eine durchschnittliche Verdauungszeit von drei Tagen immer noch als »normal«.

Da wir nach dem Schlucken von unserer Nahrung nichts mehr spüren, ist uns der weitere Verlauf logischerweise ziemlich egal. Das hochintelligente System in uns wird schon irgendwie zurechtkommen. Kommt es auch. Aber wenn wir doch das Licht unserer Aufmerksamkeit mal in die tieferen Abschnitte unseres Verdauungsweges lenken, wird schnell deutlich, dass es uns besser nicht egal ist, was dort passiert. Tatsächlich sind die Länge der Passagezeit und die Qualität der Prozesse, die dort stattfinden, entscheidende Bedingungen für unsere Gesundheit. Denn auch in unserem Körper folgen die Lebensmittelbestandteile den normalen biochemischen Gesetzmäßigkeiten, denen sie auch außerhalb unseres Körpers unterliegen würden. Bei knapp 37° C Körpertemperatur, also in feucht-warmem Klima, beginnen Kohlenhydrate üblicherweise nach einigen Stunden zu gären – und Eiweiße beginnen zu faulen. Es ist leicht vorstellbar, dass die Mikroorganismen, die unseren Darm »bewohnen«,

Entscheidend ist die Passagezeit

Wie spürt man eine gestörte Darmflora?

Gärungs- und Fäulnisstoffe nicht besonders schätzen. So wird auch ihre Arbeit gestört und sie können uns weniger gut dienlich sein. Von der in Mitleidenschaft gezogenen Darmflora können viele Menschen durchaus etwas spüren. Blähungen z.B. oder einen Trommelbauch nach dem Essen, sowie ein diffuses Müdigkeits- und Schwere-Gefühl, nicht nur nach dem Essen. Schwieriger wird die Identifikation der Ursache, wenn das in Mitleidenschaft gezogene Immunsystem des Darmes nicht mehr gut arbeitet und an ganz anderer Stelle Krankheiten auftreten, die niemand mehr mit dem Darm in Zusammenhang bringt. *In jedem Fall aber können und müssen wir davon ausgehen, dass die Auswahl unserer Nahrungsmittel einen tiefgreifenden Einfluss hat auf die Gesundheit der Prozesse in unserem Darm.* Und wenn dort das »Klima« nicht stimmt, gelangen viele Substanzen in unsere Blutbahn, die der Körper entgiften muss, in dieser Menge aber irgendwann nicht mehr zeitnah entgiften kann.

Der Einfluss eines so gestörten Mikrobioms reicht also weit über die Grenzen des Darms hinaus. In der Naturheilkunde benutzen wir seit Jahrzehnten für dieses Phänomen den Begriff der Bindegewebs- »Übersäuerung«. Die Mutter aller Krankheiten. Wenn letztlich unerwünschte Substanzen wie Säuren, Gifte, Schadstoffe, Gärungsstoffe oder Fäulnisstoffe unsere Umwandlungs- und Ausscheidungskapazität übersteigen, werden sie zum einen in unsere Systeme eingelagert, zum anderen hinterlassen sie eine Spur der Veränderung in einem sehr wichtigen inneren Kommunikationssystem – unserem Bindegewebe. Auch schlechte Lebensgewohnheiten wie Bewegungsmangel oder chronischer Stress beeinflussen das Bindegewebe. Und natürlich die allgegenwärtige Umweltbelastung oder eine dauerhafte Einnahme von chemisch-synthetischen Medikamenten.

Was uns nicht nährt – oder reinigt – schadet uns

Doch die vielen kenntnislos zusammengestellten Mahlzeiten erhöhen noch die Flut der Stoffe in unserem Körper, die uns nicht dienlich sind. Unser Körper gerät dadurch in inneren Stress, denn nichts bleibt ohne Wirkung und Substanzen, die ihn nicht nähren oder reinigen, schaden ihm.

Mit diesem Zustand können wir lange, erstaunlich lange, leben. Unser überaus kompensationsfähiger und intelligenter Körper ist sehr verzeihlich mit uns – und doch hat er ein gutes Gedächtnis für alles, was wir ihm zumuten. Der Mediziner, Histologe und Biologe Prof. Dr. Alfred Pischinger (1907–2003) hat sein Lebenswerk daraus gemacht, einen wichtigen Ort unseres Körpergedächtnisses, unser Bindegewebe, zu erforschen. Sein *System der Grundregulation* ist bis heute ein Meilenstein in der Forschung über den sogar nach ihm benannten *Pischinger-Raum*, auch *Matrix* oder *Grundsubstanz* genannt. Ohne dieses Grundlagenwissen sind die allermeisten, insbesondere die ganzheitlichen Therapien in ihrer Wirkung nicht erklärbar. Aufschlussreich ist seine

vgl. Alfred Pischinger: *Das System der Grundregulation*, Haug Verlag

Forschung vor allem aber auch für das Verstehen der Effekte unserer Ernährung, aus der wir uns ja schließlich täglich buchstäblich neu »zusammensetzen«.

Das Bindegewebe ist die Substanz, die überall »dazwischen« ist, zwischen Geweben, Organen, Gefäßen und Körperzellen. Es ist netzartig organisiert und hat eine gelartige Konsistenz. Obwohl es sehr kommunikativ ist und im Körper alles mit allem verbindet, hat es keine unmittelbar lebenswichtige Funktion. Wohl deshalb kann es sehr lange kompensieren. Der Haken ist nur, wenn Schadstoffe nicht nur gelegentlich auf unser Bindegewebe wirken, sondern wenn unsere Belastung damit zur Regel wird und immer weiterwächst, dann verursacht der Einfluss von Schadstoffen auf Dauer Veränderungen in unserem Bindegewebe und im Zwischenzellraum, in der Substanz also, die unseren Körper formt und zusammenhält.

Unser Bindegewebe – die Transitstrecke zwischen Gefäßsystem und Organsystemen

Das vormals elastische Bindegewebe (vgl. bei einem Säugling) verfestigt und verhärtet sich dann mit der Zeit. Das spüren wir deutlich – die Beweglichkeit lässt nach, wir kommen vielleicht im Stehen nicht mehr mit den Händen zum Fußboden oder mit den Füßen an den Po, wir fühlen uns unelastischer als früher und man sieht diesen Prozess – den Viele nur auf das Älter-Werden schieben – auch im Gangbild und in der Geschmeidigkeit der Haut und der gesamten Person.

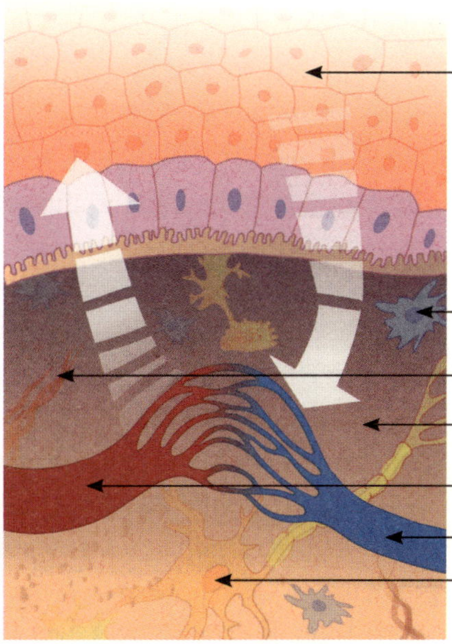

Doch was noch schwerer wiegt – die beschriebene Belastung unseres Bindegewebes und unseres Zwischenzellraums erschwert auch die innere Zellkommunikation. Denn das Bindegewebe ist quasi unsere innere Autobahn für den Stoffaustausch zwischen Zellen und Blutbahn. Wenn es übersäuert und verfestigt wird, kommt zu unseren Zellen schlicht weniger durch. Mikronährstoffe aus dem Blut finden daher nur langsamer den Weg zur Zelle und umgekehrt können auch die Körperzellen die Endprodukte ihres eigenen Stoffwechsels nur verlangsamt an die Blutbahn zur Entsorgung abgeben. Ein Teufelskreis.

Zelluläre Unterversorgung macht »hungrig«

Ein Nebenprodukt dieses Prozesses ist, dass Menschen in dieser Verfassung oft Hunger haben, unbezähmbare Esslust, Heißhungerattacken oder einfach Übergewicht, weil die Unterversorgung der Zellen mit Mikronährstoffen vom Körper nur durch ein diffuses Gefühl von »Hunger« oder präziser gesagt, von ständigem Appetit, beantwortet werden kann. Er teilt auf diese Weise mit, dass etwas Wichtiges in seinen Zellsystemen nicht ankommt. Obwohl wir es möglicherweise sogar gegessen haben, erreichte es nicht seinen Bestimmungsort.

Aus allem Gesagten ergibt sich, *dass es absolut Sinn macht, dass wir echte Lebensmittel wählen und diese behutsam kombinieren.* Dieser kleine Ausflug in die Physiologie unseres Körpers soll uns jetzt auch schon reichen. Denn es ist ein Phänomen der Neuzeit, dass wir uns Vorgänge aus unserem Innenleben bewusst machen müssen, um überhaupt noch Orientierung zu finden, was wir essen können, dürfen und sollen. Über die ca. drei Millionen Jahre unseres bisherigen Menschseins war das schlicht und ergreifend nicht nur nicht möglich, sondern auch nicht nötig. Denn alle unsere Vorfahren über all diese Zeit sind nicht mit Einkaufskörben durch Geschäfte gewandelt und haben allerlei Verpacktes hineingelegt, es zuhause entpackt und dann in den Backofen geschoben. Sondern von den Wurzeln unseres Menschseins – fast – bis heute, haben wir unmittelbar aus der Natur gelebt oder wir haben mit unserer eigener Hände Arbeit unsere Lebensmittel in enger Kooperation mit der Natur hervorgebracht und kultiviert. Wir hatten das zu essen, was die jeweilige Jahreszeit und Region hervorgebracht hat – und davon viel. Wir haben *ein*-fach gegessen, ein Lebensmittel zu einer Zeit. Und wir hatten traditionelle Konservierungsmethoden, um auch durch die kalten Jahreszeiten durchzukommen. Unsere Vorfahren wussten (noch), was Lebensmittel »bedeuten« und wie sie auf uns wirken. Vor allem aber war ihnen jederzeit bewusst, dass die Lebensmittel ein Geschenk der Erde sind an uns, für das sie im Gegenzug mit dem »Mutterboden« und der Mitwelt respektvoll und pfleglich umgegangen sind.

Über unser Essen nachdenken zu müssen, ist neu

***Ein*-fach zu essen, ist unser evolutionäres Erbe**

Nicht dass wir heute in die Steinzeit zurückwollen oder noch davor. Aber wir können aus dieser Zeit etwas Wichtiges lernen. Wir können wieder anknüpfen an Grundprinzipien des Menschseins, die schon immer galten und die immer gelten werden. *Komplexität zu reduzieren ist das Gebot der Stunde.* Das Luxusproblem der Vielfalt, in der wir die Orientierung verlieren und die uns beinahe »erschlägt«, lösen wir nicht dadurch, dass wir immer raffinierter kochen oder dass wir immer mehr Zutaten oder ganze Mahlzeiten der Fertiglebensmittelindustrie überlassen. Die Lösung liegt darin, dass wir wieder etwas *ein*-facher werden. Dass Lebensmittel wieder für uns Bedeutung erlangen. Dass wir unsere Achtsamkeit darauf richten, wo sie herkommen, wie sie auf uns wirken, was sie in uns auslösen und vor allem, wie wir sie harmonisch kombinieren können. Indem wir das tun, lässt sich der Verhärtungs- und Verfestigungsprozess des Bindegewebes und des gesamten Körpers bis zu einem gewissen Grad wieder zurückführen auf das für uns – für unser jeweiliges Alter – optimal Mögliche. Das

Komplexität reduzieren

ist spürbar. Und davon profitieren alle unsere Systeme. Wir können es förmlich ablesen an unserem gesamten Organismus. Zum Beispiel an den Blutwerten und an den Blutdruckwerten. Wir spüren es an unserer Grundvitalität und Leistungsfähigkeit. Unser Bewegungsapparat – Muskeln und Gelenke – wird wieder elastisch und geschmeidig. Der Darm ist natürlich die erste Instanz, die dankbar reagiert und endlich »ordentlich« arbeiten kann. In engem Zusammenhang damit stehen die Funktionen von Hormonsystem und Haut. Der Kopf wird freier und klarer. Und auch unser Körperbild kann sich verändern. Wenn wir bis auf Zellebene »gesättigt« sind, hört auch Heißhunger einfach auf und das Süße kann entspannt integriert werden, ohne dass wir darauf fixiert wären oder uns gar davon abhängig fühlen. Aus allem resultiert ein unendliches Wohlbefinden.

Ihr Körper spürt sofort den Unterschied

Und plötzlich wird Ihnen klar, dass *Sie, Sie selbst,* die gute Fee für sich sind. Sie können all diese zauberhaften Verwandlungen in sich auslösen. Einfach dadurch, dass Sie ordnen. Dass Sie die echten Lebensmittel, die Ihre Vorfahren seit Jahrtausenden genährt haben, verwenden und ordnen. Sie müssen nichts weglassen, Sie müssen nicht hungern, Sie müssen keine Kalorien oder Punkte zählen, Sie brauchen keine vorgeschriebenen Rezeptsammlungen von erlaubten Gerichten und Sie brauchen keine verbotenen Lebensmittel wegzulassen. Wenn Sie erkannt haben, dass Ihre Beschwerden zu 100% im Zusammenhang stehen mit der Zellgesundheit und der Bindegewebssituation Ihres Körpers, dann wissen Sie jetzt: Was Sie wirklich brauchen, ist nur ein bisschen »Ordnung«. Und das ist, was Sie hier lernen.

Es liegt in Ihrer Hand

Wenn endlich Ordnung einkehrt in unsere Systeme, werden im Körper Kapazitäten frei. Die Passagezeit auf Ihrer Verdauungsstraße wird so kurz wie nötig und möglich. Das Milieu, in dem Ihr Mikrobiom seine Arbeit vollzieht, erreicht seine gesunde Norm. Sie »streicheln« also doch Ihre Darmflora, aber eben nicht mit Ihren Händen, sondern indem Sie genau das anbieten, wofür dieses System gebaut ist. Sie ernähren Ihre persönliche Mikroflora art-gerecht, so dass diese Ihnen dankbar zurückgeben kann, wofür sie gedacht ist. Ab sofort wird Ihr Immunsystem im wahrsten Sinne des Wortes tun, was es kann. Außerdem hört der fortschreitende Übersäuerungsprozess des Körpers auf. Dadurch werden an den Ausscheidungsorganen Kapazitäten frei. Leber, Niere, Haut, Darm und Lunge gehen zunächst durch eine Phase, in der sanft die Altlasten ausgeleitet werden. Daran anschließend pendelt sich der Körper ein auf eine lebenslang währende, natürliche Ausleitungs- und Entsäuerungspflege des gesamten Organismus.

Ernähren wir uns art-gerecht, kommt alles in Ordnung

Und das merken Sie, und zwar schon nach einer Woche und von da an fortlaufend durch die stetige Besserung auch alter und sehr alter Beschwerden und Symptome. JedeR in seinem Takt, jedeR in seiner Reihenfolge, jedeR in seiner

Ein fortdauernder Erneuerungsprozess setzt ein

Weise. Wie genau es bei Ihnen sein wird, das kann niemand wissen, nicht einmal Sie selbst, bevor Sie es versucht haben. Doch wohl niemand, der sich die Ordnung der Nahrung in seinem Leben zurückerobert, wird dabei leer ausgehen.

Abschließend sei noch ergänzt – das Wissen um die Notwendigkeit der Ordnung in unserer Nahrung ist alt, ist viel älter, als unser Wissen darüber, was unser Körper an welcher Stelle mit unserer Nahrung macht. So hat zum Beispiel schon GOETHE seinen *Mephisto* im Gespräch mit *Faust* formulieren lassen: *»Ernähre Dich mit ungemischter Speise … und acht' es nicht für Raub, den Acker, den Du erntest, selbst zu düngen; das ist das beste Mittel, glaub', auf achtzig Jahr Dich zu verjüngen.«*

Und nicht nur zeitlos, sondern auch kulturübergreifend ist das Bewusstsein für eine einfache Kost. So schreibt zum Beispiel der weltberühmte vietnamesische Mönch und Achtsamkeitslehrer THICH NHAT HANH darüber ein ganzes Buch. Unter dem sprechenden Titel »einfach essen« lehrt er uns, dass weniger mehr ist. Wenige Zutaten und kleine Mengen, in voller Aufmerksamkeit genossen, machen uns nicht nur satt, sondern dankbar bis glücklich.

Und selbst die Altmeisterin des positiven Denkens, LOUISE HAY, die im Alter von über 90 Jahren noch ein beachtenswertes Buch zur Ernährung* herausgegeben hat, beschreibt, dass sie die Erfahrung gemacht hat, dass ihr Körper mit einfachen Speisen besser klar kommt. In der möglichst schlichten Kombination »ehrlicher« Zutaten liegt ein Geheimnis – erforschen wir es!

* L. HAY, *Ernährung für Körper & Seele* siehe auch Buchverzeichnis ab S. 183

Lebensmittelharmonie – in die Tat umsetzen

Kommen wir jetzt von der Theorie zur Praxis. In die Lebensmittelharmonie zu kommen heißt, dass wir lernen, für uns selbst die Frage zu beantworten: »Was passt in einer Mahlzeit zusammen und was passt zu mir?« Und dass wir das dann essen. Und alles andere nicht. Eine kleine Umstellung mit großer Wirkung.

Dabei ist sehr wichtig zu wissen – die Lebensmittelharmonie ist ein *Ordnungssystem*, keine Ausschluss-Ernährung. Welche Zutaten und Zubereitungsarten Sie wählen wollen, ob klassisch-gutbürgerlich, vegetarisch, vegan oder mit Fleisch, Milch, Käse, Eiern, ob rohköstlich oder kochköstlich, ob asiatisch, italienisch oder was auch immer, das bleibt vollkommen Ihnen überlassen.

Sie lernen lediglich, welche Zutaten im Sinne der Lebensmittelharmonie zusammengehören und wie Sie die, die nicht gut miteinander oder mit Ihnen harmonieren, ggf. mit gleich gutem Geschmacksergebnis durch besser geeignete Zutaten im Rezept ersetzen können. Sie brauchen also lediglich eine Umstellungszeit von ein paar Wochen. Danach sind Sie geübt und schon bald routiniert darin, Ihre kulinarischen Wünsche so in allen Alltagsmahlzeiten umzusetzen, dass die Lebensmittelharmonie immer gewahrt bleibt.

Wenige Wochen Umstellungszeit reichen

Wenn Sie dann ein bisschen Erfahrung gewonnen haben, werden Sie schnell merken, dass Sie nicht nur alte Lieblingsgerichte leicht nach den Regeln der Lebensmittelharmonie anpassen können. Vor allem tut sich ein Kosmos an neuen Möglichkeiten auf. Sie werden neue kulinarische Landschaften in der Ernährung entdecken, die Sie schon bald nicht mehr werden missen wollen.

Ein Kosmos an neuen Möglichkeiten tut sich auf

Und wer darf mitmachen? Alle dürfen. Von der Kindheit bis ins hohe Alter dürfen alle die Lebensmittelharmonie anwenden. Im Unterschied zu vielen anderen trendigen Ernährungsformen müssen Sie sich in der Lebensmittelharmonie für sich und Ihre Lieben nicht vor Mangelerscheinungen fürchten, denn Sie lassen ja nichts weg. Die jüngste Anwenderin des Konzeptes in den über 20 Jahren der Kurserfahrung, die ich gesammelt habe, war naturgemäß meine eigene Tochter. Ab dem ersten Lebenstag – und dann konkret ab dem Ende der vollen Stillzeit, also ab einem Lebensalter von 8 Monaten – hat sie nach den Kriterien der Lebensmittelharmonie gegessen und tut dies mit Vergnügen und gutem Gedeihen weiterhin. Meine bislang älteste Teilnehmerin war eine 86-jährige Dame mit Zustand nach Herzinfarkt, die nach einiger Zeit der Umstellung auf die Lebensmittelharmonie nach dem **ESS KULTUR PUR Konzept** zu der – obwohl ältesten – fittesten Person in ihrer Herzsportgruppe geworden ist.

Wer darf mitmachen?

Wenn das Umdenken einmal geschafft ist, bleibt der praktische Aufwand für den Alltag bei plus-minus Null zu den vorher praktizierten Kochgewohnheiten. So dass auch Menschen mit wenig Zeit, beruflich Selbständige, Menschen auf Reisen und Eltern mit großen Familien und vielen Kindern leicht die Regeln der neuen Kost für sich und ihre Familien umsetzen können.

Hier nochmal eine Übersicht – was hat man nun wirklich davon? Darauf gibt es keine einheitliche Antwort, nur zur Inspiration vielleicht eine kleine Zusammenstellung der häufigsten Veränderungen, die ich in den letzten 20 Jahren unter der Umstellung auf die Lebensmittelharmonie bei Teilnehmern sehen durfte und die ich Ihnen an dieser Stelle nur andeuten kann …

Die Vorteile des ESS KULTUR PUR Konzepts – bitte umblättern

- Steigerung der Tagesvitalität
- Steigerung der Tiefe und Erholsamkeit des nächtlichen Schlafs
- wohltuender Einfluss auf die Spannkraft der Haut
- wohltuender Einfluss auf alle Phänomene der Haut (die ja Spiegel aller Stoffwechselvorgänge ist)

Die Vorteile – Fortsetzung

- wohltuende und harmonisierende Einflüsse auf die Funktion und Arbeitsweise unseres Verdauungsapparates auf all seinen Stationen (zu schnell, zu langsam, zu viel Luft, zu gereizt, zu …)
- Steigerung der Verträglichkeit von Nahrungsmitteln, die zuvor lange gemieden werden mussten
- Steigerung der Verträglichkeit anderer Substanzen, mit denen wir in Kontakt kommen, z. B. durch berufliche Expositionen
- wohltuende Einflüsse auf unser Hormonsystem, besonders bei jungen Frauen und dann nochmal besonders deutlich in den Wechseljahren
- regulierender Einfluss auf zentrale Blut-Parameter wie Druck, Fettgehalt, Cholesterin
- regulierender Einfluss auf den Blutzuckerspiegel
- schnelle und wohltuende Erleichterung bei Anzeichen von Übersäuerung, z. B. bei Sodbrennen
- ein freier Kopf
- ein freies und elastisch-geschmeidiges Bindegewebe
- freie, belastbare Gelenke und Erleichterung für alles rund um den Bewegungsapparat und last, not least:
- Erleichterung im wahrsten Sinne des Wortes – ein leichter Weg zum Wunschgewicht

Eine Entscheidung für die Qualität unserer Gegenwart

Natürlich kann und darf ich keine Garantien dafür übernehmen, was und in welcher Reihenfolge sich bei Ihnen verändern wird. Das liegt auch gar nicht in meiner Hand, denn wie konsequent Sie das Konzept umsetzen, das entscheiden und wissen ja nur Sie selber. Ich kann Ihnen nur berichten, was ich beobachten durfte in den letzten 20 Jahren. Und ich versichere Ihnen – ich bin oft genug aus dem Staunen nicht herausgekommen, wenn meine Teilnehmer mir berichtet haben, wie fundamental sich ihr Gesundheitszustand verbessert hat. Viele Beschwerden, deren Verbesserung ich nicht einmal selbst erwartet hätte oder die gemeinhin als untherapierbar gelten, haben rückläufige Tendenzen gezeigt, wurden massiv gelindert oder sind völlig ausgeheilt.

Bis heute kann ich nur dankbar sein für das Geschenk der Entdeckung, dass mit einer so einfachen Korrektur wie der Ordnung unserer Nahrung unser Leben und unser Körper und unser Wohlbefinden so fundamental vitalisiert werden kann.

Die obige Liste ist deshalb nur beispielhaft – man könnte sie noch weiter verlängern. Letztlich geht es darum, durch Entsäuerung und Entgiftung die gesamte Zellkommunikation im Bindegewebe und im ganzen Körper zu verbessern. Davon profitieren wir – ganz gleich aus welcher Ausgangslage wir kommen – mit mehr Gesundheit, mehr Wohlbefinden und mehr Lebensfreude.

Eine Entscheidung für die Qualität unserer Zukunft

Und – wir legen mit einer guten Entgiftungs- und Entsäuerungspflege unseres Körpers, auch wenn wir nicht schon krank sind, den Grundstein dafür, es gar nicht erst zu werden, sondern – so das Schicksal es will – geschmeidig und in gutem Wohlbefinden alt werden zu können.

Nicht wenige Anwender greifen auch auf das Konzept der Lebensmittelharmonie zurück, um – meist neben anderen gesundheitlichen Zielen – abzunehmen. Obwohl es sicher radikalere und schnellere Wege gibt, um ein gewünschtes Gewichtsziel zu erreichen, ist mir noch kein überzeugenderer Ansatz begegnet, als dieser. Das **ESS KULTUR PUR Konzept** eignet sich deswegen so besonders gut, …

- weil es alle bekannten Lebensmittel integriert – also letztlich keinen Verzicht bedeutet
- weil es »auf Dauer angelegt ist« – also langfristige Erfolgssicherung ermöglicht
- weil es extrem flexibel ist und jederzeit und an jedem Ort der Welt praktizierbar ist
- weil es extrem sozialverträglich ist, d.h. auch in Haus und Küche von Freunden und Familienmitgliedern leicht durchführbar ist, die gerade noch nicht auf diesem Weg sind
- weil der ordnende Aspekt der Lebensmittelharmonie eine tiefe Grundharmonie in Körper, Seele und Geist einbringt, die auch seelische oder mentale Gründe für Übergewicht sanft in den Heilungsprozess einbeziehen wird

Auch abnehmen geht – und zwar ohne Tricks

Wenn es ums Abnehmen geht, benutzen wir keine »Tricks«, die das gesunde Stoffwechselgeschehen des Körpers aushebeln oder ganze Lebensmittelgruppen, wie z. B. die Kohlenhydrate, aus der Ernährung ausschließen. Sondern die ganze Kunst ist, in der Zeit der Reduktion eben weniger zuzuführen, als an Kalorien gebraucht wird, damit der Körper sich eine Zeit lang aus seinen Depots miternähren kann. Gewichtsabnahme kommt also hier aus maßvollem Essen in der richtigen Kombination. Das Maß zu finden wird allerdings mit vielleicht keinem anderen System so leicht fallen wie mit der Lebensmittelharmonie, denn durch die Grundordnung in der Nahrung und durch das freie und entgiftete Bindegewebe gelangen die Nährstoffe viel einfacher wirklich bis zu allen Zellen. Es entsteht das tiefe Gefühl von zellulärer Sättigung – oder mit anderen Worten das Gefühl, bereits alles zu haben, was wir brauchen. Auf dieser Grundlage fällt es sehr leicht, Mahlzeiten zu beenden, noch bevor wir uns völlig vollgestopft haben oder unseren Süchten nachgegeben haben. Nichts ist wohltuender als das Gefühl, dass wir essen können, aber nicht essen müssen.

Wenn unsere Zellen gut versorgt sind, fällt Maß halten leicht

Solange noch Übergewicht besteht, ist bei konsequenter Umsetzung der Lebensmittelharmonie in der hier vorgestellten Form – kombiniert mit ausreichendem Schlaf und angemessener täglicher Mobilisation des Körpers – bis zu 1 kg pro Woche Gewichtsabnahme durchaus möglich und realistisch. Übrigens – auch wer nicht abnehmen wollte, verliert am Anfang manchmal einige Pfunde, was nichts anderes ist als ein willkommener Ausdruck des Aufräum- und Entschlackungsprozesses, der im Gewebe stattfindet. Grundgereinigt pendelt sich der Körper dann schnell von alleine auf sein Idealgewicht ein.

Doch jetzt genug der Vorrede. Im Zen gibt es den mir sehr sympathischen Begriff des »Anfänger-Geistes« – die Lebensgrundhaltung des Kindes, das ohne jede Erwartung, fasziniert von allem, was ihm begegnet und mit offenem Herzen etwas Neues beginnt. Ich lade Sie ein, sich mit diesem Anfängergeist auf alles einzulassen, was es in den nächsten Kapiteln für die praktische Umsetzung zu lesen und zu lernen gibt. Gehen Sie immer sofort bei der nächsten Gelegenheit – also bei der nächsten Mahlzeit – ins Umsetzen und Ausprobieren. Sie werden in kürzester Zeit die schönsten Früchte für sich ernten. Das jedenfalls kann ich Ihnen versprechen.

Erste Schritte

Hier lernen Sie die Ordnung unserer Nahrung im Sinne der Lebensmittelharmonie kennen. Die drei Listen sind bewusst kurz gehalten und beschränken sich auf die wesentlichen Grundzutaten, aus denen die meisten Menschen ihre Mahlzeiten kombinieren. Hier geht es also zunächst einmal darum, die Grundidee zu verinnerlichen. Im weiteren Verlauf des Buches wird die hier gewählte Farbeinteilung für alle erwähnten Lebensmittel beibehalten, so dass man einfach im Weiterlesen lernt und nicht mehr nachzuschlagen braucht. Schnell stellt sich ein sicheres Gefühl ein, was wohin gehört.

Alles im grünen Bereich

Lebenskraft, Frische und Geschmeidigkeit

Hier finden sich Lebensmittel, die uns unvergleichlich mit Vitalität aufladen und die uns »flüssig« und elastisch sein und bleiben lassen. Sie stehen im Mittelpunkt des **ESS KULTUR PUR Konzepts**. *Unser ganzes Bestreben geht dahin, ihnen einen möglichst großen Platz in unseren täglichen Mahlzeiten einzuräumen. Von der Art der Verarbeitung her sind es die Lebensmittel, die außer des guten Kauens keiner besonderen basischen oder sauren Vorverdauung bedürfen. Aufgezählt sind sie hier in etwa in der Reihenfolge ihrer Wertigkeit für unseren Stoffwechsel:*

Wasser Bitte auf lebendiges Wasser aus guter Quelle achten. Falls das nicht verfügbar ist, je nach Standort ggf. in ein überzeugendes Filter- und Wasseraufwertungssystem investieren; ohne gutes Wasser geht in unserem Körper einfach gar nix …!

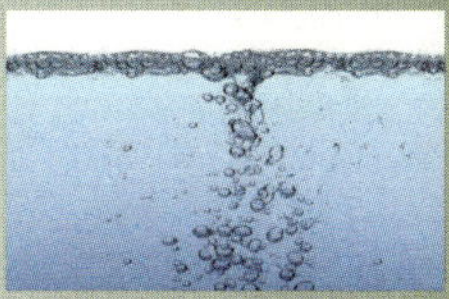

Gemüse roh und/oder gekocht oder auch fermentiert (z. B. Sauerkraut). Gemüse ist die ultimative Mahlzeitengrundlage für jede unserer Hauptmahlzeiten und kann von daher gar nicht fett genug geschrieben sein!

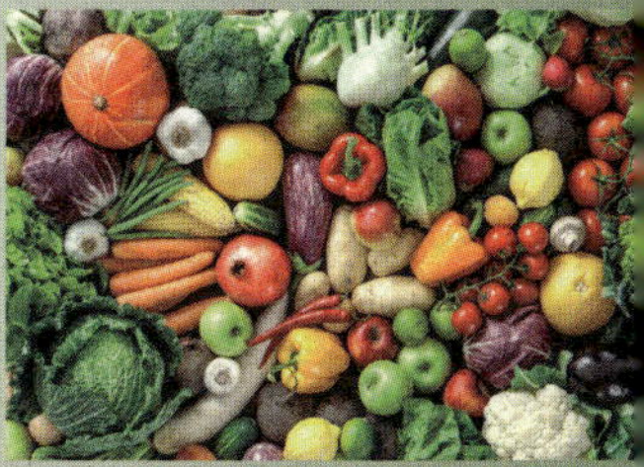

Keimlinge z. B. Kresse, Brokkoli-, Buchweizen-, Mungbohnen- oder Kichererbsensprossen – frisch, oder auch wenn sie nach dem Keimen wieder getrocknet und später z. B. mitgedörrt oder mitgebacken werden

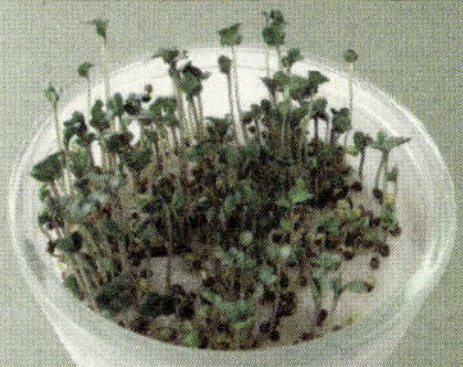

Kräuter frische Kräuter aus Kultur und Wildnis

Wildpflanzen dazu gehören neben Kräutern auch Bäume, z. B. Birkenblätter, Fichtenspitzen, wie auch Wurzeln und Samen …

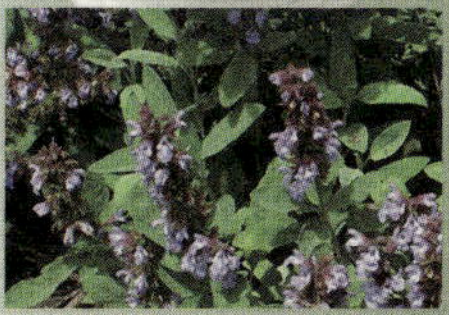

Gewürze Trockengewürze aller Art, aber auch Knoblauch, Kurkuma, Ingwer

Nüsse z. B. Haselnüsse, Walnüsse, Paranüsse, Mandeln, Erdmandeln, Macadamianüsse, Cashewkerne, Pinienkerne

Nussmilch z. B. Mandelmilch oder Haselnuss-, Paranuss- oder Cashewmilch – bevorzugt aus eigener Herstellung

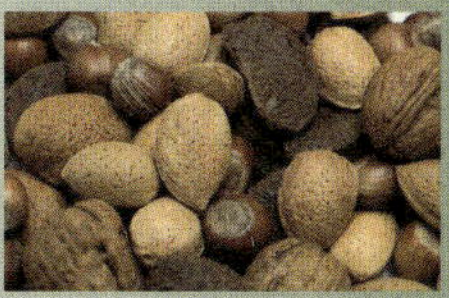

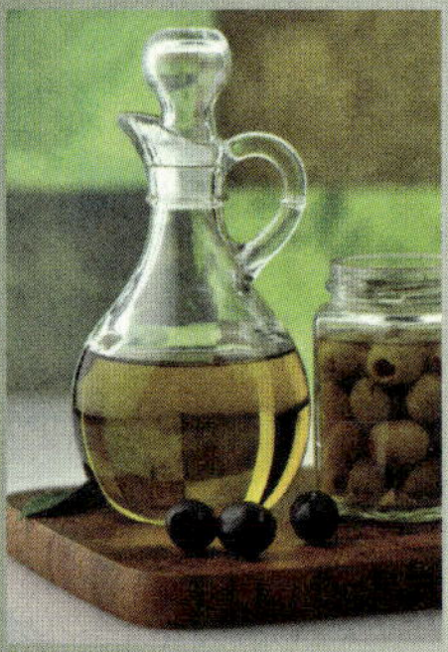

Öle und Fette

- pflanzliche mehrfach ungesättigte Fette wie Olivenöl, Leinöl, Sonnenblumen-, Distel- oder Traubenkernöl …
- pflanzliche gesättigte Fette wie natives Kokosöl und rotes Palmöl – Bioqualität und Herkunft beachten!
- traditionell hergestelltes Butterschmalz = Ghee, das ist ein gutes Bratfett und noch dazu ein Heilmittel aus der ayurvedischen Tradition
- auch tierische Fette wie Butter und Sahne sind ok, sollten aber untergeordnet Verwendung finden

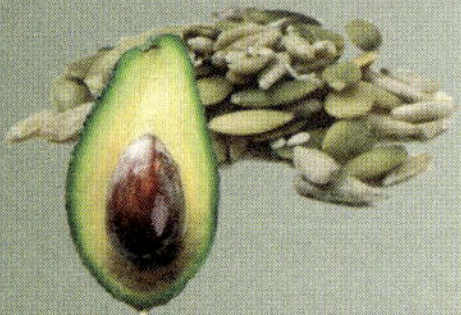

Ölfrüchte

z. B. Avocado, Oliven, Leinsaat, Sesam, Kürbiskerne, …

Honig

in kleinen Mengen (ca. 1 TL pro Mahlzeit), wird diese Menge überschritten, zählt Honig zum roten Bereich

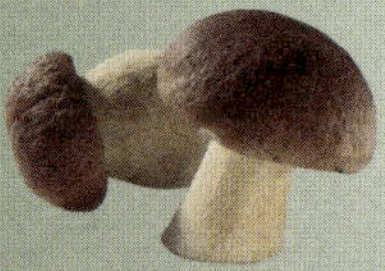

Pilze

das »Fleisch der Götter«, wertvoller als ein kleines Steak …

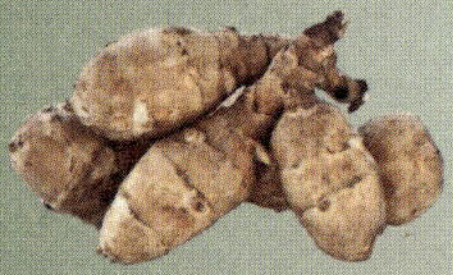

Topinambur

nicht nur, aber auch beliebt bei Diabetikern, weil der enthaltene Mehrfachzucker *Inulin* unverdaulich ist und nur als Ballaststoff wirkt

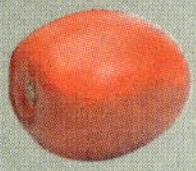

rohe Tomaten

in kleinen Mengen sind sie im grünen Bereich, also ca. eine Tomate/Person/Mahlzeit

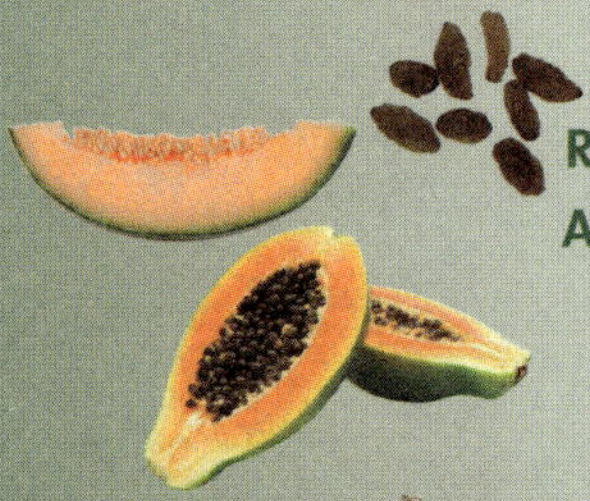

Rosinen

ich bevorzuge grüne Rosinen in Rohkostqualität

Ausnahmeobst

Honigmelone, Papaya (wenig Zucker, wenig Säure), ebenso auch Blaubeeren (die Heidelbeeren aus dem Wald, die auch innen blau sind)

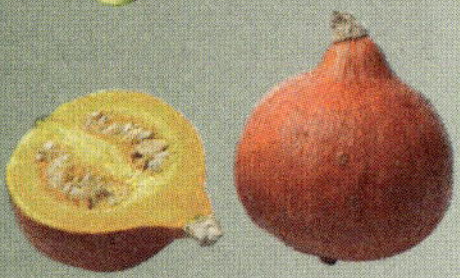

Kürbis

in allen Variationen verdient besondere Erwähnung, insbesondere Hokkaido und Butternut sind sämige, sättigende Mahlzeitengrundlagen oder Suppeneinlagen und bieten viele Variationsmöglichkeiten

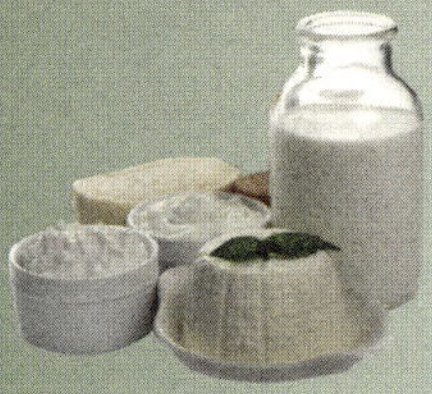

Milchprodukte I

vorgesäuert: z. B. Quark, Kefir, weißer Joghurt, Buttermilch, Schwedenmilch, Dickmilch

Milchprodukte II

fett: z. B. Butter, Sahne, Creme fraiche, saure Sahne, Schmand , Mascarpone

Käse

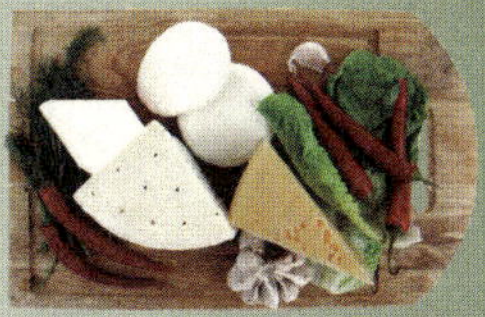

- Weißkäse, Sauermilchkäse, Salzlakenkäse, Frischkäse, Ricotta und Skyr
- Schnitt- und Hartkäse aus naturbelassener Rohmilch
- und allgemein: Käse > 60 % Fett in Trockenmasse, z. B. Rahmgouda, ist im grünen Bereich; hochfette Käsesorten sollten aber für uns eine Ausnahme bleiben

Eigelb

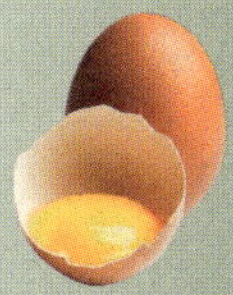

es wird im grünen Bereich eingestuft wegen seines Fettgehalts, sollte aber nur gelegentlich, also in Maßen, verzehrt werden

Tofu, Sojasoße, Sojajoghurt

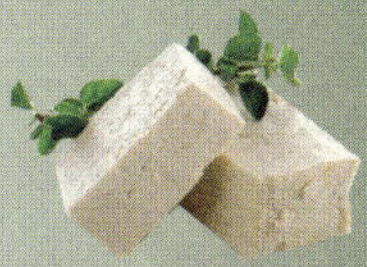

sind vorgesäuerte bzw. fermentierte Sojaprodukte (die Vorsäuerung von Tofu oder auch von Milchprodukten nimmt dem Körper die sonst im Magen notwendige Vorverdauung ab)

roher Fisch

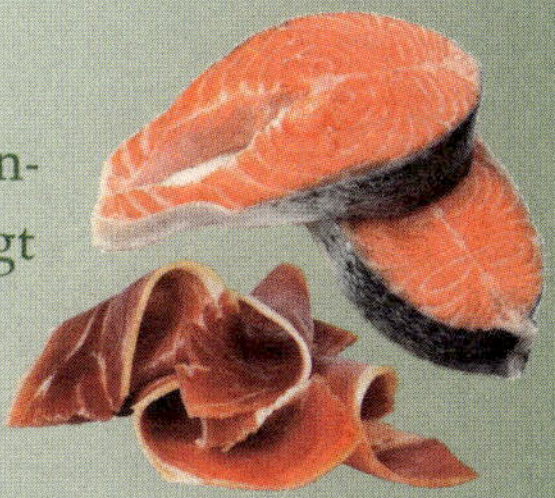

z. B. Lachsscheiben, Sushi, Matjesfilet, kalt geräucherter Fisch (bei rohem Fisch und rohem Fleisch ist der Eiweißanteil noch nicht durch Erhitzung denaturiert und verfestigt und daher viel leichter verdaulich)

rohes Fleisch

z. B. Schwarzwälder Schinken, Mett, Salami, Teewurst und alles Luftgetrocknete

weiterhin:

Getränke

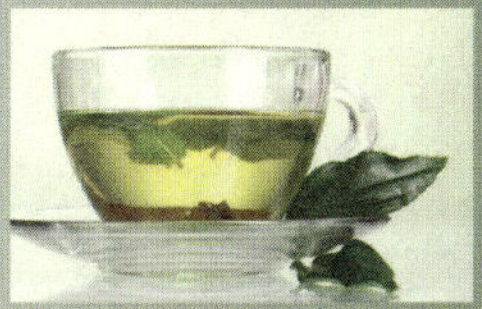

z. B. Kräutertee, Grüner Tee, reines Kakaopulver, Schwarztee, Kaffee (schwarz), durchgereifter Kombucha (aus eigener Herstellung) und last, not least: Matcha Tee, das ultimative Grüntee-Antioxidans

Kokosprodukte

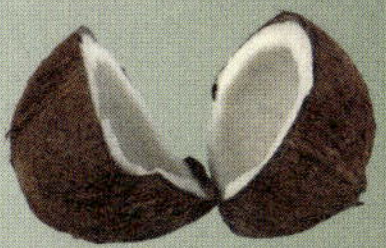

Kokosmilch, Kokosflocken, Kokosnüsse, Kokoswasser

Süßungsmittel

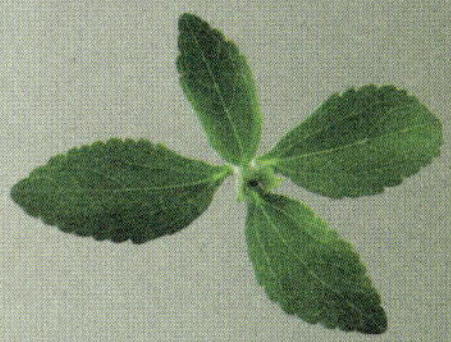

Stevia, Xylit, in Kleinmengen auch Yacon- und Topinamburdicksaft, ebenso in Kleinmengen auch Kokosblütenzucker oder -sirup

Dickungsmittel

z. B. Agar Agar, Irish Moos, Chiasamen, Flohsamen, Johannisbrotkernmehl, Pektin und Bio-Gelatine, Guarkernmehl, auch Kleie (Ballaststoff)

Der blaue Bereich

Unsere Baustoffgruppe und die Farbe im Leben

Hier finden sich zum einen die Lebensmittel, die uns in besonderer Weise als Baustoffgrundlage für unsere Zellen und Organe dienen können – konzentrierte pflanzliche und ggf. tierische Eiweiße. Wir brauchen nicht »viel« davon, sollten aber umso mehr auf hochwertige Herkunft und Qualität achten.

Von der Art der Verarbeitung in unserem Körper ist es wichtig zu wissen, dass die konzentrierten Eiweiße eine saure Vorverdauung im Magen brauchen. Außerdem gehört zur blauen Gruppe der Großteil der Obstsorten (wegen ihrer Obstsäuren), sowie alle anderen Lebensmittel, die selber sauer sind und daher mit dem »sauren« Verdauungsweg der konzentrierten Eiweiße störungsfrei harmonieren. Insbesondere aber bringt das Obst Frische, Sonne, Feuchtigkeit und vor allem Farbe in unser Essen und in unser Leben.

konzentrierte Eiweiße:

Hülsenfrüchte bitte zu Beginn der Umstellung den Verzehr von Hülsenfrüchten beschränken auf Kichererbsen, Azukibohnen und Mungbohnen – sie sind am besten verträglich / bei später guter Entgiftungslage, optimalem Gewicht, optimaler Gesundheit und Wohlbefinden kann man dann flexibler werden und andere Sorten hinzunehmen

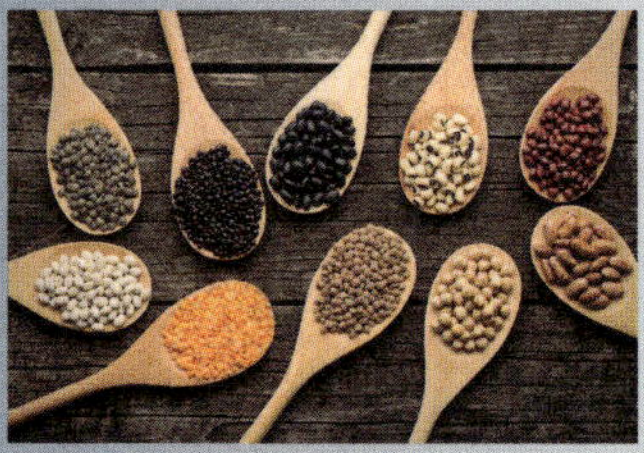

Sojabohnen und Sojazubereitungen von Sojamilch bis zu Trockensojaprodukten wie Sojahack oder Sojaschnetzel: Diese bitte nur pur und in Bioqualität verwenden und einfach selber würzen und zubereiten (gemeint sind also nicht die Myriaden von Soja-Fertigprodukten!)

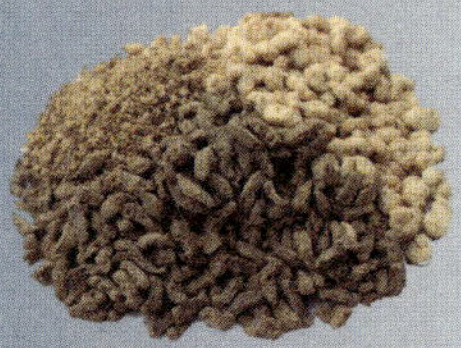

Vollei & Eiweiß* Das Eigelb alleine ist wegen seines hohen Fettgehalts im grünen Bereich, das ganze Ei und das Eiweiß alleine sind aber immer im blauen Bereich, egal ob roh, gebraten oder gekocht verzehrt und auch egal von welchem Tier: Hühnereier, Gänseeier, Wachteleier, Enteneier, …

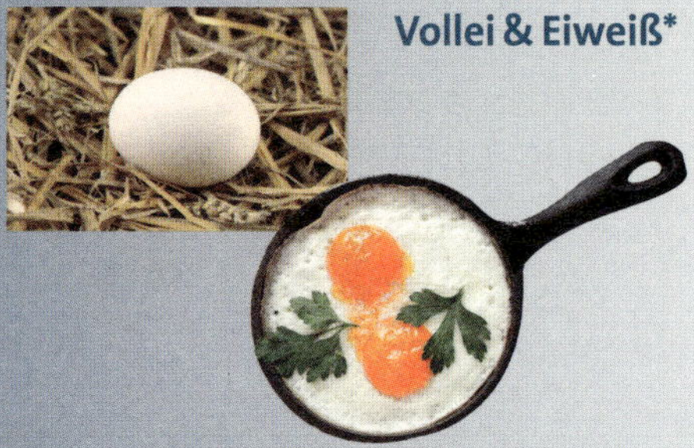

Käse* allgemein Käse < 60 % Fett in Trockenmasse, außer Rohmilchkäse; auch für Käse gilt, egal von welchem Tier: Ziege, Schaf, Kuh, wobei die Ziegen- und Schafskäse für viele verträglicher sind als die von der Kuh; Bioqualität sollte bei allen Käsesorten selbstverständlich sein, schon allein den Tieren zuliebe, aber es gibt noch viel mehr gute Gründe dafür

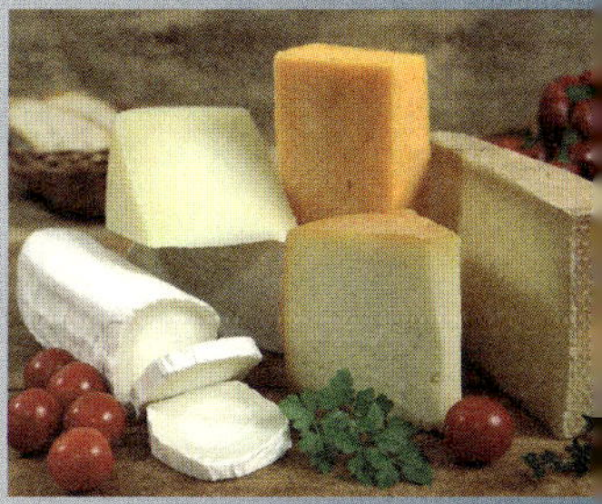

Milch vom Tier* alle ungesäuerten Milchsorten von Kuh, Ziege oder Schaf, egal in welcher Fettstufe – auch hier natürlich in Bioqualität; industriell hoch verarbeitete Milcharten, wie H-Milch oder Kondensmilch gehören nicht in die Lebensmittelharmonie

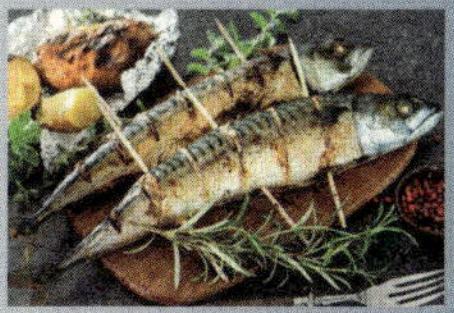

Fisch* und Fleisch* gehören in den blauen Bereich, allerdings nur, wenn sie erhitzt wurden und dadurch das Eiweiß schon denaturiert ist. Im rohen Zustand gehört beides in den grünen Bereich.

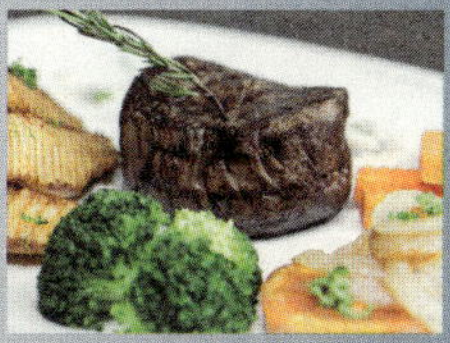

Saures:

Obst der Großteil aller heimischen und exotischen Obstsorten gehört in den blauen Bereich – wegen der im Obst enthaltenen Obstsäuren (Ausnahmen siehe unter rot und grün)

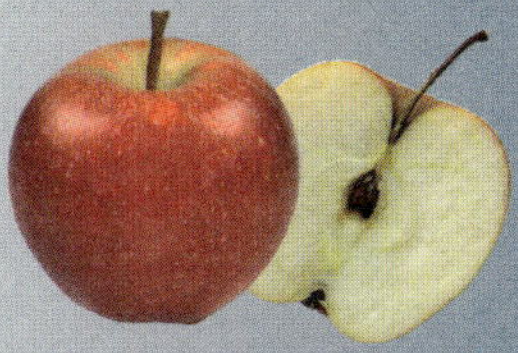

Trockenfrüchte ausgenommen Bananen, Datteln, Feigen und Rosinen

Tomaten enthalten Säure und sind daher im blauen Bereich, sowohl frisch, z. B. als Tomatensalat oder auch getrocknet oder konzentriert als Tomatenmark oder als Tomatensoße

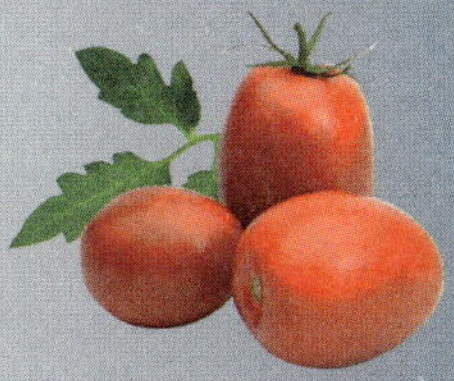

Essig hierbei bitte hochwertige Sorten mit traditioneller Reifungsmethode wählen

Senf hierbei bitte Sorten ohne Zucker verwenden, oder wenn, dann nur mit Honig gesüßt

Fruchtsüße Apfeldicksaft – bevorzugt in rohköstlicher Qualität, Birnendicksaft

saure Getränke Fruchtsäfte, Früchtetee, Wein, Sekt, Schorle, …

* Veganer können Produkte tierischer Herkunft durch vergleichsweise eiweißhaltige Quellen aus dem grünen und roten Bereich ersetzen und sollten dazu sorgfältig ihren Bedarf ermitteln.

Der rote Bereich

Unsere Brennstoffgruppe und des Lebens Süße

Hier finden sich vorrangig die Lebensmittel, die uns je nach Vollwertstufe – langfristig oder kurzfristig – Aktionsenergie zur Verfügung stellen können, die wir für körperliche und geistige Leistung brauchen. Von der Art der Verarbeitung her profitieren wir insbesondere bei den vollwertigen Lebensmitteln dieser Gruppe von einer möglichst ausreichend langen basischen Vorverdauung im Mund – also bitte lange genug kauen. Das voll erschlossene Süße (Weißmehl, Weißzucker, etc.) wird nahezu ohne unser aktives Zutun resorbiert – was wie ein Vorteil klingt, aber keiner ist. Hier also die Übersicht über die Gruppe der konzentrierten Kohlenhydrate und des Süßen:

Getreide

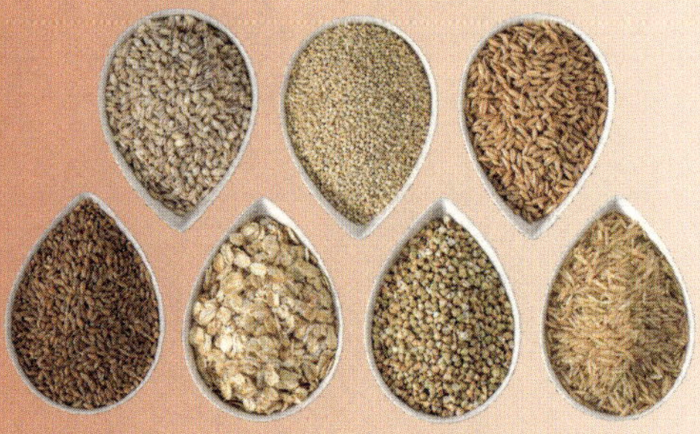

am besten vertragen wir es pur (z.B. im ganzen Korn gekocht und mit Gemüse gemeinsam serviert, oder klassisch als Brei wie im Porridge, oder gut eingeweicht als Flocken), aber üblicher sind natürlich die millionenfachen Verarbeitungsformen, z. B. Getreide in Brot, Kuchen, Keksen, Nudeln, Glasnudeln, Pizzateig, usw. / weiterhin: Reis in allen Varianten, Hafer, Urgetreide wie Dinkel, Emmer, Einkorn / auch die glutenfreien Gräser Hirse, Buchweizen, Quinoa, Amaranth und ebenso das Maismehl zählen für uns zu dieser Kategorie

Süßkartoffeln

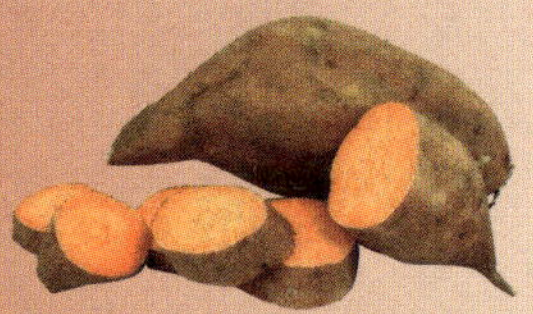

nur dem Aussehen nach verwandt mit der Kartoffel ist die Süßkartoffel (botanisch: *Ipomoea batatas*), ansonsten haben sie nichts miteinander gemein und die Süßkartoffel ist ein wahres Wunder an Inhaltsstoffen und wohltuender Wirkung auf Körper und Geist und kann übrigens sowohl gekocht, gebraten, gebacken, als auch roh genossen werden

Kartoffeln

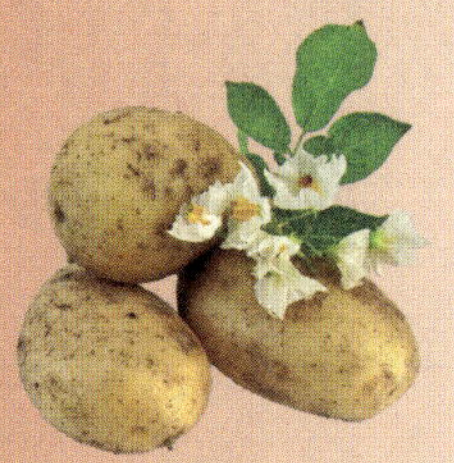

und alles, worin Kartoffeln verarbeitet sind, also z. B. Kartoffelauflauf, Kartoffelbrot, Kartoffelpuffer, Kartoffelchips, etc., je höher die Verarbeitungsstufe, desto weniger günstig sind die Produkte für unseren Organismus und allgemein gilt: Kartoffeln (botanisch: *Solanum tuberosum*) sind Nachtschattengewächse und enthalten daher *Solanin*, das einen dämpfenden Effekt auf Stoffwechsel und Geist hat – wer also in Schwung kommen will, isst besser öfter mal was anderes

weiterhin:

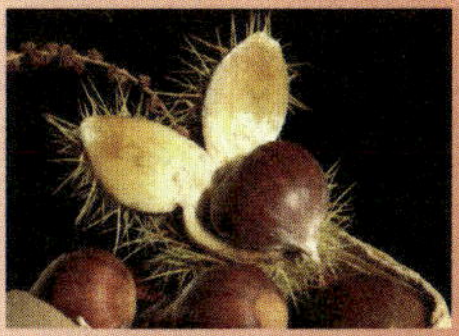

Esskastanien ein super wertvolles Lebensmittel, mit dem Sie sich beschäftigen sollten …

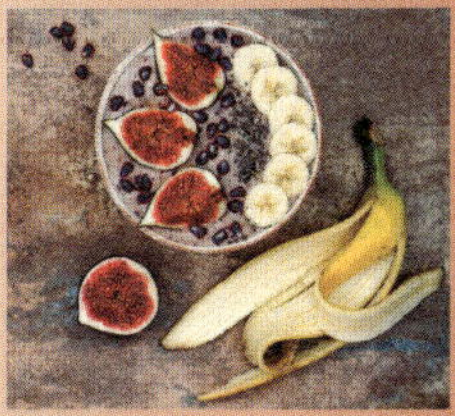

süßes Obst Bananen, Datteln, Feigen, Bananensaft, Kultur-Heidelbeeren (haben grünes Fruchtfleisch unter blauer Schale) und ihr Saft

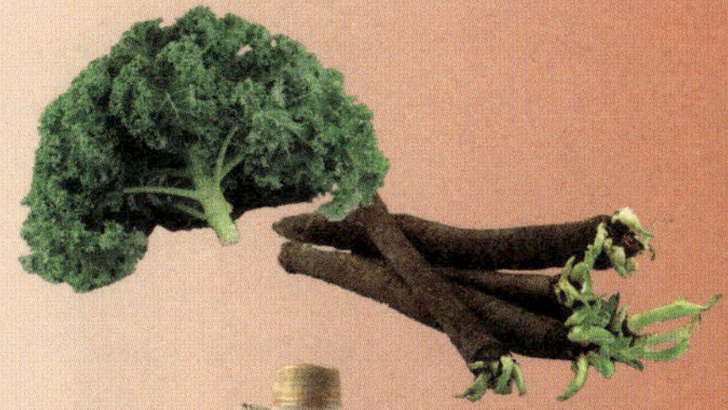

Ausnahmegemüse Grünkohl und Schwarzwurzeln (diese enthalten reichlich Kohlenhydrate)

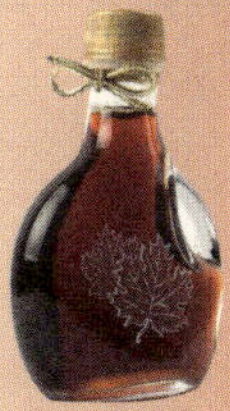

natürliche Süßmittel Ahornsirup, Reismalz, Gerstenmalz, Rübenkraut, Agavendicksaft, Melasse, in größeren Mengen auch Topinamburdicksaft, Yacondicksaft, Kokosblütenzucker oder Kokosblütensirup

Getreidemilch die üblichsten sind dabei Hafermilch und Reismilch

Dickungsmittel Pfeilwurzmehl, Kuzu (ein Binde- und gleichzeitig Heilmittel der traditionell asiatischen Heilkunde) und natürlich Getreidemehl

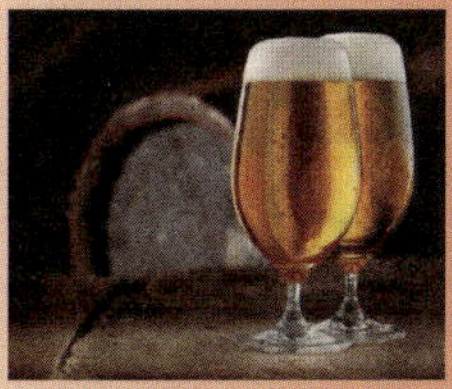

Malzgetränke Bier und Malzbier

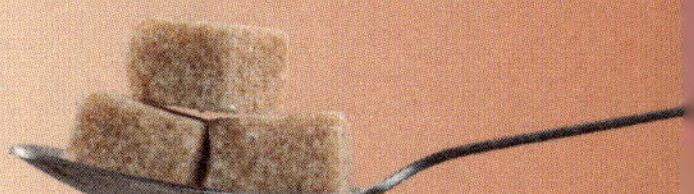

Zucker und alles, worin Zucker verarbeitet ist, also z. B. auch Fertigmahlzeiten mit Zucker, Nussaufstriche, Süßigkeiten, Kuchen (im Grunde verdient der Zucker keine Nennung als »*Lebens*mittel«, aber da er so omnipräsent ist, sollten wir wissen, wo er hingehört)

Die Kombination

grün | blau | rot

In der Kombination der Lebensmittel ist unsere Ausrichtung, mit unserem Körper zusammenzuarbeiten. Wir bieten daher in einer Mahlzeit nur das an, was leicht und zügig gemeinsam verarbeitet werden kann. Die drei Bereiche helfen uns dabei, eine natürliche Ordnung zu finden.

Lebensmittel aus dem **grünen Bereich,** insbesondere Gemüse in allen Varianten, bedürfen keiner speziellen Vorverdauung, sind also leicht verdaulich und gut kombinierbar jeweils mit einer der beiden anderen Gruppen. Überdies dürfen sie auch in den Pausen zwischen den Hauptmahlzeiten ohne weitere Berücksichtigung der Einteilung gegessen werden. Die empfehlenswerteste von allen denkbaren Zwischenmahlzeiten ist dabei frisch aufgeschnittenes Rohkostgemüse.

Lebensmittel aus dem **blauen Bereich** und aus dem **roten Bereich** bedürfen jeweils einer speziellen – je unterschiedlichen – Vorverdauung (siehe S. 14+15) und harmonieren schlechter miteinander. Sie werden deshalb nur mit Abstand verzehrt. Der Abstand zwischen dem letzten Bissen eines Lebensmittels aus dem **roten Bereich** und dem ersten Bissen eines Lebensmittels aus dem **blauen Bereich** (oder umgekehrt) beträgt mindestens 3 Stunden.

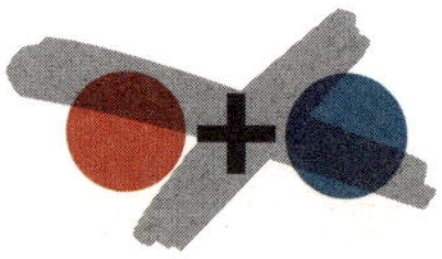

nicht kombinieren, da unharmonisch
3 Stunden Abstand einhalten

Von dieser Regel gibt es nur eine Ausnahme:
Wenn Sie sich für die Variante entscheiden sollten, am Morgen oder über den gesamten Vormittag nur **Obst (blauer Bereich)** zu essen oder nur einen Smoothie zu trinken aus **Obst** mit oder ohne **grünem Gemüse (blau-grüner Bereich),** dann ist eine solche rein rohköstliche **Obst-** bzw. **Obst-Gemüse-**Mahlzeit auf nüchternen Magen sehr leicht verdaulich und es bedarf nur *einer* Stunde Pause, bis Sie danach z. B. eine Mittagsmahlzeit aus dem **roten Bereich** zu sich nehmen dürfen.

wenn vormittags nur Obst,
schon nach 1 Stunde Abstand

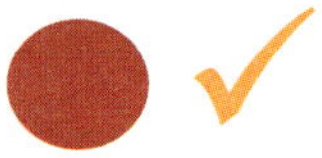

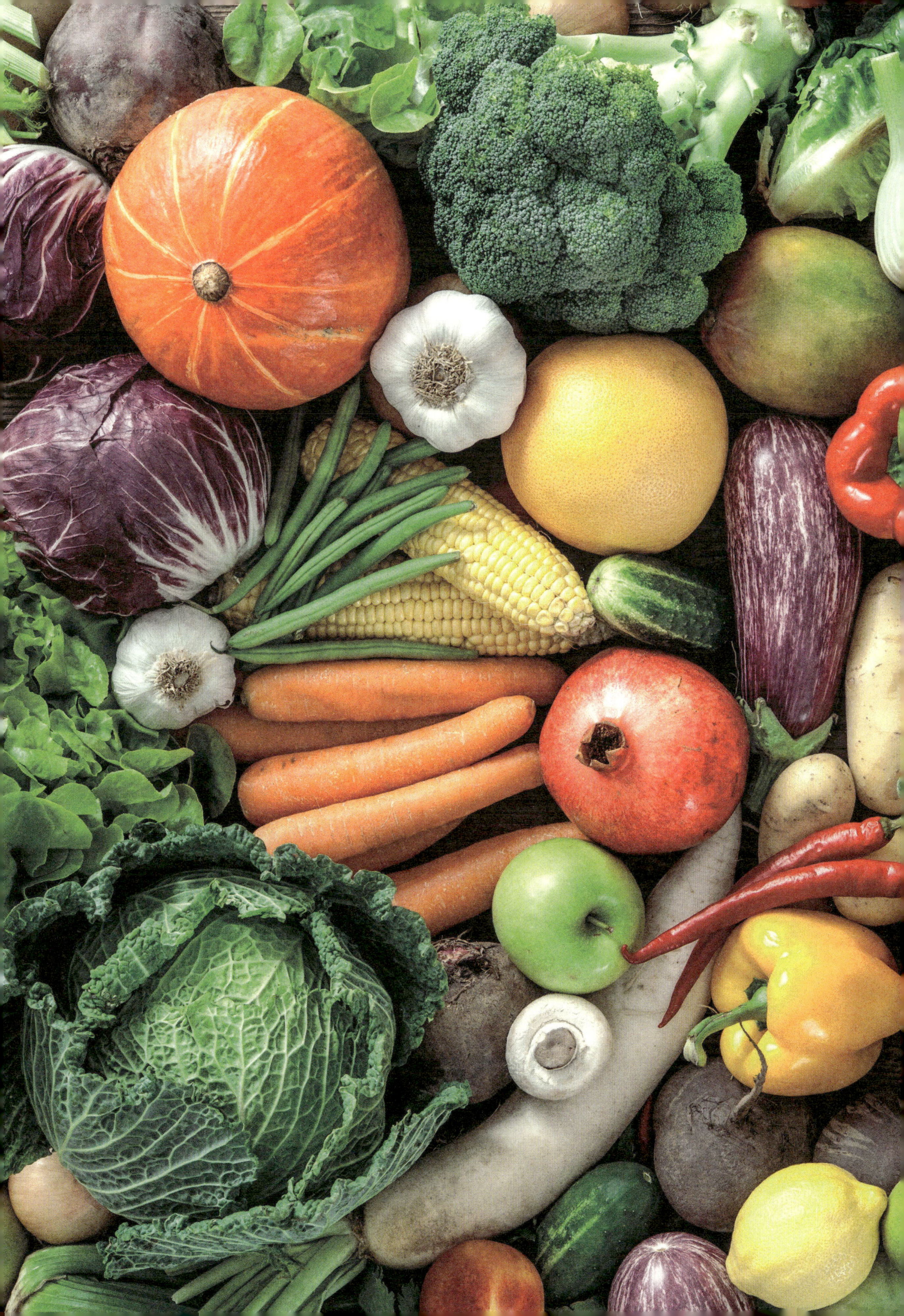

Lebens-
mittel-
harmonie

Wo kommt sie eigentlich her?

Als die Vor-Vor-Vorfahren des heutigen *Homo »sapiens«* (lat. *sapientia* – die Weisheit: ach, wenn wir doch endlich weise wären ...) vor etwas über drei Millionen Jahren die Erde betraten, waren sie Sammler – Vegetarier also. Sie hatten noch keine Werkzeuge und keine Waffen – und kein Feuer.

Erst vor etwa zwei Mio. Jahren kamen die Jagdwaffen und damit die Jagd hinzu – das erjagte Fleisch musste allerdings immer noch roh gegessen werden, denn es gab immer noch keinen Umgang mit dem Feuer. Erst ab einem Zeitraum von vor etwa einer Mio. Jahren wurde es in größerem Umfang üblich, das Feuer zur Zubereitung der Speisen hinzuzuziehen. Aber noch bis zur neolithischen Revolution, also dem Ende der Mittelsteinzeit und dem Beginn der Jungsteinzeit um ca. 5.800 vor Christus, gab es – jedenfalls auf unserem Kontinent – keinen Anbau, d. h. es gab also keine gezielte Kultivierung von Nahrungspflanzen und auch keine zur Milch- und Fleischgewinnung gehaltenen Nutztiere. Demnach gab es auch keine nennenswerten Mengen an Getreide, an Milch und Milchprodukten und zunächst, und für eine sehr, sehr lange Zeit, auch kein oder wenig Fleisch. Wenn wir uns die Menschheitsgeschichte einmal als einen einzigen Tag vorstellen – 12 Stunden also von Sonnenaufgang zu Sonnenuntergang – dann haben wir die ersten 4 Stunden unseres Menschheitstages als Sammler von essbaren Wildpflanzen aus der Natur gelebt. Ab der 4. Stunde haben wir gelernt, zu jagen und unsere Sammelkost durch Fleisch – rohes Fleisch – zu ergänzen. Erst ab der 8. Stunde haben wir gelernt mit Feuer umzugehen und – gelegentlich – Fleisch wie auch Pflanzennahrung zu kochen und zu braten. Erst 2 Minuten vor Tagesende haben wir Milch, Milchprodukte und Getreide durch Ackerbau und Viehzucht in unseren Speiseplan aufgenommen. Erst 3 Sekunden vor Tagesende haben wir aus Pflanzen isolierten Zucker als Nahrungsoption dazubekommen und erst 1/2 Sekunde vor Tagesende kamen die internationalen Lieferketten und die Kühlsysteme dazu, zusammen mit dem Wohlstand, der uns ermöglicht, Lebensmittel

Die Ernährungsgeschichte der Menschheit, übersetzt auf 12 Stunden. Die umseitige Tabelle zeigt die Details

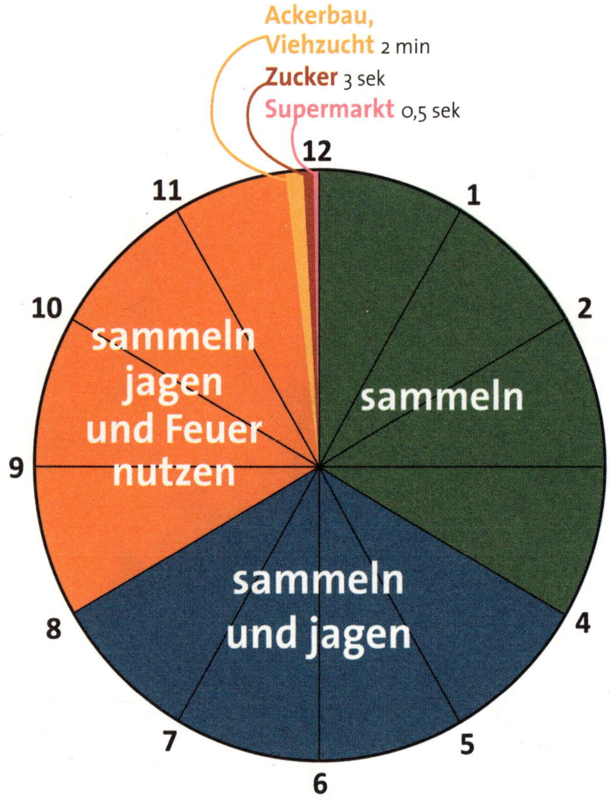

aus aller Welt und aus allen Jahreszeiten jederzeit und gleichzeitig zu konsumieren.

Evolution braucht Zeit

Was uns normal vorkommt, weil wir üblicherweise nur bis zu den Großeltern zurückdenken, existiert als Lebensform noch nicht mehr als einen Wimpernschlag der Menschheitsgeschichte lang. Allzu leicht kommen wir auf die Idee, dass das, was wir heute für unsere Normalität halten, schon immer so oder ähnlich gewesen sei und – was wichtiger wäre – dass die Biologie unseres Körpers daran angepasst sei. Evolution aber funktioniert langsam, sehr langsam. Die vielen Milch- und Getreideallergiker in der Bevölkerung lassen uns ahnen, dass wir nicht einmal den letzten großen Ernährungs-Evolutionsschritt – die neolithische Revolution – biologisch wirklich bewältigt haben. Allzu viele Menschen machen die Beobachtung, dass sie mit weniger Milch und Getreide vitalitätsmäßig wesentlich besser klar kommen. Die Gluten vermeidenden Diätformen und die anwachsende Bewegung der Paleo-Ernährung (eben »Steinzeit-Diät«) legen ein beredtes Zeugnis davon ab.

Unsere aktuelle Form der Ernährung hat keine evolutionäre Basis

Was wir hingegen *heute* ernährungsmäßig »veranstalten«, kann man kaum noch als Evolutionsetappe ansehen, sondern es muss – so fürchte ich – eher wohl als grandiose Menschheitsverwirrung betrachtet werden. Im besten Falle aber als ein riskantes Menschheits-Experiment. Oder kann sich jemand vorstellen, dass unser Körper irgendein biologisches Bedürfnis hat, sich an 32 kg Zucker im Jahr und an Konservierungs-, Farb-, Geschmacksstoffe und an industrielle Verarbeitungshilfen anzupassen? Wohl kaum.

Der Speisezettel unserer Vorfahren

Gehen wir jetzt nochmal zurück in die Altsteinzeit, deren Ernährungsform bis zum Übergang in die Jungsteinzeit immerhin für fast 2 Millionen Jahre die Menschen genährt und geprägt und in ihrer Evolution begleitet hat. Was damals auf dem »Speisezettel« der Steinzeiteltern stand, wenn sie für die Familie Nahrung vorbereiteten, waren essbare Wildkräuter und -gemüse, essbare Wildfrüchte, vor allem Beeren, außerdem Wurzeln, Samen, Sprossen, Pilze, Nüsse, Innenrinden von Sträuchern und Bäumen, bei Finder-Glück auch mal ein Ei, sicherlich ein paar Sorten von Insekten, und wenn das Jagdglück gut war, gab es gefangene Kleintiere oder eben gejagtes Großwild. Selten und sehr schwer zusammenzubringen waren die Körner wilder Getreidearten oder Gräser, besonders kostbar war Honig. Wer nun denkt, damit sei es den Menschen schlecht gegangen, liegt falsch. Die Forschung belegt, dass die so lebenden Sammler und Jäger im Durchschnitt größer und kräftiger waren, älter wurden und weniger an Krankheiten litten, als die ihnen in der neolithischen Generation nachfolgenden Bauern.

Kleine Weltgeschichte der Ernährung

	Altsteinzeit	Mittelsteinzeit	Jungsteinzeit	Bronzezeit	Eisenzeit Kelten	Römerzeit
Zeitraum	2,7 Mio Jahre bis ca. 10.000 v. Chr.	10.000 bis ca. 5.000 v. Chr.	5.000 bis ca. 2.000 v. Chr.	2.000 bis ca. 800 v. Chr.	900 bis 0 v. Chr.	0 bis 400 n. Chr.
Kulturpflanzen	keine	keine	Emmer Einkorn Dinkel Gerste Weizen Hirse Mohn Lein Erbsen Linsen	wie vorher plus z. B. Hafer Leindotter Ackerbohne	wie vorher plus z. B. Roggen Möhre	wie vorher plus z. B. Wein Walnuss Edelkastanie Steinobst Kernobst Amaranth Kräuter wie z. B. Kresse Koriander Dill u.a.
Nutztiere	keine	Fischfang	wie vorher plus Rind Schwein Schaf Ziege	wie vorher plus Pferd als Lasttier	wie vorher plus Huhn (aus Indien)	wie vorher plus Kaninchen Dammwild Imkerei
Jagdbeute	zunehmend bedeutsam, zeitweise existentiell	Fischfang bedeutsam, Wild mittel wichtig	gering bis ergänzend	gering bis ergänzend	gering bis ergänzend	gering bis ergänzend
essbare Wildpflanzen	existentiell als Grundnahrungsmittel	existentiell als Grundnahrungsmittel	wesentliche Ergänzung zu Anbaupflanzen	wesentliche Ergänzung zu Anbaupflanzen	wesentliche Ergänzung zu Anbaupflanzen	wesentliche Ergänzung zu Anbaupflanzen

ölker- wanderung	Hoch- und Spätmittelalter	Frühe Neuzeit	Industrie- zeitalter	Heute	Morgen
00 bis 800 . Chr.	900 bis 1.400 n. Chr.	1.500 bis 1.700 n. Chr.	1.800 bis 2.000 n. Chr.	21. Jh. n. Chr.	21. Jh. n. Chr. ff.
venig Organisation venig Kultur ein Rechts- taat ückfall die ronzezeit	wie vorher plus Dreifelder- wirtschaft, Fernhandel Wikinger Handel Klöster und ihre Produkte z. B. Hopfen und Bier	wie vorher plus Nutzpflanzen aus den Kolonien: Tomate Mais Kürbis Kartoffel Sonnenblume	wie vorher plus Züchtung von neuen Sorten, z. B. Erdbeeren plus industrielle Verarbeitung von z. B. Weißmehl und Zucker	wie vorher plus Tiefkühlkost Fertiggerichte Übersee- importe Plastik- Verpacktes Aluminium- Verpacktes Zuckerabusus Zusatzstoffe Genmani- puliertes	weiter wie bisher wohl kaum – Krise als Chance für echte Lebensmittel fair regional saisonal ökologisch biologisch
	wie vorher plus Fischzucht	wie vor	Beginn industriali- sierter Tierhaltung	Massen- tierhaltung	Respekt vor dem Leben
nittel- vichtig	Vorrecht von Adel und Klerus	Vorrecht von Adel und Klerus	gering bedeutsam	Naturschutz und teilweise Statussymbol	Natur- schutz im Vorder- grund
xistentiell Krisen- und Wanderzeiten	gering für Reiche, existentiell für Arme	gering für viele, existentiell für Arme	allgemein gering, in Krisen- und Kriegszeiten groß	allgemein gering, Beginn von Rückbesinnung	Pflanzen wieder kennen und schonend nutzen lernen

Vgl.: Strauss, Markus: *Artgerecht*, Kosmos Verlag 2018
Tabelle »Die Menschheitsgeschichte im Überblick« sowie Vortrag Dr. Markus Strauss

Schauen wir uns die Optionen der Nahrungsmittelkombination für die Dauer unserer fast gesamten menschlichen Evolution also einmal genauer an, so fällt auf, dass wir ein Luxusproblem haben, wenn wir uns fragen, ob wir ein Rinderfilet mit Kartoffeln und Gemüse plus roter Grütze mit Sahne zum Nachtisch kombinieren sollten oder besser nicht? Sicher waren Menschen schon immer findig darin, aus dem, was die Natur zur Verfügung stellte, leckere Kombinationen zu kreieren. Aber wenn ich nur Wildkräuter, Wildgemüse, Früchte und Fleisch zur Verfügung habe, dann stellt sich die Frage nach der Lebensmittelharmonie einfach nicht. Diese Ernährungsweise entspricht exakt unserem biologischen Bauplan und seinen Funktionen – wie könnte es auch anders sein. Wildes Getreide war eben selten und sehr schwer zusammenzubringen. Alle anderen Bestandteile der Nahrungspyramide der Altsteinzeit sind – mit der Brille der Lebensmittelharmonie betrachtet – beliebig kombinierbar. Das bedeutet nichts anderes, als dass wir über 2 Millionen Jahre sowieso in der Lebensmittelharmonie gelebt haben. Vermutlich auch in durchaus einfachen Kombinationen bzw. ohne Kombinationen, sondern mit der sich natürlicherweise ergebenden Gewohnheit, sich jeweils an einem Nahrungsmittel – das gerade im Überfluss da war – ganz satt zu essen, bis es das jeweils nächste gab: das Fleisch einer guten Jagd, im Sommer die üppige Ernte wilder Beeren, im Herbst die Ernte von Pilzen und so weiter.

Aus der Nahrungsauswahl unserer Vorfahren ergab sich die Lebensmittelharmonie ganz von alleine

Nebenbei bemerkt musste man sich seinerzeit für alles, was man essen wollte, *bewegen*. Für manches musste man sogar kämpfen. Auch kann man sich vorstellen, dass Wildbienen sich vermutlich nicht gerne ihren Honig wegnehmen ließen und dass ein gelegentlich gefundenes oder erklettertes Ei deswegen noch lange nicht zum Grundnahrungsmittel wurde.

Nun hat sich über die Jahrtausende die Biologie des Menschen gar nicht nennenswert verändert, wohl aber seine Kulturstufen. Zivilisationen sind gekommen und gegangen. Hochkulturen sind groß geworden und wieder verschwunden. Eroberungen halber Kontinente, Flüchtlingsströme und Klimaveränderungen haben die Menschen über die Erdteile getrieben und haben Kulturtechniken und Essgewohnheiten sowohl zur Entfaltung gebracht als auch durcheinandergemischt. Bis heute. So unterschiedlich die Ess-Kultur aber auch war und ist in verschiedenen Jahrhunderten, Völkern und Klimazonen – die wirklich einschneidendste Veränderung in der Ernährung der Menschheit nach der neolithischen Revolution war sicher der Beginn der industriellen Lebensmittelverarbeitung.

Noch eine Revolution: der Beginn industrieller Lebensmittelverarbeitung

Die Grundidee industrieller Lebensmittelverarbeitung mag in den Anfängen tatsächlich gewesen sein, uns das Leben zu erleichtern und uns Zubereitungsschritte abzunehmen, die in alter Zeit stetig aufs Neue in jeder einzelnen Küche und Familie selber von Hand durchgeführt werden mussten – vom Brot backen bis zum Konservieren von Vorräten in allen denkbaren Formen. Doch die Umsetzung dieser Grundidee ist irgendwie aus dem Ruder gelaufen – vielleicht aufgrund unseres naturgegebenen Hangs zur Bequemlichkeit, oder nennen wir es freundlicher zur »Energieersparnis«. Heute gibt es in der westlichen Welt keinen – wirklich keinen – Haushalt mehr, dessen Ernährung sich nicht irgendwie auf die Zuarbeit von Unternehmen aus aller Welt stützt. Gehen wir doch selber mal unseren eigenen Haushalt und Kühlschrank durch: Was machen wir denn heute von den gängigsten Nahrungsmitteln wirklich noch von A bis Z selber: Brot, Nudeln, Tomatenmark, Ketchup, Senf, Mayonnaise, Gemüsebrühe, Pizzateig, Butter, Margarine, Joghurt, Schokolade, Kartoffel-Chips? Selbst Salat kann man fertig geputzt aus der Tüte kaufen, von Gemüsen über Pilze bis zu feingewiegten Kräutern ist alles vorgeerntet, vorgewaschen und mundgerecht zerkleinert aus der Tiefkühltruhe erhältlich. Wer erntet noch Gemüse in nennenswerter Menge aus dem eigenen Garten? Und wer lebt vom selbst angebautem Gemüse durch das ganze Jahr? Wer verarbeitet die Früchte unserer Region für den Wintervorrat (außer für Marmelade mit Zucker)? Wer trocknet noch Teekräuter selber? Wer kennt die heimischen essbaren Wildpflanzen? Wer kann noch fermentieren, Sauerkraut selber herstellen oder eingelegte Gurken? Vom Umgang mit Tierprodukten – mit Fleisch und Fisch, Milch, Käse und Joghurt – ganz zu schweigen. Also selbst die meisten Basiszutaten des täglichen Bedarfs sind heute in höchstem Maße von industrialisierter Zuarbeit geprägt. Noch gar nicht mitgerechnet ist dabei der Umstand, dass weite Teile der Bevölkerung sich heute von den Basiszutaten der Ernährung sowieso weit entfernt haben, wie auch die Tatsache, dass in Supermärkten Regalmeter über Regalmeter stehen mit Dosenkost und Fixprodukten, deren Vielfalt jede Vorstellung sprengt und deren Zutaten nicht selten »Teufels Küche« entspringen.

Kein Haushalt kommt heute mehr ohne Fertigprodukte aus

Wir haben »den Löffel aus der Hand gegeben« und das bisschen Alibi-Gemüse, das man sich dann noch als Salat oder als Beilage mal frisch und selber putzt, kann das Ruder auch nicht rumreißen. Was aber bei diesem riskanten Menschheits-Experiment bis jetzt herausgekommen ist, können wir – Verzeihung – zum Beispiel in den Krankenhäusern betrachten gehen. Oder in den Schulen. Oder in den Kindergärten. Oder in den Altersheimen. Allergien, Unverträglichkeiten, Diabetes Typ II (man beachte die stetig weiter Richtung Jugendalter sinkende Altersverteilung des »Altersdiabetes«), Übergewicht, Bluthochdruck, schmerzhafte Erkrankungen des Bewegungsapparates, Demenzerkrankungen, etc. Wer hinschauen *möchte* (!), sieht schnell genügend kollektive Beispiele dafür, dass

Jahrhunderte alte Kulturtechniken der Nahrungszubereitung sind in weniger als drei Generationen in Vergessenheit geraten

unsere Biologie Alarm schlägt und unsere Körper zu viel anderes bekommen, als das, was sie wirklich brauchen und worauf sie seit drei Millionen Jahren geeicht sind.

Die Grundzutaten zum Leben sind gleich geblieben

Industrialisierte Lebensmittelzubereitung kombiniert mit internationaler Lebensmittel-Logistik, kombiniert mit »Food Design« in allen nur denkbaren Variationen hat dazu geführt, dass wir etwas Wesentliches aus dem Auge verloren haben. Letztlich haben wir heute nicht mehr Grundzutaten zum Leben, als unser Steinzeit-Opa sie gehabt hat – Kräuter, Gemüse, Früchte, Wurzeln, Samen, Sprossen, Pilze, Nüsse, Fleisch, Fisch, mal ein Ei, mal etwas Milch, mal etwas Getreide, mal etwas Honig.

Je mehr wir eingreifen in die Welt dieser Grundzutaten zum Leben, mit denen die Evolution unsere Vorfahren über drei Millionen Jahre »durchgebracht« hat, desto schwieriger wird es, sowohl unser eigenes inneres Gleichgewicht aufrechtzuerhalten, als auch das zwischen uns und der uns nährenden »Mutter Erde«. Schon ein einziges Beispiel mag genügen, um das zu verdeutlichen – der Zucker. Der Sturmflut des Zuckers in der modernen Zivilisationskost standzuhalten schafft keines unserer Systeme, nicht das Verdauungssystem, nicht das Immunsystem, nicht die Zähne, nicht die Knochen, nicht die Leber, nicht das Blutgefäßsystem, ja selbst vor mentalen Störungen – besonders deutlich wahrnehmbar bei Kindern – macht der Einfluss dieses industriell hergestellten Nicht-Lebensmittels nicht halt.

Wer dazu übrigens nochmal ein bisschen Input braucht, dem empfehle ich z. B. den Film *Voll verzuckert* von Damon Gameau.

Warum handeln wir so oft gegen unser besseres Wissen?

Wir wissen es alle, und doch ist es das meist verzehrte Nahrungsmittel der Welt. Warum handeln wir so oft gegen unser besseres Wissen? Warum »funktionieren« wir so, dass uns das passieren kann? Warum sind wir so verführbar? Nicht nur für Zucker, auch für die anderen Nahrungsmittel aus dem »Convenience-Food-Bereich«? Farb- und Aromastoffe gaukeln uns Qualitäten vor, die unseren Augen, unserer Nase und unserem Gaumen als Botschafter bestimmter Lebensqualitäten der Nahrung (Frische, Gehalt, Vitalität) willkommen sind. Doch sie sind eine Lüge. Wären die Lebensmittel frisch, gehaltvoll und vital, würden sie für sich selber sprechen und müssten nicht mit künstlichen Geschmackstricks, Konsistenzgebern und Duftstoffen aufgepeppt werden.

Es ist Zeit für die Frage, was uns wirklich nährt

Möglicherweise ist es Zeit für die Frage, was wir wirklich brauchen. Für die Frage, was uns wirklich nährt. Und wie wir es bekommen. Und wie es uns nachhaltig gelingen kann, uns von allem anderen zu distanzieren. Wir haben doch inzwischen an uns selbst und an anderen genug gesehen und genug erlebt, um motiviert zu sein, uns endlich einmal wirklich ernsthaft damit zu beschäftigen, was *Lebens*-Mittel sind. Das Wort ist so sprechend. Mittel, um uns immer wieder neu lebendig zu machen. Es geht nicht ums Überleben. Das konnten Menschen schon immer, auch mit einem Minimum an Input. In Krieg und Dürrezeiten können Menschen hungern und erstaunlich lange mit erstaunlich wenig überleben. Auch heute können Menschen lange am Wesentlichen vorbei essen und mit erstaunlich wenig Lebens-Mitteln erstaunlich lange überleben. Auch mit Tütensuppen, Fertigpizza und Fritten kann man durch dieses Leben kommen. Aber wie?

Entschlüsseln wir, was *Lebens*-Mittel sind

Machen Sie Ihre Augen auf und schauen Sie sich um. Vergleichen Sie Menschen und ihre Art, sich zu ernähren. Schauen Sie im Supermarkt den Leuten vor Ihnen in den Einkaufswagen und dann erlauben Sie sich einen kurzen prüfenden Blick auf Figur, Stil und Ausstrahlung. Vergleichen Sie doch mal die Stammkundschaft vom lokalen Billig-Discounter mit der vom lokalen Bioladen. Oder die Stammkundschaft von der lokalen Frittenbude mit der von der Veggie-Snack-Bar nebendran. Oder schauen Sie Ihren Arbeitskollegen auf die Teller. Wer zieht sich in der Kantine täglich die Schnitzel mit Fritten und Cola rein und wer bringt sich Frischkost mit ins Büro – und wie sehen die Menschen aus? Ich meine nicht nur die Figur, auch die Körperhaltung, die Ausstrahlung, die Sensibilität in Krisensituationen, die Umgangsformen, den Kleidungsstil und die Einrichtung des Büros.

Lebendigkeit ist mehr, als nur am Leben bleiben.

Wir können es nicht leugnen – Du bist, was Du isst. Lebendigkeit ist mehr, als nur am Leben bleiben. Die »echten« und frischen Lebensmittel offenbaren uns ein Feuerwerk an Geschmacksnuancen, das selbst Sterneköche noch sprachlos macht vor Staunen. In meiner Ausbildung zur F*achberaterin zur Selbstversorgung mit essbaren Wildpflanzen* bei Dr. MARKUS STRAUSS an der *Universität Nürtingen-Geisslingen* habe ich erlebt, wie selbst versierten, erfahrenen Köchinnen und Köchen die Sternchen in die Augen treten, wenn sie die vergessenen oder nie gekannten Aromen von Giersch-Salat oder Eichel-Leberwurst das erste Mal auf der Zunge haben. Doch bei der Entdeckung der geschmacklichen Landschaften echter Lebensmittel geht es sogar noch um mehr als um die Selbst-Befriedigung mit leckerem Essen. Am Anfang meiner Heilpraktiker-Tätigkeit hörte ich einmal in einem Arbeitskreis einen erfahrenen Kinderarzt sagen, dass die »Ich-Bildung« von Kindern entscheidend beeinflusst wird von der Vielfalt der natürlichen Geschmacksvariationen, die ihnen angeboten wird. Heute nach über zwanzig Jahren Naturheilkunde- und Ernährungsmedizin, weiß ich, wovon er gesprochen hat. Viele meiner Teilnehmer erleben, dass sie nach einer schon vergleichsweise kurzen Zeit der Umstellung auf die Lebensmittelharmonie das Gefühl haben, »zu sich zu kommen«. Sie erleben sich nicht nur physisch, sondern auch mental als deutlich stärker, authentischer und gleichzeitig gelassener. Ihr Leben geht ihnen leichter von der Hand. Sie treffen Entscheidungen, die sie lange vor sich her geschoben haben, sie sind plötzlich (wieder) auf dem eigenen Weg unterwegs, leben, statt sich von den Umständen oder von anderen Menschen »leben zu lassen«.

Echte und lebendige Nahrung macht Menschen echt und lebendig

Die Wiederentdeckung der »echten Lebensmittel« und die Kunst, sie unserer Biologie entsprechend richtig zu kombinieren, ist über die letzten hundert Jahre vereinzelt immer wieder von Ärzten und Heilkundigen angeregt und nicht zuletzt auch gepredigt worden. Jeder von ihnen hat im Laufe der Zeit einen kleinen oder auch etwas größeren »Fanclub« von Menschen gewonnen, die die Richtigkeit und Wahrhaftigkeit der Lehren erkannt und die wohltuenden Effekte einer Ausrichtung nach diesen einfachen Regeln erlebt haben. Ein großer gesellschaftlicher Durchbruch ist damit bislang noch nicht erzielt worden – zu groß war bislang noch der Trägheitsfaktor der Mehrheit. Und zu klein auch der Leidensdruck der Einzelnen in Zeiten, in denen man den Körper noch als Maschine betrachtete und annahm, dass alles, was im Laufe der Zeit scheinbar naturgegeben »verschleißt«, im Ernstfall ja ersetzt werden könne. Doch das ändert sich gerade. Inzwischen ist eine kritische Masse an Menschen erreicht, die schon am eigenen Leibe gespürt haben: Ein eigener gesunder Körper und Geist ist durch keine Medizin der Welt zu ersetzen. Und auch das Bewusstsein dafür wächst, dass man nicht früh genug damit anfangen kann, etwas für die späteren Jahre zu tun, die nicht nur darüber entscheiden, ob man alt wird, sondern vor allem wie.

Ein gesunder Körper und ein gesunder Geist sind der Inbegriff von Lebensqualität

Mein eigener Weg

Ich selbst habe im Alter von 18 Jahren damit begonnen, bewusst Erfahrung zu sammeln zum Thema Ernährung und Gesundheit. Die punktuellen Informationen über Ernährung, die mir aus gymnasialer Schulbildung und aus Büchern und Medien bekannt waren, widersprachen sich nicht selten und schienen mir verwirrend. Auftakt mit dem »Studium am eigenen Leib« war deshalb eine von einer Heilpraktikerin geleitete Heilfastenkur an einer Volkshochschule, die mich zum Glück schon früh im Leben vertraut gemacht hat mit der guten Gewohnheit des regelmäßigen Heilfastens, die ich bis heute einmal jährlich für 8–10 Tage fortführe. *»Fit for life«* von Harvey und Marilyn Diamond war dann das erste System, das ich für längere Zeit angewandt habe und bei dem ich selber eindrücklich erleben konnte, dass es »Entgiftung« gibt und wie sie sich anfühlt. Dann begann meine dreijährige Heilpraktiker-Ausbildung, in der ich endlich die Funktionen des Verdauungsapparates richtig verstehen lernte und in der ich mich mit traditionellen und aktuellen ganzheitlichen Ernährungskonzepten vertraut machen konnte, sie vergleichen und bewerten lernte. Ausgiebig habe ich mich mit den »Päpsten« der Vollwert-Ernährung befasst, vor allem mit dem Lebenswerk von MAX OTTO BRUKER. Weitere Pioniere der ganzheitlichen Ernährung, deren Konzepte ich studiert und erprobt habe waren z. B. die F.X. MAYR-Kur und die sich daran anschließende Milde Ableitungsdiät, das Basenfasten, die Öl-Eiweiß-Kost nach JOHANNA BUDWIG, mehrere sogenannte Stoffwechsel-Regenerationsprogramme unter verschiedenen Namen, Wildkräuterküche, Rohkost-Ernährung, vegetarische Ernährung, vegane Ernährung, Paläo-Ernährung, glutenfreie Ernährung, kohlenhydratreduzierte Ernährung, milchprodukt-freie Ernährung, Säfte-Fasten, die klassische Trennkost nach HOWARD HAY, die modernere Version der Insulin-Trennkost, die MONTIGNAC-Methode, in jüngerer Zeit dann das neu entdeckte Smoothie-Fasten, wie auch einige Streifzüge in die Ernährung nach den *Fünf Elementen*, die *ayurvedische* und die *makrobiotische* Ernährung. Schon mit Anfang dreißig wurde ich von der *Schule für Fitness und Ernährung* aus dem Hohen Vogelsberg angesprochen, ob ich interessiert sei, ein Ernährungsseminar im Raum Siegen – wo damals meine Praxis war – zu eröffnen.

Ernährungslehren im Vergleich

Nachdem ich bis dahin in aufwendiger Einzelarbeit Ernährungstherapie mit Patienten gemacht hatte, schien mir das eine sinnvolle Fortsetzung meines Ernährungs-Therapie-Ansatzes zu sein. Und ein paar Jahre lang habe ich in Kooperation mit dieser Ernährungsschule meine ersten Seminare angeboten. Ihr Konzept ließ mir große Freiheiten und ermöglichte mir, mein Ernährungswissen in Kooperation mit den Teilnehmern stetig weiter zu verfeinern und zu vertiefen.

Auf der Suche nach einem neuen Begriff, der alles bisher Gelernte auf den Punkt brachte und am Prägnantesten zusammenfasste, wurde ich inspiriert von einem Siegener Kultur-Festival »Kultur Pur«, dessen mit Augenzwinkern auf meine Arbeit umgesetzte Fassung ich *»Ess Kultur Pur«* nannte. Und auf die Frage hin, was ich da eigentlich unterrichte, prägte ich schließlich dafür den Begriff der *Lebensmittelharmonie*. Denn inzwischen hatte ich gelernt, dass allen in der Umsetzung sich wirklich bewährenden Konzepten eine Gemeinsamkeit zugrunde lag – erstens ein wirklich bewusster Umgang mit der Herkunft und Qualität der Nahrung. Und zweitens eine Ordnung in den täglich neu gewählten Kombinationen, die in etwa dem heutigen Konzept der Lebensmittelharmonie entspricht. Die Fragen: »Was passt (für den Körper) zueinander?« und »Was passt zu mir?« sind die wohl entscheidendsten Fragen überhaupt im Umgang mit unseren täglichen Mahlzeiten. Mir ist es immer wichtiger gewesen her-

Was passt zueinander? und Was passt zu mir?

auszuarbeiten, was zusammenpasst (nicht, was man trennt) und was vor allem überhaupt zu uns als Mensch, zu unserer Biologie, zu unserem Stoffwechsel, zu unserer Evolution, zu unserer Ökologie und zur Ökologie des Planeten passt.

Weiterhin ist es mir nie primär um Gewichtsreduktion gegangen, denn Übergewicht ist auch nur ein – wenn auch das meist sichtbarste – Zeichen dafür, dass ein im Grunde unterversorgter und hungernder Körper nach Hilfe ruft. Die vielen unsichtbaren Grundleiden unserer Zeit, die man den Menschen nicht an der Nasenspitze ansieht, die mir aber in der Praxis tagein tagaus begegnen, fallen bei all den allein auf Abnehmen fokussierten Ansätzen unter den Tisch. All diese Anliegen mit ins Boot zu nehmen, von Erschöpfungssyndrom bis zu Bluthochdruck, vom rheumatischen Formenkreis bis zum Diabetes, von Erkrankungen der Verdauungsorgane bis zu Migräne, das war immer mein zentrales Anliegen. Und gleichzeitig auch meine Faszination. Die Entdeckung, wie unendlich umfassend die Lebensmittelharmonie auf alle Systeme des Körpers regenerativ wirkt, hat niemanden mehr fasziniert als mich selber, die ich das nun schon zwei Jahrzehnte lang hautnah miterleben darf. Und Abnehmen tut man nebenbei und sowieso, falls es nötig ist, sobald der Körper in Einklang kommt und – nur noch! – das erhält, was er wirklich zum Leben braucht.

Nachhaltige Ernährung als Selbstheilungsimpuls

Nachhaltige Ernährung als Zukunftsmodell

Nur nachhaltige Ernährung im Einklang mit unseren evolutionären, biologischen und ökologischen Gegebenheiten kann heute noch ein Zukunftsmodell sein, sowohl für das Individuum, als auch für die Kultur als Ganzes und letztlich auch für die Frage nach dem Überleben unserer Spezies auf diesem Planeten. Das nötige Basiswissen dazu zu vermitteln und gleichzeitig den entsprechenden Schwung an Motivation für den Beginn neuer, guter Gewohnheiten mitzugeben, das ist im Laufe der Jahre zu meiner Berufung geworden. *Wissen allein reicht nicht.* Die Information muss vom Kopf in den Bauch, muss von der Idee zur gelebten und stetig sich neu bestätigenden Erfahrung werden. Aus Erkenntnissen wollen Taten werden. **ESS KULTUR PUR** ist ein Rahmen, der aus der Theorie in die Praxis führt.

Uns von Verführung befreien

Die wohl größte Herausforderung dabei ist, dass wir uns zu emanzipieren lernen – also wirklich befreien – von allem, womit wir gezielt verführt werden, womit uns Echtheit, Frische, Lebenskraft, Süße, Aroma und Vitalität in Nahrungsmitteln vorgetäuscht werden, in denen sie nicht sind. 80 % der Angebote jedes konventionellen Supermarkts sind unter diesem Gesichtspunkt einfach nur »für die Tonne«. Besser man kauft sie gar nicht erst ein, statt dass man ihnen Gelegenheit gibt, auf dem Weg durch unseren Körper ihren Schaden anzurichten. Aber wodurch können wir sie ersetzen und dabei – statt uns vor Verzicht zu fürchten – den Gewinn an Lebensqualität spüren? **ESS KULTUR PUR** gibt darauf klare und einfache Antworten, die unsere Geschmacksnerven aus der Betäubung holen und uns binnen kürzester Zeit wieder für die Faszination natürlicher Aromenvielfalt öffnen.

Eine weitere Herausforderung dabei ist, die gewachsenen und kostbaren Kulturtraditionen der Lebensmittelzubereitung zu vereinen mit dem, was biologisch stimmig mit uns ist. Wir wollen ja nicht zurück in die Steinzeit, sondern wollen die Errungenschaften der Menschheitsgeschichte – den sinnvollen und traditionellen Umgang mit Verarbeitung, Veredlung und Konservierung von Lebensmitteln – als »Luxus« der Gegenwart locker und entspannt in unseren Speiseplan integrieren dürfen. Vorgesäuerte Milchprodukte, Käse, Fermentiertes, traditionelle Gewürztechniken, traditionelle Zubereitungstechniken von Fleisch und Fisch, das Keltern von Wein, das Destillieren ätherischer Öle, die Gewinnung von Essig oder Fruchtdicksäften oder die neueren Kulturtechniken wie das Pressen frischer Säfte oder die Zubereitung von Smoothies – all das gehört heute zu unserem Leben dazu. Wenn auch die Grundzutaten fast die gleichen wie in der Steinzeit sind, liegen dazwischen doch fast 8.000 Jahre Menschheitsentwicklung, die wir respektieren und auf die wir als Errungenschaften zugreifen dürfen. Im **ESS KULTUR PUR Konzept** ist für das alles Platz.

Alte Kulturtechniken bewahren

Moderne Zubereitungsarten nutzen

Die Berücksichtigung der Lebensmittelharmonie ist die zeitgemäße Umsetzung eines unserer Evolution und Biologie angepassten Lebensstils, der uns zutiefst mit unseren Wurzeln verbindet und gleichzeitig als nachhaltiges Konzept in die Zukunft weist.

Und nun wieder zurück zur Praxis: ESS KULTUR PUR – ein Tag

Die Grundidee für den Tagesbeginn ist, zum Frühstück mit einer basenbildenden, von konzentrierten Kohlenhydraten freien, entsäuernden und entschlackenden Kost anzufangen, die lange vorhält, gut sättigt, erfrischt und gut schmeckt – das **ESS KULTUR PUR Frühstück.**

Die Grund-Inspiration des von mir nur leicht modifizierten **ESS KULTUR PUR** Frühstück-Rezeptes geht übrigens zurück auf die Apothekerin und zu ihrer Zeit berühmte Krebsforscherin, Johanna Budwig. Unser »Müsli« *ohne* Getreide, das genau die oben genannten Eigenschaften mitbringt, bewährt sich im Rahmen des **ESS KULTUR PUR Konzepts** seit 20 Jahren. Auch eingefleischte Brötchenesser sollten es sich nicht nehmen lassen, eine Woche lang vorurteilsfrei genau dieses Rezept zu probieren. Viele Skeptiker haben es bereits getestet – und wollen seitdem lebenslang nicht mehr anders in den Tag starten:

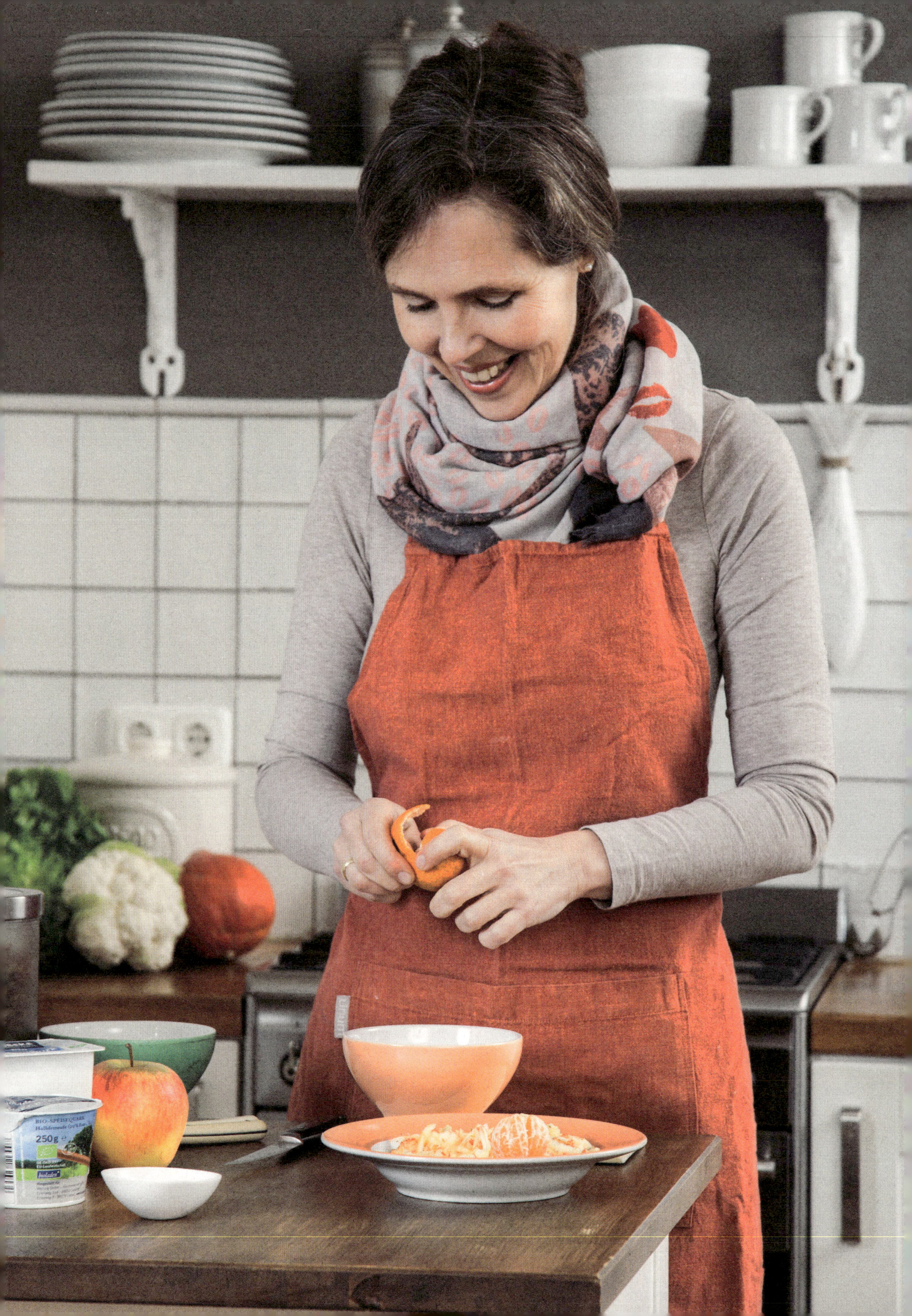

→ 1 **Apfel**	raspeln (nicht schneiden, sondern raspeln, das setzt Pektin frei, das im Verdauungstrakt Gifte binden kann). Dann
100 g **Magerquark**	von Kuh, Schaf oder Ziege, für Veganer geht auch Sojajoghurt, Seidentofu, oder 2–3 EL Mandelmus mit
1 EL **Leinöl**	anrühren. Um die Konsistenz des Quarks sämiger zu machen, kann man ihn mit etwas Wasser verdünnen oder auf Wunsch auch mit
1–2 EL **Obstsaft**	in wechselnden Sorten leicht »aromatisieren« und nebenbei süßen. Dann die Quarkcreme über das Obst geben und darauf
1–2 EL **Nüsse**	verteilen (über das Jahr verteilt wechselnde Sorten, z. B. Haselnüsse, Walnüsse, Para- oder Macadamianüsse, ...) sowie
1–2 EL **Leinsaat**	möglichst frisch geschrotet und mindestens 15 Minuten oder über Nacht eingeweicht, sonst besser ganze Körner verwenden, sowie
2–3 EL **Rosinen**	bevorzugt grüne Rosinen in Rohkostqualität

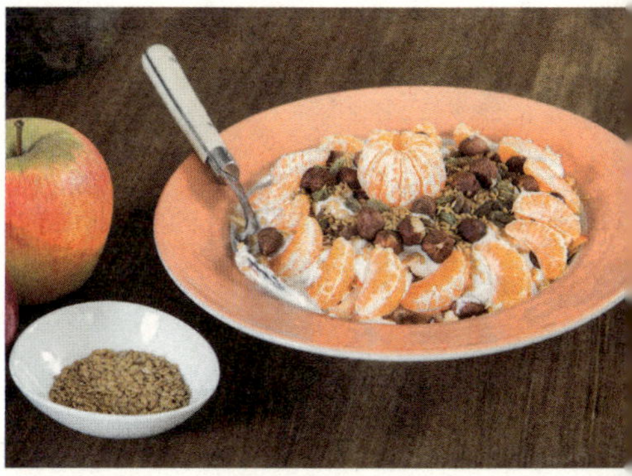

In den ersten 2–3 Monaten der Umstellung auf die Lebensmittelharmonie sollte – wenn die Jahreszeit es ermöglicht – der Apfel der Obstbestandteil dieser Frühstücksmahlzeit sein. Der geriebene Apfel hat eine ausgleichende, harmonisierende und entgiftende Wirkung auf die Darmschleimhaut. Ab dem vierten Monat nach Beginn der Umstellung kann dann – falls gewünscht – auf wechselndes Obst der Saison für diese Morgenmahlzeit zugegriffen werden. Köstlich sind z. B. heimische Beeren aller Art als Obstgrundlage, Wildobst wie Brombeeren oder Kornelkirschen, südländisches Obst wie Mango, Ananas, Pfirsiche, Nektarinen, Orangen oder Pampelmusen oder die guten alten Birnen und andere Obstsorten aus heimischen Gefilden, wie z. B. frische grüne oder blaue Weintrauben, Erdbeeren oder Pflaumen. Auch die Ölsorten können nach den ersten drei Monaten gewechselt werden. Probieren Sie z. B. auch Arganöl, Aprikosenkernöl, Haselnussöl oder Walnussöl, im Winter Sanddornöl oder was immer Sie aus dem Sortiment kostbarer biologischer Öle anspricht. Sie können also sowohl die Obst-, als auch die Nuss- und Obstsaftsorten als auch die Ölsorten über das Jahr verteilt variieren – und haben dadurch immer wieder ein jahreszeitlich angepasstes, abwechslungsreiches, köstliches Frühstück.

Beim Frühstück bitte alle Zutaten kompromisslos aus Bioqualität – vor allem das Leinöl.

Nach kurzen Ausflügen zu anderen Ölsorten bitte immer wieder zum Leinöl als Basisöl zurückzukehren.

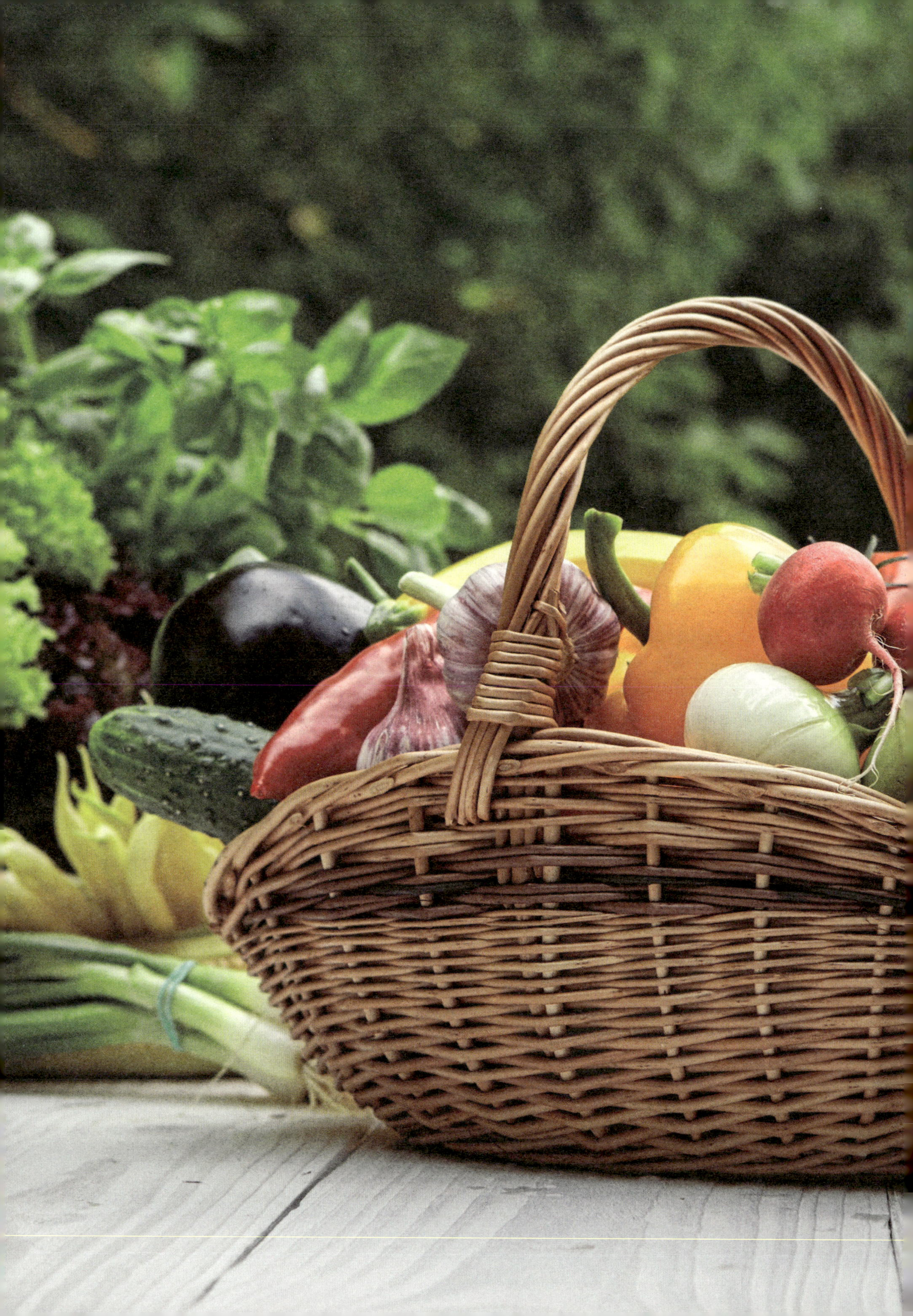

Mittagessen

Die Mittagszeit ist der beste Platz des Tages für den Verzehr von konzentrierten Kohlenhydraten, also von einer Mahlzeit aus dem roten Bereich. Dafür gibt es im Wesentlichen drei Gründe.

Zum Ersten wird Insulin gebraucht, um den Zucker aus Kohlenhydratmahlzeiten in unsere Zellen einzuschleusen. Der dadurch bedingte natürliche Blutzuckeranstieg und dann -abfall lässt uns alsbald wieder hungrig sein. Am Mittag ist das nicht so tragisch – denn üblicherweise essen wir am Nachmittag und Abend nochmal etwas. Am Abend führen Kohlenhydratmahlzeiten oft dazu, dass wir kurz vor der Nacht erneut Hunger bekommen und dann zur Unzeit wieder zu essen beginnen. Das gilt es zu verhindern.

Zum Zweiten bedeutet eine lang dauernde Kohlenhydrat-Karenz, vor allem über Abend und Nacht, dass wir in der Nacht besser Fett abbauen, im Bedarfsfall also besser abnehmen oder ein angemessenes Gewicht leichter halten können.

Und zum Dritten sind die konzentrierten Kohlenhydrate allgemein einfach eine Risikogruppe innerhalb unserer Ernährung. Dies gilt insbesondere für die isolierten Kohlenhydrate wie Weißmehl und Zucker, aber durchaus auch für zu große Mengen vollwertiger Kohlenhydrate. Ein zu üppiger Verzehr von Kohlenhydraten führt generell zu Heißhungeranfällen, Aufschwemmung des Körpers, Süßigkeitensucht, Übersäuerung und allgemein zu der Neigung, insgesamt immer etwas zu viel zu essen. Überdies belastet der in unserer Gesellschaft übliche regelmäßige – oft bis zu fünfmal tägliche – Kohlenhydratverzehr über die Maßen stark unsere Bauchspeicheldrüse. Das führt zu einer Zunahme der früher nur den alten Menschen »vorbehaltenen« Erkrankung des Altersdiabetes in der jüngeren Generationen. Sogar Jugendliche sind heute manchmal schon davon betroffen.

Moderater Umgang mit den konzentrierten Kohlenhydraten

Im **ESS KULTUR PUR Konzept** üben wir uns daher in einem moderaten Umgang mit den konzentrierten Kohlenhydraten und positionieren sie im Tagesverlauf an einem günstigen Zeitpunkt, nämlich beim Mittagessen. Da wir zu diesem Zeitpunkt noch mitten in der Tagesaktivität sind, hat der Körper nach der Mahlzeit noch viele Stunden Zeit, die über die Kohlenhydrate zugeführte Energie in Bewegung und Handlung umzusetzen. Überdies werden im Rahmen des **ESS KULTUR PUR Konzepts** die Kohlenhydrate immer eingebettet in eine größere Menge von Gemüse in der Mahlzeit. Das Gemüse sollte mindestens bei einer Hauptmahlzeit des Tages den Löwenanteil der Mahlzeit darstellen, die konzentrierten Kohlenhydrate sind – entgegen der sonst üblichen Gewohnheit – dazu die Beilage.

Ihre Mittagsmahlzeit könnte also z. B. so aussehen:

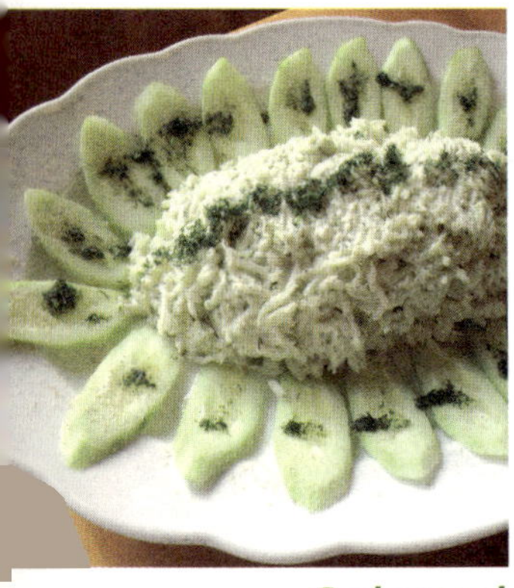

Gurken und Selleriesalat

1 großer Salat Salat geht immer. Wenn er allein die Hauptmahlzeit darstellt, ist auch das Dressing beliebig. Wenn Sie ihn allerdings mit Kartoffeln oder Brot kombinieren, dann achten Sie bitte darauf, kein Essigdressing zu wählen, um die basische Vorverdauung im Mund nicht zu stören.

1 Portion Reis pro Person, bevorzugt Vollkornreis – Basmati Qualität, plus einen Löwenanteil von Gemüse und Salat

1 Portion Hirse pro Person, süß oder herzhaft zubereitet, wie immer plus einen Löwenanteil von Gemüse und Salat; alternativ kann man auch Buchweizen, Dinkel, Kamut, Grünkern oder andere alte Getreidesorten als Beilage zubereiten. Zu dieser Zeit des Tages sind sie »gut untergebracht« und entfalten einen nährenden und langzeitsättigenden Effekt.

Getreidebrei in jeder Form – warmes Getreide ist für ca. 7.000 Jahre vor Einfuhr der Kartoffeln im 17. Jahrhundert *das* Grundnahrungsmittel in Mitteleuropa gewesen. Die Engländer haben sich die Porridge-Tradition lebendig erhalten – den gekochten Haferbrei. Ich mag ihn gerne gesüßt mit 1 TL Honig, mit einem Schuss ungeschlagener Sahne und ein paar Nüssen für die Bissfestigkeit. Gemüse passt eher nicht dazu – das kann man ausgleichen durch etwas mehr Frischrohkost am Vor- und Nachmittag.

Dinkel, gekocht das ist ein Klassiker seit Hildegard von Bingen: Man kocht dazu ungemahlene Dinkelkörner eine halbe Stunde lang in Salzwasser (oder 9 Minuten im Schnellkochtopf), gerne auch mit Lorbeerblatt. Dann die Körner abtropfen lassen und beliebig zu Salaten oder warm gegarten Gemüsen als »Beiß-Einlage« zugeben. Die vorgegarten Körner halten sich verschlossen 3–4 Tage im Kühlschrank und können so mehrere Tage lang Mahlzeiten aus dem roten Bereich gehaltvoller und leckerer machen. Und nicht vergessen: schon Hildegard von Bingen wusste: Dinkel macht fröhlich!

Dinkel macht fröhlich!

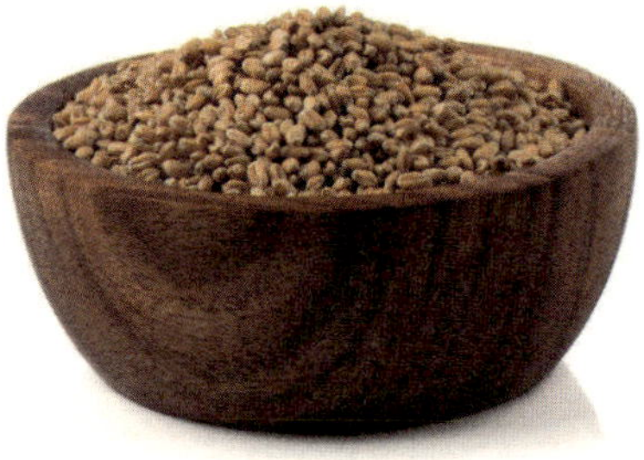

Esskastanien	kann man im Herbst frisch essen und den Rest des Jahres vorgegart kaufen und anstelle von Kartoffeln einsetzen, sie sind ungleich nahrhafter, vitaminreicher und gesünder, natürlich werden auch diese kombiniert mit Gemüse und Salat
Nudeln	Vollkorn, versteht sich, z. B. mit Basilikumpesto oder Knoblauchöl, probieren Sie mal Kamut-, Dinkel- oder Buchweizennudeln, also alte Getreide- bzw. Gräsersorten, wie immer plus einen Löwenanteil von Gemüse und Salat
2–3 Kartoffeln	gekocht, gebraten, als Stampfkartoffeln, als Kartoffelpuffer, etc. plus einen Löwenanteil von Gemüse und Salat (Soße beachten). Auch wenn Kartoffeln zum Glück sehr basisch wirken, sollten sie sinnvollerweise für uns trotzdem nicht zum Grundnahrungsmittel werden. Sie gehören zu den Nachtschattengewächsen und enthalten Solanin, das insgesamt eine dämpfende Wirkung auf unseren Organismus und unsere mentale Verfassung hat. Mit zu viel Kartoffeln kann man sich also zunächst mal beruhigen, aber auf Dauer auch »lahm legen«.
1 Eintopfgericht	mit Kartoffeln oder Kürbis, Gemüsen und Kräutern in allen Variationen
1 Pizza	der Teig klassisch aus Dinkelmehl Typ 1050, Olivenöl, Wasser, Salz, Vorsicht – die klassische Tomatensoße auf Pizza entspricht nicht der Lebensmittelharmonie. Alternativen siehe Rezeptteil
1 Portion Gnocchi	mit Gemüse und Salat
1 Portion Teigtaschen	von Hand gefüllt, z. B. mit Basilikum, Bärlauch oder mit anderen frischen Kräutern – mit oder ohne Ricotta
1 Spinat-Lasagne	vegetarisch, versteht sich, plus reichlich Frischkost bzw. Salat. Als Käsetopping eignen sich Mozzarella oder Schafskäse vor dem Backen oder aufgestreuter Parmesan am Ende der Backzeit – siehe Käsebrevier auf S. 29.
1 Nudelsalat	möglichst mit viel frischem, in kleine Würfel geschnittenem Gemüse , z.B. rote, gelbe, grüne Paprika u.a.
1 Reissalat	z. B. italienisch zubereitet mit Basilikum, Oliven und pro Person einer rohen Tomate in kleinen Würfeln

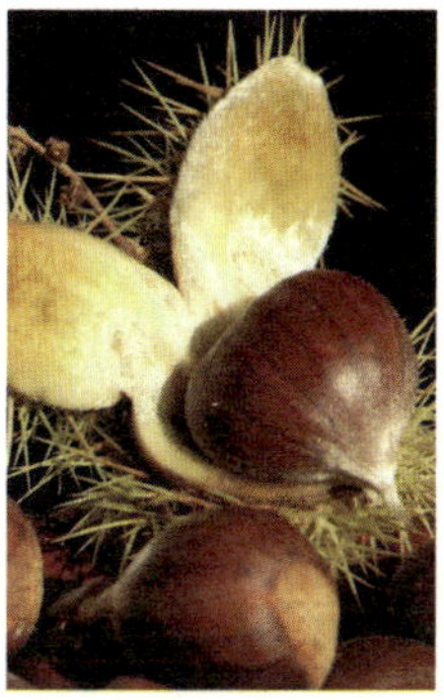

Esskastanien noch in der Schale

Teigtaschen mit Bärlauch-Füllung mit Kräuterpesto und Schafskäse

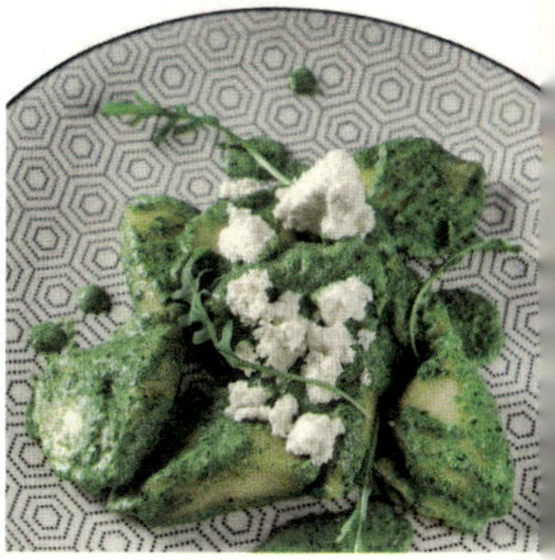

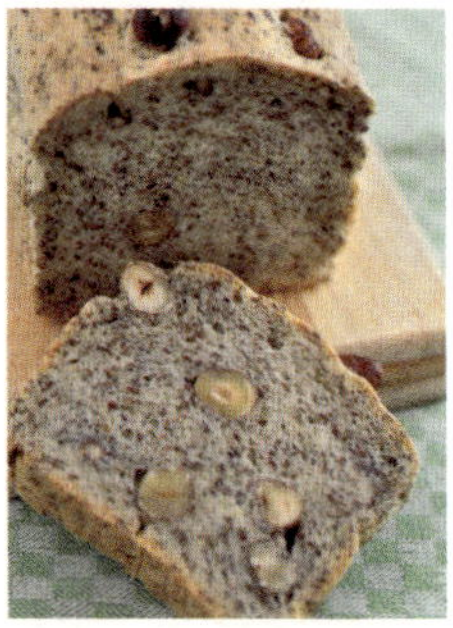
Buchweizenbrot mit Haselnüssen

2 Vollkornbrote mit luftgetrocknetem Schinken, eingelegtem Ziegenkäse oder 2 Lachsscheiben plus eine reichliche Menge frisch aufgeschnittener Rohkost, z. B. Gurken, Paprika, Möhren oder Kohlrabi. Eine solche Mittagsmahlzeit ist z. B. günstig, wenn Sie mittags unterwegs oder im Büro essen müssen und erst abends zuhause kochen.

1 Gemüseauflauf z. B. mit Semmelbröselkruste

1 Matjesfilet mit Kartoffelbeilage (cave: gemeint ist der in Salzlake gereifte Matjeshering, nicht der in Essig-Mayonaise-Soße eingelegte), plus Gemüse und Salat.

Und dann gehen natürlich auch noch die süßen Varianten, wie zum Beispiel:

Hafersmoothie mit Heidelbeeren

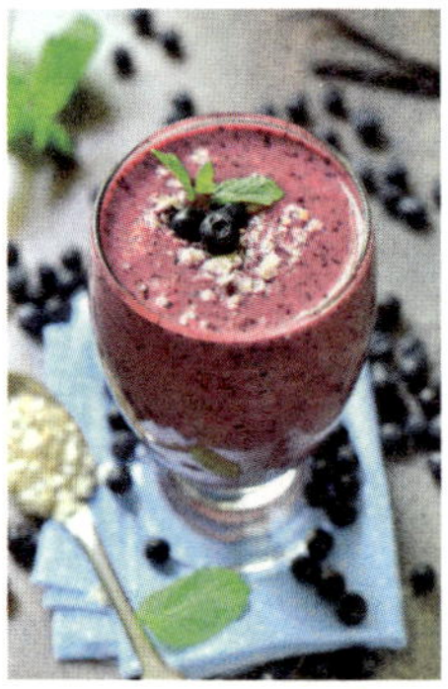

Haferflocken mit Hafermilch, einigen Mandeln und einer Handvoll Rosinen. Merke: der Platz für das klassische und vielleicht geliebte Müsli mit Getreide ist jetzt nicht mehr am Morgen, sondern am Mittag – z.B. im Büro.

Müsli bei Fertigmüslis auf die Zutatenliste schauen (cave: Zucker!) und die Körner bzw. Flocken nicht mit Milch ansetzen, sondern mit Hafermilch oder vorgesäuerten Milchprodukten wie Buttermilch, Kefir oder weißem Joghurt

Hafersmoothie mit feinen Haferflocken, Hafermilch, Banane, reinem Kakaopulver, ggf. ein paar Heidelbeeren. Im Hochleistungsmixer zubereitet, ergibt diese Mischung eine flüssige Mittagessens-Variante, die sehr sättigend ist und gut geeignet für unterwegs.

Sie sehen – wenn das Prinzip klar ist, sind Ihrer Phantasie keine Grenzen gesetzt. Vielfältige Inspirationen zu Mahlzeiten aus dem roten Bereich finden Sie tatsächlich auch in der vegetarisch-asiatischen Küche. Basierend auf Reis als Sättigungsbeilage gibt es da eine jahrtausende alte Kochtradition, von der wir lernen können. Wer europäischer bleiben, aber den Weizenanteil in der Ernährung reduzieren will, für den empfehlen sich ein paar gute Koch- und Backbücher zum Umgang mit urheimischen Getreidesorten wie Dinkel, Einkorn, Emmer, Kamut oder mit den Gräsern, wie z. B. Buchweizen oder Amaranth.

ESS KULTUR PUR
Abendessen

Der Abend ist die beste Zeit für eine Mahlzeit aus dem blauen Bereich oder besser noch allein aus dem grünen Bereich. Sollten Sie sich bei ersterem für ein Fleisch- oder Fischgericht entscheiden, spielt auch hier die Menge eine entscheidende Rolle für die abendliche Verstoffwechselung. Allemal im Falle einer gewünschten Gewichtsreduktion sollte die Menge an Fleisch oder Fisch am Abend je 100 g pro Mahlzeit und pro Person nicht überschreiten. Fleisch und Fisch bilden also wieder die »Beilage«, der Hauptbestandteil der Mahlzeit wird auch hier vom Gemüse gebildet. Abends sind gedünstete Gemüse besser verträglich als rohe. Wer allerdings eine robuste Verdauung hat, früh genug – also vor 18.30 Uhr – sein Abendessen beendet hat und gut kaut, muss sich im Rahmen der Lebensmittelharmonie um diese Einschränkung nicht kümmern, sondern kann auch am Abend sowohl rohes als auch gekochtes Gemüse essen.

Im Folgenden finden Sie einige Rezeptbeispiele für Abendmahlzeiten. Sie sind an dieser Stelle wieder in etwa geordnet nach absteigender Wertigkeit und Verträglichkeit für die Stoffwechselleistung des Körpers vor der Nachtruhe:

Ihr Abendessen könnte also z. B. so aussehen:

Gemüsesuppe jegliches Gemüse in gedünsteter und dann pürierter Form ist eine optimale Abendmahlzeit. In der naturheilkundlichen Ernährung wird diese Variante deshalb auch als »Basensuppe« bezeichnet. Sie ist leicht verdaulich und stimmt den Stoffwechsel basisch ein vor der Nacht. Damit Sie sich nicht jeden Abend ans Gemüseputzen machen müssen, eignet sich hier besonders die Vorbereitung einer größeren Menge, die man portionsweise einfriert und bei Bedarf auftaut.

Wildkräuter und überhaupt essbare Wildpflanzen, essbare Heil- und Gartenkräuter sind ein Vitamin- und Energieschub vor der Nacht. Machen Sie es sich zur guten Gewohnheit, jeden Tag ein bisschen »wild« zu essen. Im Anhang finden Sie Buchempfehlungen, die den Einstieg erleichtern.

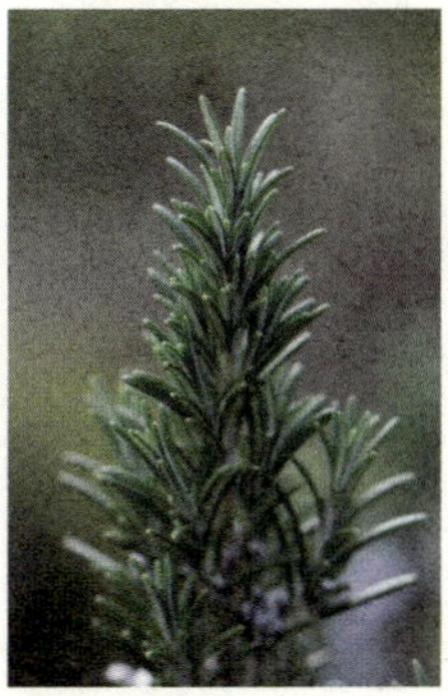

Ein Wort zu den Wildkräutern

Wildkräuter ersetzen in aller Regel keine Mahlzeit, sind aber die genialste Ergänzung und Aufwertung aller Mahlzeiten, die Sie sich denken können. Schon kleine Mengen nähren uns zutiefst, ihr Vitalstoffgehalt schlägt in allen

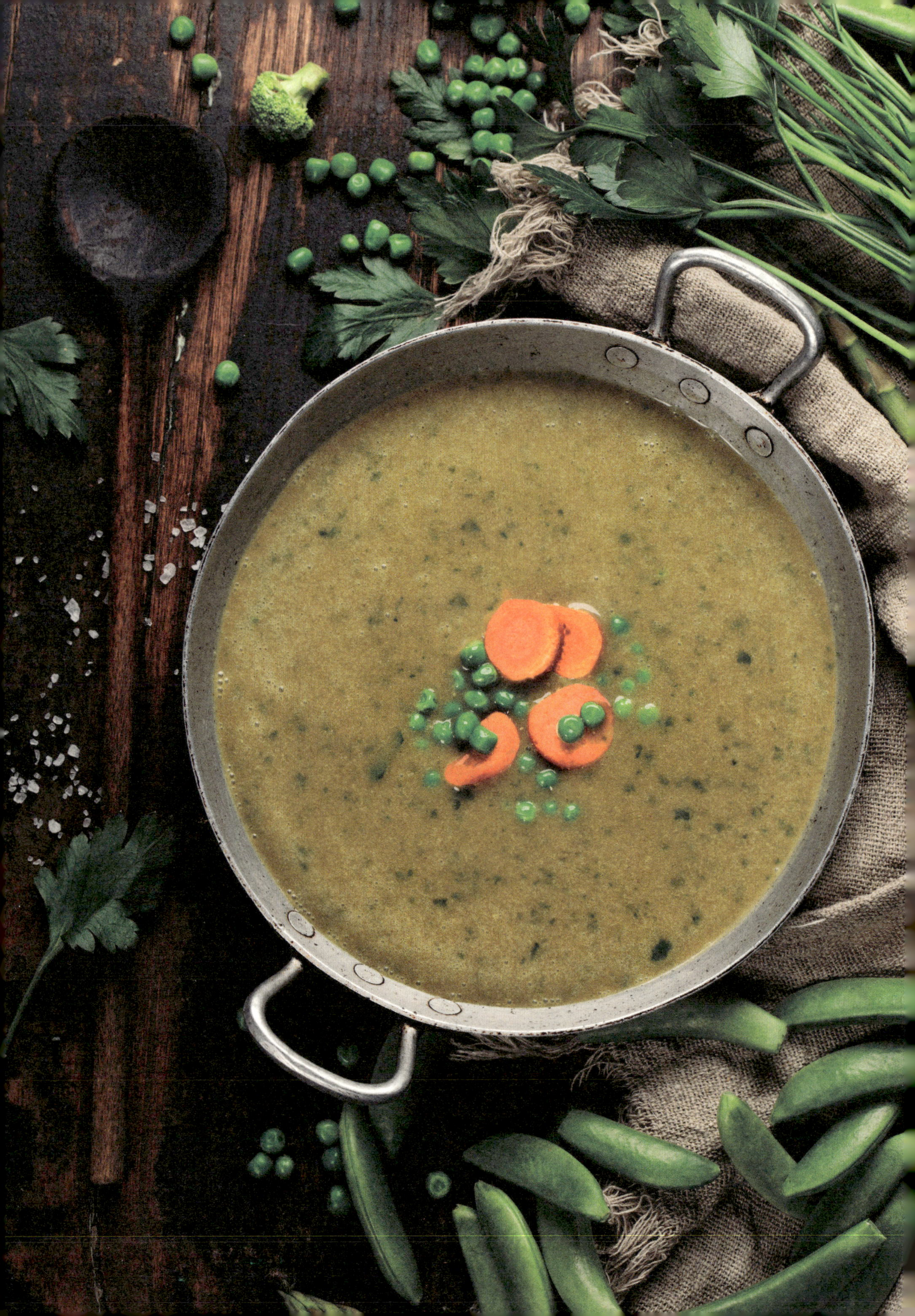

Analysen ohnehin alle Rekorde. Aber mehr noch, sie versorgen uns nicht nur mit Inhaltsstoffen. Ihr Wert geht weit darüber hinaus. Tatsächlich sättigen essbare Wild- und Heilpflanzen unser tiefstes – oft unbewusstes – Bedürfnis nach der ursprünglichen Lichtkraft und Lebenskraft in unserer Nahrung und nach unserer unmittelbaren Verbindung mit der Natur. Erst wenn wir sie zur regelmäßigen Gewohnheit gemacht haben, spüren wir, was uns vorher gefehlt hat. Für den Einstieg reicht z. B. schon täglich eine kleine Handvoll Giersch oder Brennnesseltriebspitzen oder Gundermann oder Löwenzahn. Und ja, nehmen Sie ruhig alles vom Löwenzahn: Blätter, Stängel, Blüte, Wurzel. Oder nehmen Sie Vogelmiere, Gänseblümchen, Salbei, Rosmarin, Thymian, Bärlauch, Basilikum oder dergleichen im Salat oder fein gehackt über der Gemüsepfanne, frisch mitgemixt im Smoothie, frisch ausgepresst als Saft, frisch aufgebrüht als Tee. Auch schon ein Teelöffel Brennnesselsamen (zu beziehen z. B. in der Apotheke) regelmäßig über das Müsli gegeben ist ein echtes »Kraftfutter«. Das sind die »Superfoods« vor unsere Haustür. Kostenlos, aber nicht umsonst … Beginnen Sie zu experimentieren. Auch ohne Kräuterkurs werden Sie eine Brennnessel und einen Löwenzahn erkennen, oder? Es kommt nicht drauf an, sofort 20 verschiedene Heilpflanzen in den Speiseplan aufzunehmen, sondern es kommt darauf an, mit dem, was Sie schon kennen, einfach wirklich zu beginnen. Von da aus können Sie immer noch langsam das Spektrum erweitern.

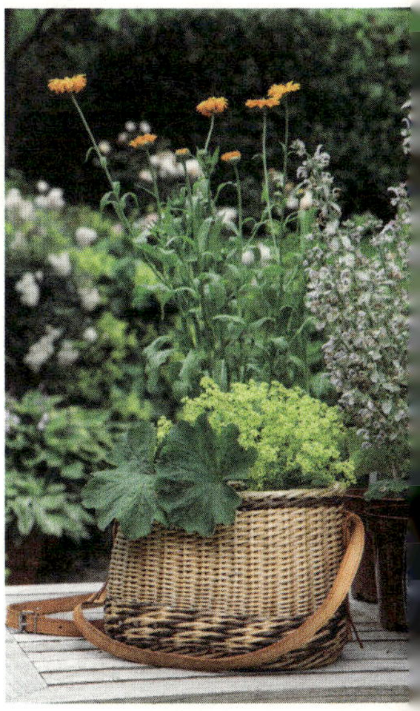

… und was geht noch am Abend?

Suppe und überhaupt, essen Sie wieder Suppe. Werden Sie ruhig zum Suppenliebhaber. Eine gute Suppe ist vermutlich die Ur-Koch-Mahlzeit der Menschheit, gleich das Nächste nach dem Erlernen der Beherrschung des Feuers. Die Kombination aus Wärmezufuhr, Gemüsen, Kräutern und Gewürzen (ggf. etwas Fleisch oder Fisch) hat einen ausgesprochen belebenden Einfluss auf uns Menschen und kann in geschwächten Lebenssituationen zum Zünglein an der Waagschale werden.

Gemüse gedünstet ist übrigens auch ein gutes Restaurantessen, das Sie bei jedem guten Italiener bestellen können, aber achten Sie drauf: Beim Italiener sind auf der gemischten, gedünsteten Gemüseplatte gerne mal Kartoffeln dabei – zur Sicherheit vorher abbestellen.

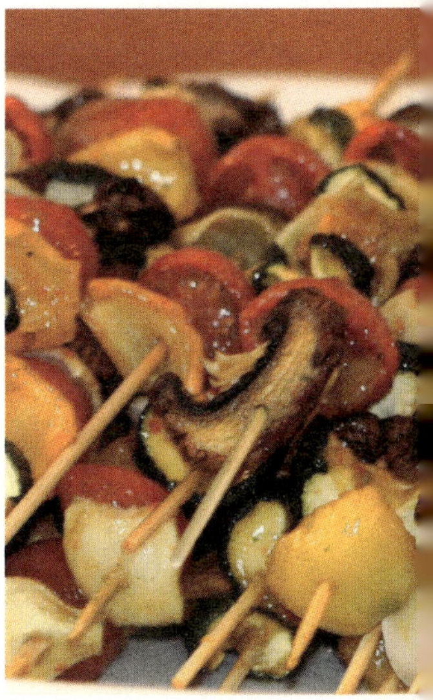

Gemüse aus dem Slowcooker

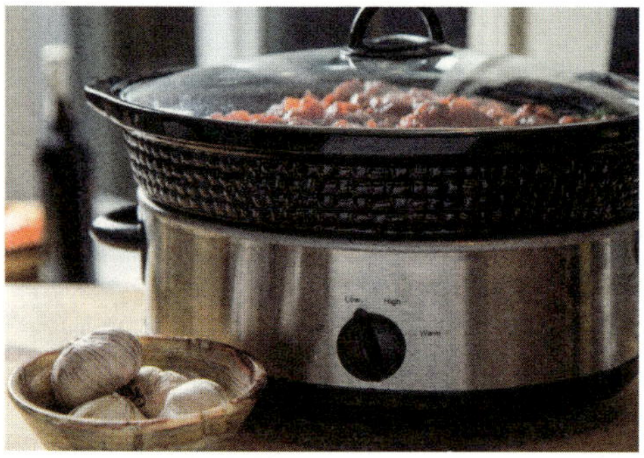

Im Slowcooker wird Gemüse besonders schmackhaft

So einfach wie genial: z. B. mittags Gemüse kleinschneiden und einfach in Würfeln pur in den Slowcooker geben, einen Teelöffel Kokosöl oder noch besser natives rotes Palmöl dazu und ein paar wärmende Gewürze wie Galgant, Curry oder Kurkuma. Danach kann man es einfach vier bis sechs Stunden auf kleiner Hitzestufe sich selbst überlassen und wenn man am Abend nach Hause kommt, ist die warme Mahlzeit schon fertig. Das lange Garen – von dessen Vorzügen auch an anderer Stelle noch die Rede sein wird – entfaltet die Aromen und die Heilkräfte der Pflanzen in besonderer Weise. Es empfiehlt sich vor allem für die harten Wurzelgemüse wie z. B. Möhren, Pastinaken, Petersilienwurzel, Rote Beete, aber auch Fenchel und besonders Hokkaido-Kürbis gelingen so fantastisch. Am Ende der Garzeit dann noch ggf. etwas Schafskäse dazu bröseln. Lecker.

Gemüsepickles

beliebiges festes Gemüse wie z. B. Möhren, Rote Beete, Fenchel, Kohlgemüse – jeweils pur oder in Kombination mit festem Obst, z. B. Äpfeln oder Birnen – mit dem V-Hobel oder der Küchenmaschine in hauchdünne Scheiben schneiden. Eine Sauce bereiten aus Apfelsaft zu Reisessig im Verhältnis 2,5 : 1 und pro Schüssel ca. 1 knappen TL Salz, diese Sauce erhitzen und kochend über das Gemüse gießen. Abkühlen lassen und sofort genießen. Oder bis zu einer Woche im Kühlschrank abgedeckt aufbewahren und in jeweils kleinen Mengen jeden Abend das Abendessen damit bereichern. Im Laufe einiger Tage erfolgt eine leichte Milchsäure-Gärung, die das Gericht jeden Tag leckerer und bekömmlicher und gesünder macht.

Sauerkraut – ob roh, ob gekocht – tut einfach gut

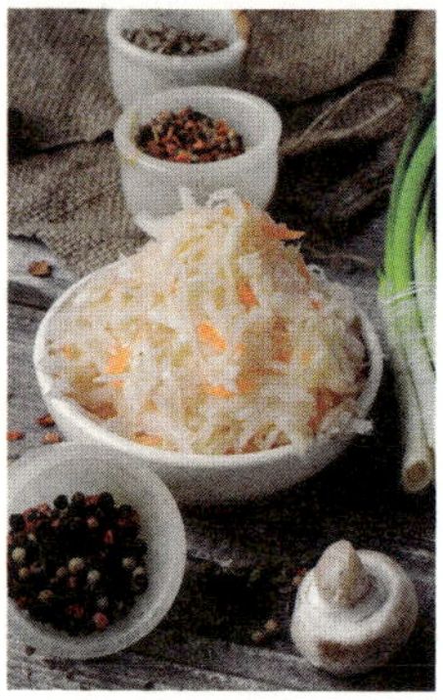

Sauerkraut

und alles milchsauer Eingelegte – ein echter Besen für den Darm, aufbauend für die Darmflora und gut fürs Immunsystem. Sauerkraut ist der einfachste Weg, des wichtige Element des Milchsauren in unsere Mahlzeitenroutine zu integrieren. Am besten roh und gut gekaut, aber leicht erhitzt ist immer noch besser, als gar nicht.

Antipasti **klassisch:** Auberginen, Zucchini, Champignons, Paprika, Schalotten in Stücke schneiden, mit einer Marinade aus Olivenöl, Balsamico, Rosmarin, Thymian, Knoblauch, Salz, Pfeffer übergießen und 10 Minuten backen, dann im Backofen abkühlen lassen – super lecker und gut für mehrere Tage oder auch für Feste vorzubereiten.

Antipasti rohköstlich **roh:** z. B. gelbe, grüne, rote Paprika oder andere Gemüse in dünne Streifen schneiden, Champignons und Shitake oder andere Pilze fein würfeln, je nach Sorte getrennt in Schüsseln geben und über Nacht in einer Marinade aus Olivenöl mit zerdrücktem Knoblauch und Salz ziehen lassen. Das ist eine ganz einfache und leckere Art des Marinierens, die noch dazu ganz im grünen Bereich bleibt.

Gemüse mit Käse fast jedes beliebige Gemüse (Brokkoli, Blumenkohl, Fenchel, Sellerie ...) schmeckt gut und sättigt gut, wenn Sie es schlicht in ein wenig Gemüsebrühe oder Wasser andünsten, dann mit Salz und Pfeffer würzen und anschließend z. B. eine Scheibe Gouda-Käse darüber zergehen lassen, oder auch einen dicken Klecks Hüttenkäse in die Mitte setzen. Schnell entsteht so eine leichte und gut verträgliche Abendmahlzeit. Zu Roter Beete passt dabei übrigens besser Schafskäse. Besonders die grünen Blattgemüse lassen sich so innerhalb von Minuten zu einer verträglichen – und wegen ihres hohen Magnesium- und Chlorophyllgehalts außerordentlich gesunden – Abendmahlzeit verarbeiten. Also z. B. Mangold, frischer Spinat, Chinakohl, Weißkohl, Chicorée (letzterer schmeckt besonders gut in Kokosöl kurz angebraten) ...

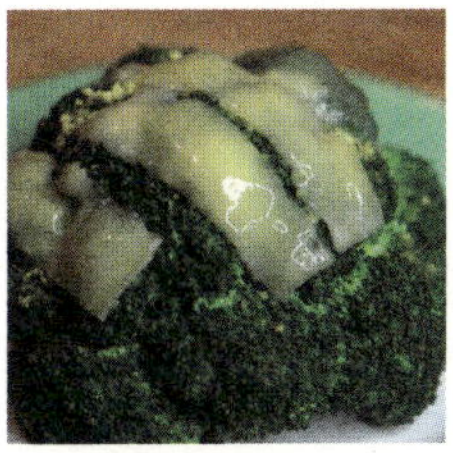

Brokkoli mit Käse überbacken

leichte Brühe mit pochiertem Ei und am Ende frisch zugegebener gewürfelter Tomate – oder auch asiatisch verfeinert mit frischem Koriander

großer Salat auch hier gilt: Salat geht immer – aber gerade am Abend bitte darauf achten, dass er nicht zu spät gegessen wird und sehr gut kauen; zur Sättigung im Sinne einer Hauptmahlzeit kann man am Abend von gebratenen Tofuwürfeln, über Ei bis Thunfisch alles Mögliche dazu geben

Bunter Salat mit Ei und Thunfisch

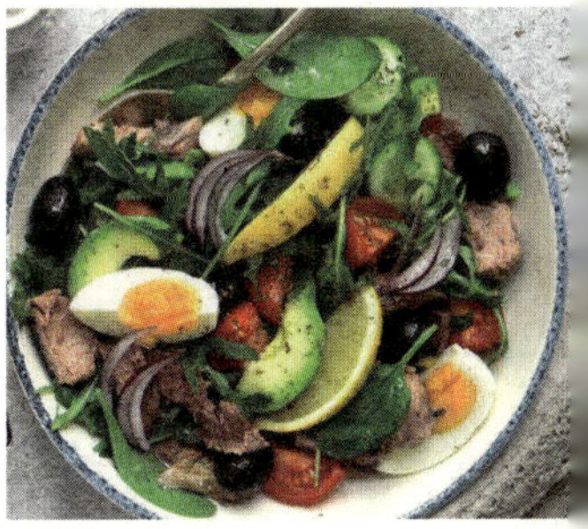

Tomatensalat eine zum blauen Bereich gehörende Variante des klassischen Salates ist der Tomatensalat, zur Sättigung abends gerne kombinierbar mit Schafskäse

Tomate | Mozzarella der Klassiker mit Basilikum und Olivenöl-Balsamico-Dressing; probieren Sie alternativ mal gekochte Rote Beete und Mozzarella – sieht noch besser aus und schmeckt sensationell gut.

Kichererbsen warm oder kalt, ganz oder püriert (Hummus), als Falaffel oder als Salat mit fein gewürfeltem Gemüse und Balsamico Soße, wie immer Sie sie mögen: Kichererbsen sind erstaunlicherweise für viele immer noch unbekannt, dabei sind sie in unserem Kulturkreis etabliert und geschätzt seit Hildegard von Bingen. Kichererbsen haben das Zeug, zu einem Ihrer neuen Grundnahrungsmittel zu werden – in jedem Fall sind sie die bessere Alternative zu Kartoffeln. Beschäftigen Sie sich einfach mal damit.

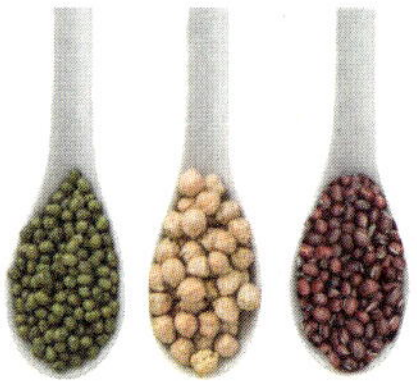

v.l.n.r.: Mungbohnen, Kichererbsen, Azukibohnen

Azukibohnen sind die besser verträgliche Alternative zu Kidneybohnen, schmecken fast genauso oder noch besser, sehen genau so aus, sind nur kleiner und sind wesentlich leichter verdaulich (hier gibt nicht »jedes Böhnchen ein Tönchen« ☺); gut geeignet für Eintöpfe, Chili con – oder – sine Carne, zerdrückt auch als Azukifrikadellen, kalt auch als Salat

Mungbohnen sind die besser verträgliche Alternative zu Linsen, fast genauso klein, grün, rund und unglaublich vielseitig, lecker und leicht verdaulich. Sie eignen sich gut für Eintöpfe, als Beilage oder kalt als Salat mit fein gewürfeltem Gemüse und Essig-Öl-Soße.

Eiweißnudeln oder -spätzle, z. B. aus Kichererbsenmehl, Ei, Wasser, Salz, sind in Minutenschnelle zubereitet. Einfach nach Gefühl die Zutaten zu einem leicht festen Teig verrühren und durch die Spätzlepresse in kochendes Salzwasser drücken. Wenn die Spätzle wieder nach oben aufschwimmen (nach 2–3 Minuten), sind sie fertig. Das geht schneller als Nudeln kochen, wirklich. Wer's noch einfacher haben will, greift auf entsprechende Fertigprodukte zurück, die inzwischen jeder gute Bioladen führt. Auch Sojamehl eignet sich übrigens zusammen mit Ei, Wasser und Salz als »Nudelteig« aus dem blauen Bereich, zum Beispiel auch

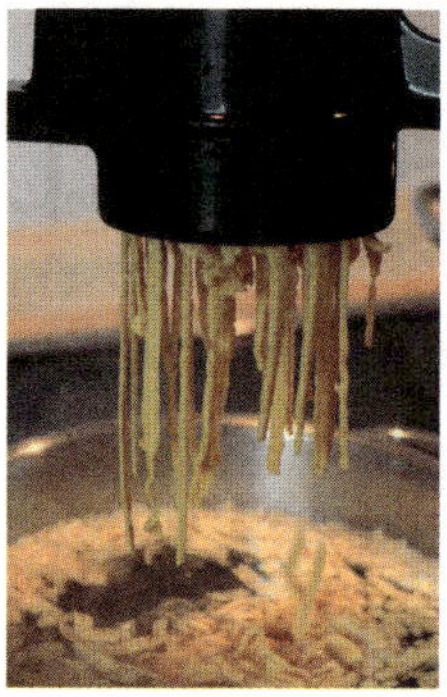

Kichererbsenspätzle sind mit der Spätzlepresse in null komma nix fertig

für Tortellini mit Tomaten-Hack-Füllung. Allerdings diese besser nicht in Wasser schwimmend kochen, sondern im Dampfgarer aufliegend garen. Da sie kein Gluten enthalten, fallen sie im Wasser leichter auseinander. Nudeln aus dem blauen Bereich lassen jede Kombination wieder möglich werden (mit Fleisch, mit Käse, ...), die Sie aus der »alten Zeit« gewöhnt waren.

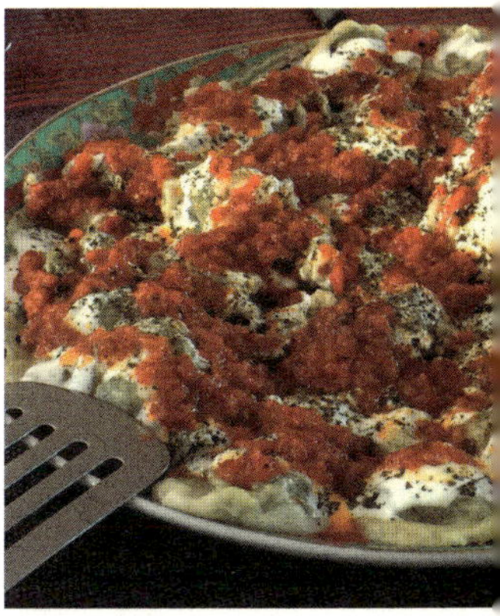

Sojamehl-Tortellini mit Paprikasoße

Sojabohnen

Weitgehend unbekannt und überraschend lecker sind Sojabohnenkerne – eingeweicht und gekocht, z. B. mit Olivenöl und Knoblauch serviert.

Trockensoja

Eine vielseitige Alternative ist Trockensoja, das es im Handel in zertifizierter Bioqualität in verschiedenen Formen gibt. Zum Beispiel als Hack oder als Schnetzel. Es wird mit kochendem Wasser plus Gemüsebrühe und einem Schuss Sojasoße eingeweicht und kann dann vielseitigst weiterverarbeitet werden. Küchenfertige Sojaprodukte empfehle ich i. d. R. zu meiden, da ihre Zutatenliste meist umfangreich ist und nicht der Lebensmittelharmonie entspricht. Besser selber entscheiden, was rein soll.

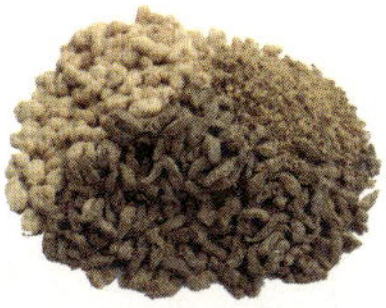

Trockensoja

Tofu

entstammt zwar der Sojabohne, ist aber durch seinen Fermentierungsprozess für uns im grünen Bereich. Er ist eine riesige Bereicherung für alle, die konsequent den Fleischkonsum herunterfahren wollen, denn er gibt – insbesondere als Räuchertofu – Gemüse den herzhaften Beigeschmack, den viele bei reiner Gemüsekost anfangs erst mal vermissen. Zudem erhöht er den Sättigungswert einer Mahlzeit. Tofu gibt es in vielen Geschmacksvarianten. Sobald es sich um »Tofu-Aspik« handelt, also Tofu, in den Gewürze und Gemüse einfermentiert sind, ist es angebracht, die Zutatenliste auf die Lebensmittelharmonie hin zu prüfen.

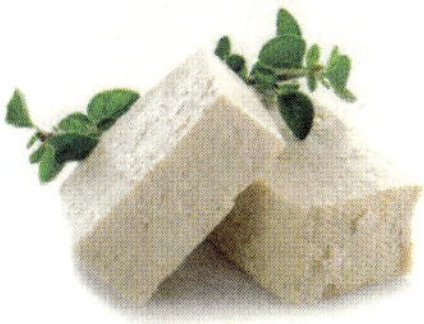

Tofu natur

Seidentofu

ist eine Tofu-Sorte in Puddingkonsistenz – sie eignet sich hervorragend, um Shakes oder Fruchtpudding daraus zu machen: Einfach im Verhältnis 1:1 mit einer Fruchtsorte mischen und im Mixer pürieren, ggf. mit etwas Honig süßen und mit Bourbonvanille abrunden (das ist auch eine super Kombi für eine Frühstückscreme, für jene, die die Lebensmittelharmonie vegan gestalten wollen).

Low Carb Brötchen das sind Brötchen ohne Getreide, für die es in Internet und Kochbüchern inzwischen zahlreiche Rezeptideen gibt. Die Basis ist meist Quark, wahlweise kombiniert mit Samen, Kleie, Kichererbsenmehl, Mandelmehl, Lupinenmehl, Eiern, Flohsamenschalen und anderem. Low Carb Brötchen können erfreulicherweise kombiniert werden mit Käse < 60 % Fett, gekochtem Schinken, Leberwurst oder was immer Sie sonst als Brotbelag gewohnt waren. Gerne auch diese Mahlzeit kombinieren mit frischen Kräutern, Rohkost oder mit Salat. Wahlweise kann der Brötchenteig natürlich auch als Brot verbacken werden – siehe Rezeptteil, Buchtipps und Bezugsquellenliste im Anhang.

weißer Joghurt mit einer kleinen Menge Obst, einem Schuss gutem Pflanzenöl, mit Rosinen und z. B. etwas Birnendicksaft oder Fruchtmus zum Süßen ersetzt Ihnen gekaufte Fertigjoghurts – und Sie wissen genau, was drin ist.

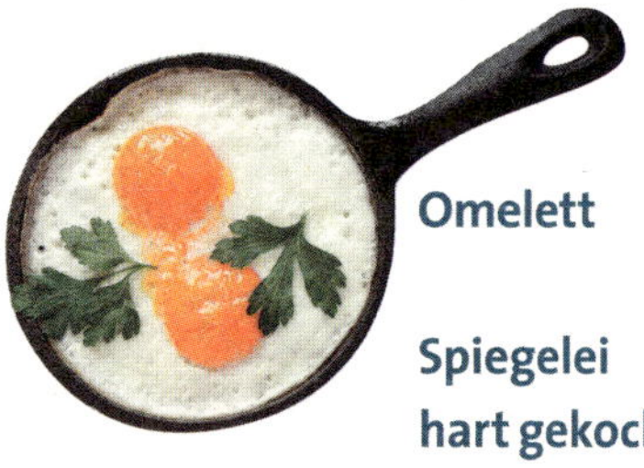

Omelett pur, oder mit Kräutern oder mit Gemüse- oder Pilzfüllung

Spiegelei mit Essiggurke auf Low Carb Brot (s.o.)

hart gekochtes Ei z. B. auf Low Carb Brötchen oder als Sättigungsbeilage auf dem Salat

Käse mit Obst und zu festlichen Anlässen mal ein Glas Wein dazu – das ist auch Lebensmittelharmonie ☺

Toast Hawai auf Low Carb Brot (s.o.)

Camembert gebacken, mit Preiselbeeren an Low Carb Brötchen (s.o.)

gebratenes Obst im Winter z. B. ein Bratapfel mit Mandel-Honigmarzipan-Füllung; zu jeder Jahreszeit schmecken aber auch ein paar schlicht in die Pfanne gelegte Apfel- oder Ananasscheiben, ggf. mit etwas Käse überbacken und sättigen tun sie auch gut.

Last, not least:

ein Fischgericht z. B. gedünstet, gekocht oder heiß geräuchert, als Fischsuppe oder wie immer Sie es mögen – mit einem Löwenanteil an Gemüse und evtl. Salat. Achten Sie bei Fisch unbedingt auf nachhaltige Standards. Der *Greenpeace Einkaufsratgeber Fisch* z. B. wird jährlich aktualisiert. Wir alle möchten doch auch morgen noch lebendige Weltmeere haben.

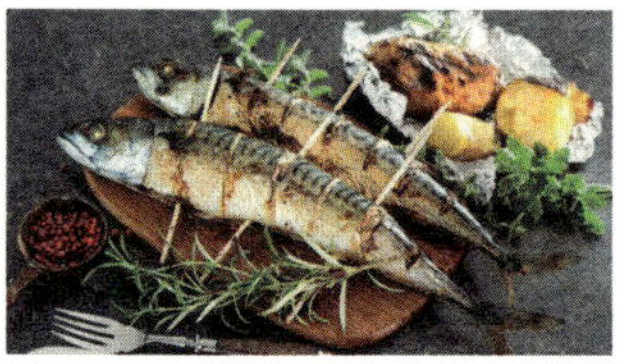

ein Fleischgericht

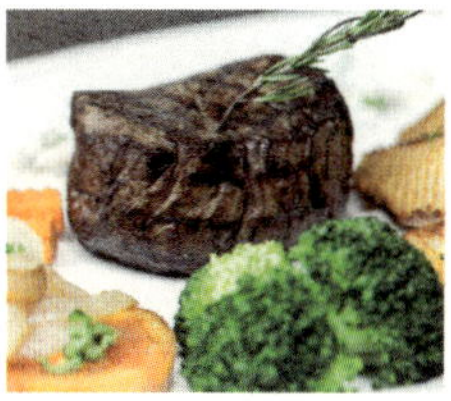

z. B. ein Steak oder Kurzgebratenes mit einem Löwenanteil Gemüse und eventuell Salat. Achten Sie auch bei Fleisch unbedingt auf nachhaltige Standards. Inzwischen gibt es flächendeckend Biometzgereien oder Sie kaufen beim Biobetrieb Ihrer Wahl direkt ab Hof. Warum? Für das Wohl der Tiere, um auch als Nicht-Vegetarier Zeichen für den Tierschutz zu setzen und weil Sie doch Fleisch essen wollten, nicht eine Extraportion Antibiotika oder Hormone. Ja, und natürlich für den Geschmack.

Sie sehen, auch beim Abendessen gilt – ist das Prinzip erst mal verstanden, sind Ihrer Phantasie keine Grenzen gesetzt.

Weitere Anregungen für Mahlzeiten z. B. aus dem grünen Bereich überlasse ich Ihrer Phantasie. Die Möglichkeiten würden den Umfang des Buches sprengen. Beinahe jedes Gemüse dieser Welt können Sie mit jedem Kraut dieser Welt, mit guten pflanzlichen Ölen und mit allen anderen Zutaten dieser Gruppe zu köstlichen kleinen oder großen Mahlzeiten verarbeiten.

ESS KULTUR PUR ordnen, so geht's:

Angestrebt wird allgemein beim Tagesverlauf nach dem Frühstücksmüsli noch:

Hier die »EKP-Ampel« für den Tagesverlauf nach dem Frühstück

- → *maximal* eine Hauptmahlzeit aus dem roten Bereich – bevorzugt mittags – und
- → *optional* eine aus dem blauen Bereich – bevorzugt abends
- → *alternativ* gerne auch eine der beiden Mahlzeiten oder beide aus dem grünen Bereich

Andere Reihenfolgen erbringen andere Ergebnisse

Wer nicht Gewicht reduzieren will, darf die Reihenfolge diese beiden Hauptmahlzeiten auch tauschen und also mittags die Mahlzeit mit konzentrierten Eiweißen essen und abends die Mahlzeit im grünen Bereich oder die mit den konzentrierten Kohlenhydraten. Wer Zunehmen (!) möchte oder muss, darf die Menge und den Anteil an Mahlzeiten aus dem roten Bereich erhöhen und sollte diese Mahlzeit auf jeden Fall abends essen. Alles klar?

Juicen oder Smoothen

Wer sich zu frisch gepressten Säften oder zu grünen oder nicht-grünen Smoothies hingezogen fühlt, kann auch eine der Mahlzeiten des Tages regelmäßig durch einen halben Liter frisch gepressten Obst-Gemüse-Saft oder durch einen halben bis einen ganzen Liter frischen Smoothie ersetzen. Am besten eignet sich dafür das Frühstück oder das Mittagessen. Am Abend bekommen uns leichte, warme Mahlzeiten und insbesondere gedünstete Gemüse besser als große Mengen von frischem Obst oder Gemüse. Sowohl beim frischen Saft als auch beim frischen Smoothie ist es wichtig, dass Sie darauf achten, jeden Schluck des frisch zubereiteten Getränks als »Bissen« zu verstehen. Obwohl flüssig, sollte jeder Schluck also gründlich eingespeichelt und eine Weile im Mund belassen werden. So ist es möglich, die gesamte Portion langsam zu »essen« und nicht etwa wie Wasser zu trinken bzw. herunterzuschütten. Bedenken Sie die Portionen, die im Entsafter bzw. im Mixer verschwinden. Der Körper freut sich über ausreichend Zeit, um diese Mengen an Obst bzw. Gemüse langsam resorbieren und integrieren zu können.

Als Verhältnis von Gemüse zu Obst empfiehlt sich von Anfang an mindestens 1/3 Gemüse zu 2/3 Obst. Je länger Sie dabei sind, desto höher können Sie den Anteil an bevorzugt grünem Gemüse wählen, weil Ihr Süßverlangen langsam nachlässt und Sie die Power der grünen Gemüse immer mehr schätzen lernen.

Smoothies oder Juices – für beide gilt: gut einspeicheln und Schluck für Schluck ganz langsam trinken

Wurzelgemüse lassen sich in Smoothies gar nicht verarbeiten, sondern gehören in die Saftpresse. Blattgemüse und auch alle oberirdischen Grünteile von z. B. Möhren, Fenchel, Roter Beete oder Kohlrabi, die man sonst vielleicht sogar

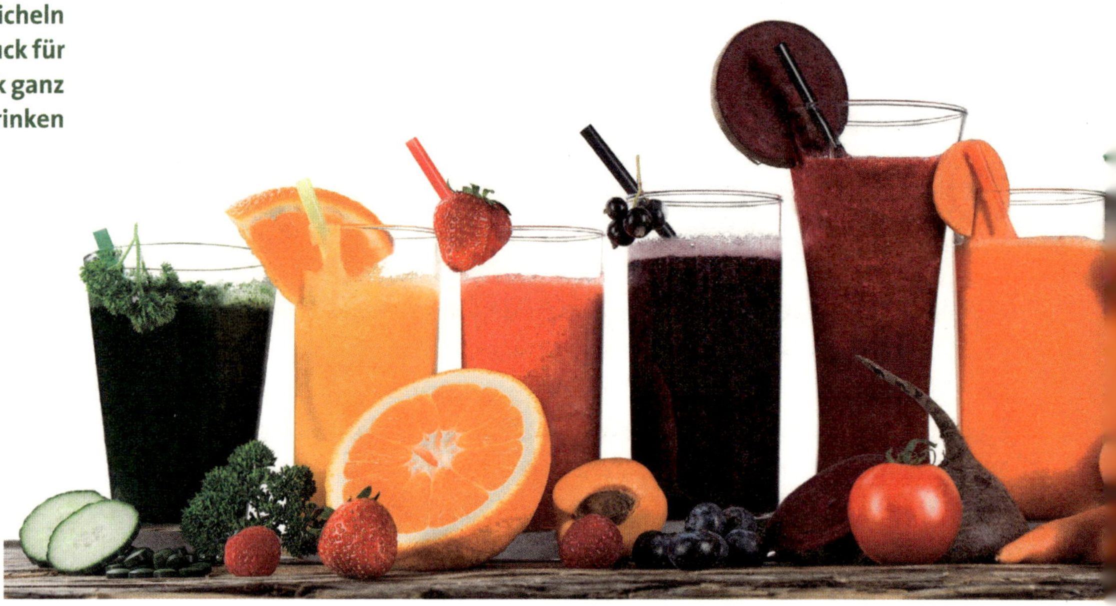

auf den Kompost gegeben hätte, sind dagegen optimal für den grünen Smoothie, sind aber auch in der Saftpresse gleichermaßen gut aufgehoben. Die Frage, ob Sie besser »juicen oder smoothen« ist letztlich eine individuelle Geschmacksentscheidung. Manchmal gibt es auch Phasen, in denen es einen mehr zu dieser oder jener Zubereitungsform hinzieht. Da dürfen Sie Ihrem Körper vertrauen und nach Verlangen wechseln. Grundsätzlich gilt: Kinder nehmen »Grünzeug« leichter in Saftform an als im Smoothie und ziehen im Allgemeinen überhaupt frisch gepresste Säfte frisch gemixten Smoothies vor. Im Krankheitsfall oder bei Schwächezuständen sollte unbedingt der Saft den Vorzug bekommen. Aber wenn Sie einen Hochleistungsmixer haben (und für Smoothies ist der Bedingung, sonst schädigen Sie ggf. Ihre Darmflora), dann hat der Smoothie natürlich mehr Ballaststoffe und macht auch länger satt. Lassen Sie Ihren Körper entscheiden, wo Sie stehen und was Ihnen gerade mehr gut tut.

Im Krankheitsfall oder bei Schwächezuständen sind Säfte besser als Smoothies

Im Zusammenhang mit der Lebensmittelharmonie ist hier nur wichtig zu wissen – die üblichen Grenzen der Einteilung fallen bei den Smoothies. Hier dürften also auch mal frische Datteln zum sauren Obst als Süßungsmittel dazu oder die Banane darf den Ananas-Smoothie sämiger machen. Der Vorverdauungsprozess ist durch das hochtourige Mixen so weit vorangetrieben, dass der verbleibende Aufschlussprozess für unseren Körper nur noch wenig Energieeinsatz erfordert. Deshalb können wir hier mit der Vorsortierung der verwendeten Zutaten entspannter umgehen.

Smoothies geben Sportlern einen Leistungskick, helfen beim Abnehmen und erhöhen die geistige Wachheit

Ach – und noch ein Hinweis. Selbstverständlich können Sie einmal eine Woche Saftfasten oder einen Smoothie-Tag pro Smoothie-Woche zum Entgiften und zum Entschlacken einlegen oder auch gleich eine ganze Smoothie-Woche. Aber ich empfehle Ihnen sehr, im »Normalbetrieb« nicht mehr als eine Mahlzeit pro Tag durch Säfte oder Smoothies zu ersetzen. Langfristiges Ziel sollte sein, dass Ihr normales Essverhalten Ihre Bedürfnisse befriedigt und Ihr Gewicht angemessen reguliert. Dafür müssen Sie nicht auf überwiegende Flüssignahrung umsteigen, sondern brauchen die Routine gut geordneter, harmonischer Mahlzeiten, die Sie mit allem versorgen, was Ihr Körper wirklich braucht.

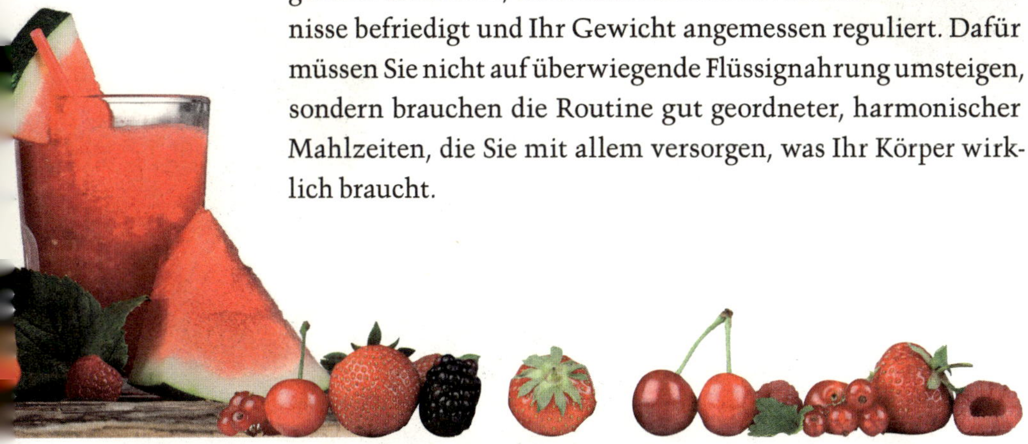

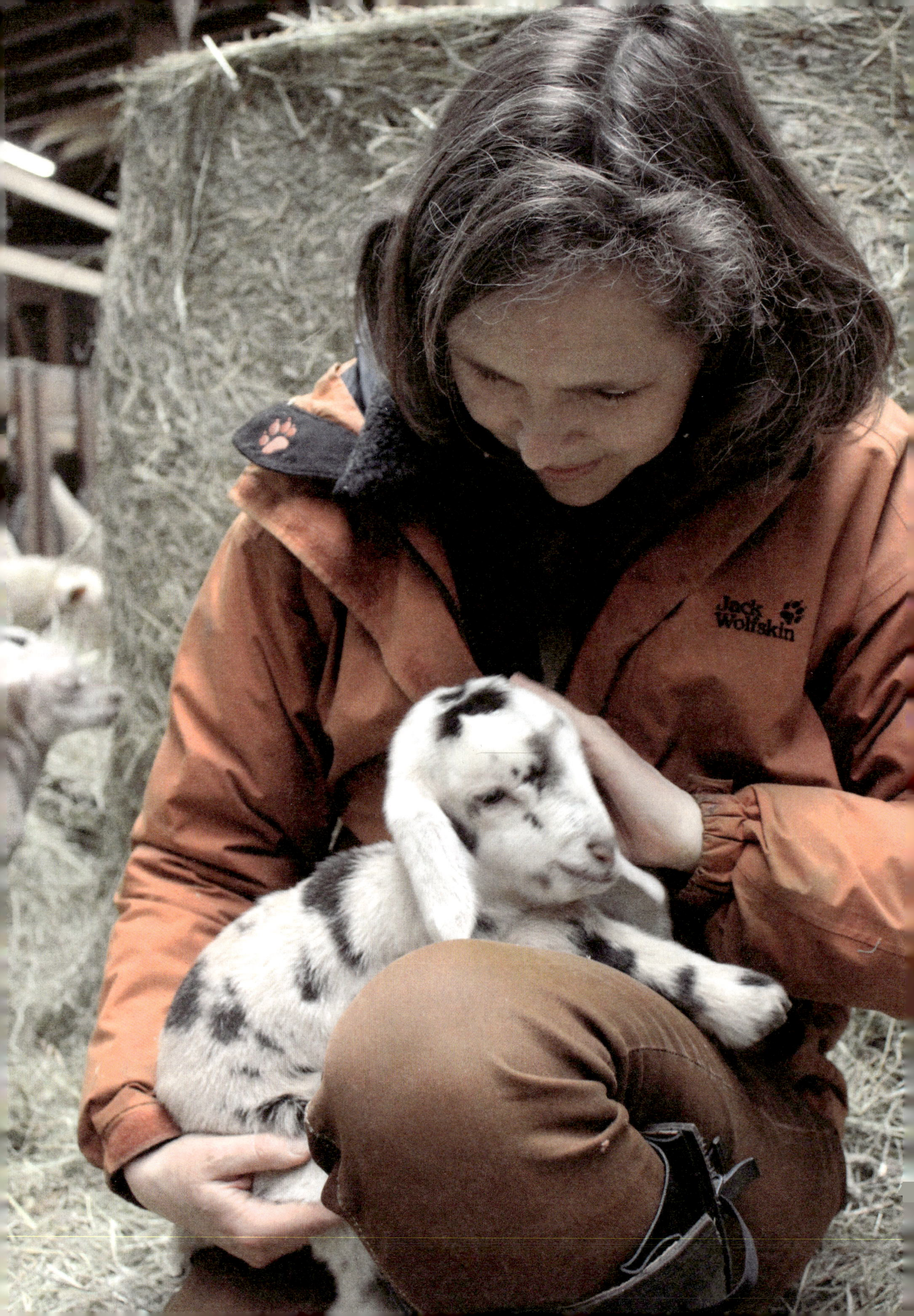
Jack Wolfskin

Tier oder nicht Tier – das ist hier die Frage

Exkurs I

Ordnen oder weglassen? Bleiben wir zunächst mal beim Beispiel vegan. Ohne ein gutes Maß an Ernährungswissen, eine große Breite in der Zutatenauswahl zu den eigenen Mahlzeiten und ohne bestimmte Nahrungsergänzungsmittel, die dann selbstverständlich lebenslang als Additiv gebraucht werden, löst eine Umstellung auf vegane Kost – nicht am Anfang, aber schon nach wenigen Monaten – viele, teils schwerwiegende gesundheitliche Probleme aus. Auch die Flexibilität im Alltag, überall etwas Gutes zu essen zu finden, besonders bei Menschen, die viel unterwegs sind oder beruflich viel reisen, sinkt in den Keller. Und der gesellschaftliche Aspekt des Mit-anderen-essen-könnens (was andere gekocht haben) sowieso. Selbst wenn man all das noch auf die Reihe kriegt oder als Einbuße akzeptiert – denken wir den veganen Gedanken doch einen Augenblick lang mal zu Ende. Mal ehrlich – möchten Sie sich eine Kulturlandschaft ohne Tiere vorstellen? Tiere sind doch die ältesten Kulturbegleiter der Menschen. Ihre Tiere haben die Menschen zu allen Zeiten geliebt und alles für sie gegeben – und ja, zu gegebener Zeit haben sie auch eine kleine Zahl von ihnen geschlachtet. Sind wir heute wirklich zu einfallslos, um ein synergistisches Zusammenleben von Mensch und Tier in einer zeitgemäßen Form kollektiv auf die Reihe zu bringen? Müssen wir alle vegan werden (oder nicht vegan werden und damit leben, dass wir ständig unethisch handeln), nur weil wir vergessen haben, dass liebevolles und respektvolles Zusammenleben mit den Tieren dieser Welt auch heute noch möglich ist? Und wer soll denn noch für uns Tiere halten, wenn niemand mehr Produkte vom Tier verwendet? Was wird aus dem Almauftrieb der Kühe im Frühjahr? Aus den Kühen auf den sanften Hängen des Allgäus oder in den grünen Ebenen des Niederrheins? Was ist ein Dorf, in dem kein Hahn mehr kräht, eine Heidelandschaft ohne Schafe?

Tiere sind die ältesten Kulturbegleiter des Menschen

Meine Idee dazu ist, dass es vielmehr die Aufgabe der sicher immer noch zu wenigen verantwortungsbewussten und mitfühlenden Menschen auf diesem Planeten ist, sich gerade den Tieren wieder zuzuwenden. Jeder von uns hat die Möglichkeit – zum Beispiel durch unser Einkaufsverhalten – daran mitzuwirken, dass immer mehr Orte und Höfe und Gemeinschaften entstehen und bestehen können, in denen Menschen und Tiere wieder zusammenfinden. Auch und gerade die Tiere haben Fähigkeiten, zur Heilung und Pflege dieses Planeten beizutragen und wenn wir sie gut behandeln sind sie – und das, was sie uns schenken – auch heilsam für uns.

Tiere sind heilsam für uns – und für die Erde

Schafe zum Beispiel – seit 10.000 Jahren die überhaupt ältesten Kulturbegleiter des Menschen – sind neben Ziegen die einzigen Tiere, die natürliche

Heidelandschaften vor der Verwaldung schützen und damit den Lebensraum frei halten für zahllose Heide- und Grasland-abhängige Insekten, Vögel und Pflanzen. Ziegenmilch hat eine immense Bedeutung in der Behandlung von Haut- und Krebserkrankungen. Mit Stutenmilch kann man eine zerstörte Darmflora wieder aufbauen oder Säuglinge ernähren, die verwaist sind oder deren Mütter sie nicht stillen können. Von der heilsamen Kraft der seelischen Beziehung zwischen gut gehaltenen »Nutztieren« und ihren Menschen ganz zu schweigen.

Wie geht ethisches Handeln gegenüber den Tieren, wenn wir nicht vegan leben?

Wenn Sie Veganer sind und mit Ihrer Entscheidung im Reinen, dann ist alles gut. Nie war es leichter als heute, vegan zu leben. Nie gab es so viel Information dazu und eine so tiefe gesellschaftliche Akzeptanz und Wertschätzung für diesen Schritt. Verloren sind eher die anderen, die spüren, dass moderate Ernährung mit tierischen Produkten sie langfristig besser trägt und die dennoch die aktuellen Formen der konventionellen Tierhaltung nicht mehr mittragen wollen. Die, die sich nach dem Respekt und dem friedlichen Zusammenleben von Mensch und Tier sehnen und doch auch Produkte von Tieren essen mögen. Ihnen möchte ich folgende Perspektive anbieten:

Fleisch ist kein Grundnahrungsmittel

Wie wäre es, wenn wir Fleisch nicht mehr als Grundnahrungsmittel betrachten würden (denn das ist es erwiesenermaßen nicht und musste es nie sein), sondern als Nahrungsergänzung? Nichts, wovon wir satt werden müssten, dazu hat uns die Natur wirklich genug anderes geschenkt. Und doch schenkt uns das Fleisch – wenn wir es essen – nicht nur seine Inhaltsstoffe. Vielmehr hat ein anderes Wesen – das Tier – für uns Pflanzennahrung in Substanz (in Fleisch) verwandelt und uns damit auf einzigartige Weise die Lichtkraft der Pflanzennahrung zugänglich gemacht, von der es sich zuvor selbst ernährt hat. Als Menschen können wir die Sonnenkraft nicht selbst verstoffwechseln (die meisten von uns jedenfalls nicht). Wir brauchen dafür dem Umweg über die Pflanzen, die zu Photosynthese fähig sind. Menschen und Tiere können die Lichtkraft der Sonne nur über den Umweg der Pflanze zu sich nehmen. Wenn wir ein Tier essen, essen wir die Pflanzennahrung auf dem »Umweg« über das Tier. Die archaischen Völker hatten ein Bewusstsein dafür, dass wir uns dabei auch mit »Tierkräften« verbinden. Deshalb sprach man von Bärenkräften oder Fuchsschläue, von Löwenmut und Pferdestärke. Trauen wir uns doch mal wieder dahin zu denken, dass wir mit Fleisch mehr als »Eiweiß« zu uns nehmen, sondern uns mit der Substanzkraft eines Wesens verbinden, das eine eigene Identität hatte und dass diese in uns einen Nachhall hinterlässt und uns eine Kraft hinzufügt, die über unsere eigene hinausgeht.

Fleisch ist mehr als »Eiweiß«, Fleisch ist Träger einer Identität

Und ja – man kann mit einer Hühnersuppe »Tote zum Leben erwecken«, man kann mit einer Borschtsch aus Roter Beete mit einer Handvoll ausgekochtem Rindfleisch hartnäckige Infekte überwinden, Menschen können mit einer kleinen Handvoll Trockenfleisch im Gepäck Extremwanderungen antreten. Fleisch ist eine verdichtete Nahrung mit hohem Energie- und Kraftgehalt. Und ja – dafür sind andere Lebewesen gestorben. Tatsächlich können wir gar nicht über diesen Planeten wandern, ohne dass andere Lebewesen für uns oder durch uns ihr Leben lassen. Und das sind nicht nur die Ameisen unter unseren Füßen. Vielfach kennen und spüren wir die Fernwirkungen unserer gegenwärtigen, westlichen Lebensform nicht einmal. Aktuell gibt es keine Klimazone mehr, in der die Einwirkung des Menschen nicht zur Zerstörung der Lebensräume von Tieren geführt hat. Natürlich wollen wir das alle nicht. Und mehr und mehr Menschen tun immer mehr dafür, dass es immer weniger passiert. Aber wenn wir uns wirklich bewusst werden, dass alles Leben – auch unser eigenes – sterblich ist, wir uns also in einem Kreislauf aus Leben und Tod befinden und dass wir ohnehin mit dem Lebensganzen untrennbar zusammenhängen, dann eröffnet sich vielleicht eine andere Perspektive auf die Fragestellung. Dann ist es vielleicht eine Option – statt nur den Tod zu negieren – uns vielmehr zu überlegen, wie wir mit dem Leben *umgehen? Mit dieser Perspektive im Gepäck fällt uns die Entscheidung vielleicht leichter, wann wir Fleisch wirklich brauchen, welches wir dann essen wollen, woher es stammen soll und welches Leben die Tiere gehabt haben sollen,* bevor *wir sie auf dem Teller haben.*

Im **ESS KULTUR PUR Konzept** *bleibt es komplett Ihnen überlassen, ob Sie die Ordnung unserer Nahrung mit Fleisch essen wollen oder vegetarisch oder vegan. Vielleicht haben Sie auch Phasen, in denen Sie sich für die eine oder andere Variante entscheiden und dabei daraufhorchen, was Ihr Körper gerade braucht – ohne daraus gleich ein lebenslanges Dogma zu machen. Wichtiger wäre eben,* wenn *Sie Milch oder Milchprodukte und* wenn *Sie Fleisch essen, dass Sie wissen, woher es kommt.*

ESS KULTUR PUR geht mit und ohne Fleisch, Fisch, Eier und Milch – das entscheiden Sie

Mein persönlicher Umgang mit Fleisch ist eher der Kategorie der »Flexitarier« zuzuordnen. Wir essen selten Fleisch, vielleicht ein- oder maximal zweimal im Monat, manchmal auch nur im halben Jahr. Dann z. B., wenn jemand plötzlich großen Appetit darauf hat oder wenn eine der oben genannten Suppen zur Stärkung gebraucht wird. Wenn wir aber Fleisch essen, dann nur solches, dessen Herkunft wir kennen. Und selbstverständlich meine ich damit, dass die Herkunft aus artgerechter und liebevoller Tierhaltung sein muss. Es ist gar nicht schwer, das zu realisieren. Biobetriebe für natürliche Schafhaltung, für natürliche Ziegenhaltung, für Kühe in Weidehaltung und für Hühner in Hühnermobilhaltung sind nie zu weit weg. Vorrat einkaufen, ab in die Kühltruhe damit und rausholen, wenn es gebraucht wird. Die meisten dieser Betriebe verschicken heute auch. Und mindestens übers Internet ist es nicht schwer, solche zu finden. Noch besser ist, Sie kennen den Hof und die Hofleute persönlich, kennen und schätzen auch die enorme Leistung, die dort täglich erbracht wird. Sie und ggf. Ihre Kinder kennen auch die Tiere und, wer weiß, vielleicht packen Sie an ein paar freien Tagen auch einfach mal mit an. Bei einem solcherart moderaten Fleischverzehr im Rahmen der Ordnungskriterien der Lebensmittelharmonie brauchen Sie drei Dinge nicht: a) sich um ihren Vitamin-B12-Haushalt Sorgen zu machen oder b) ein schlechtes Gewissen zu haben, wenn Fleisch auf dem Teller ist, oder c) das schlechte Gewissen zu verdrängen, weil Sie's ja wissen, aber nicht lassen können. Und erst Recht können sie auch entspannt in moderaten Mengen auf die »Geschenke« gut gehaltener Tiere zurückgreifen, auf Milch, Käse und Eier. Wussten Sie, dass Stutenfohlen ein halbes Jahr bei der Mutter bleiben, die nur einmal am Tag einen Teil ihrer Milch an die Menschen abgibt, während Kälbchen überwiegend – auch bei Bio – schon nach Tagen von der Mutter getrennt werden? Hinterfragen Sie doch einfach mal, was Sie bisher zu wissen glaubten und gehen auch hier zurück zu den Quellen. Alle Biobetriebe freuen sich, Ihnen Ihre Arbeit zu zeigen. Fast alle machen auch Direktvermarktung der hervorragenden Produkte von Milch, Joghurt, Quark und Käse, die direkt am Hof entstanden sind und nicht in die Ketten großer Molkereien eingeschleust wurden. Auch hier gilt – wir brauchen davon ja gar nicht viel. Aber mir persönlich ist gelegentlich eine »ehrliche« Portion Sahne oder Butter lieber, als eines der zahllosen industriell hergestellten weißen Sahne-Ersatzprodukte, mit denen heute der Anschein erweckt wird, Althergebrachtes auf dem Teller zu haben.

3–4 Hennen passen übrigens wirklich nahezu in jeden Garten, machen deutlich weniger Arbeit als ein Hund und geben ihren Besitzern Gelegenheit, eine der zauberhaften alten Rassen vor dem Aussterben zu bewahren

Letztlich träume ich davon, dass eine Zeit kommt, in der Menschen wieder realisieren, dass die Tiere zu uns gehören und dass wir Ihnen wieder Platz machen in Herz und Hof und in unseren Gärten. Eine Zeit, in der wir wieder »unseren« Schäfer haben und »unseren« Bauernhof. Eine Zeit, in der wir den Tieren wieder in die Augen schauen können. Nicht nur, weil wir kein schlechtes Gewissen mehr haben müssen, sondern weil sie uns nah sind, weil wir sie kennen und weil wir die Freude verspüren, mit ihnen zusammen zu leben. Die Kinder wissen das noch und habe es nie vergessen. Schauen Sie in die Augen eines Kindes, wenn es sich um »seine Hühner« kümmert und schließlich überbordend vor Stolz und Freude das erste Ei vom eigenen Huhn in die Küche bringt …

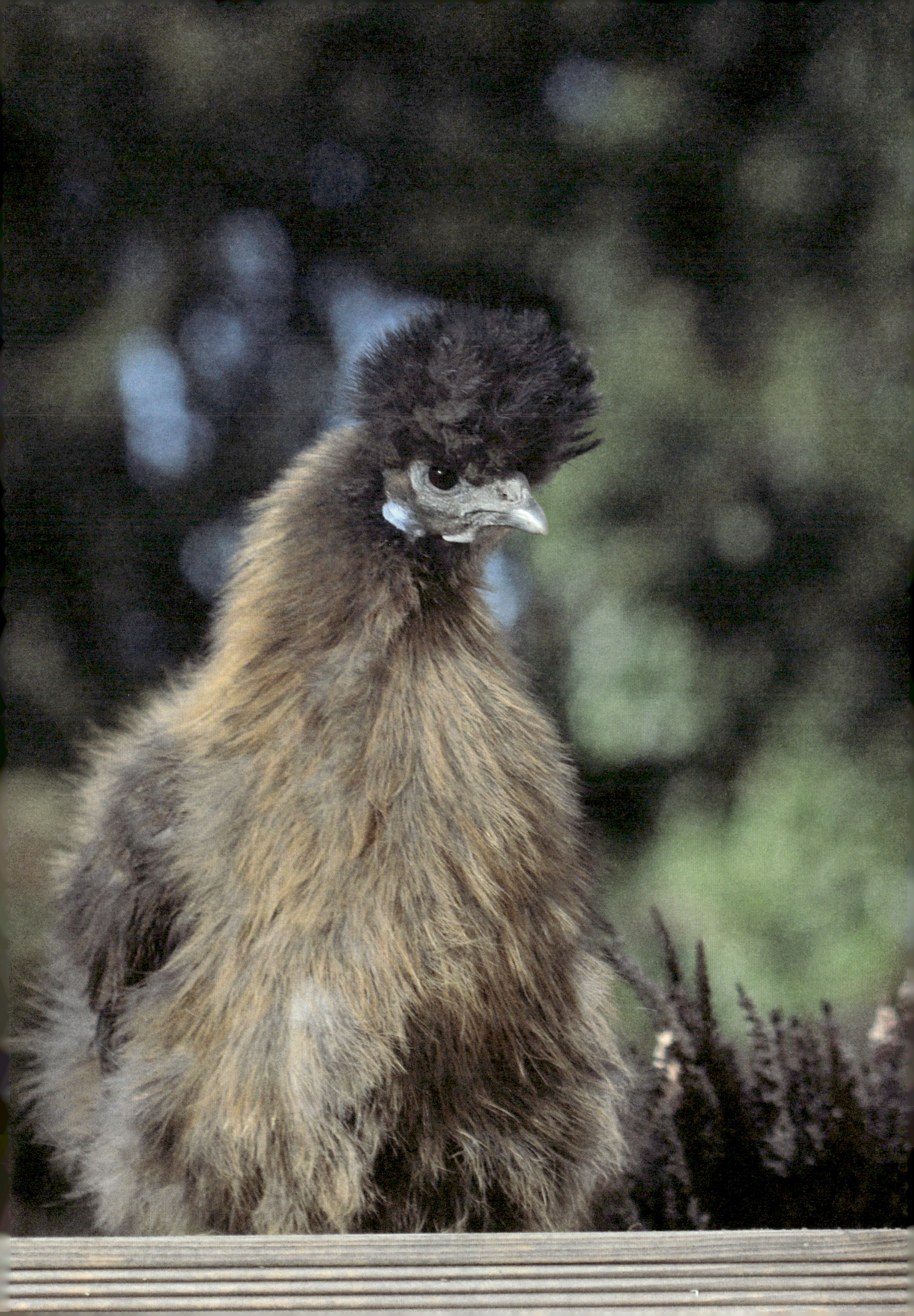

Frischkost ... und nun zu den Zwischenmahlzeiten

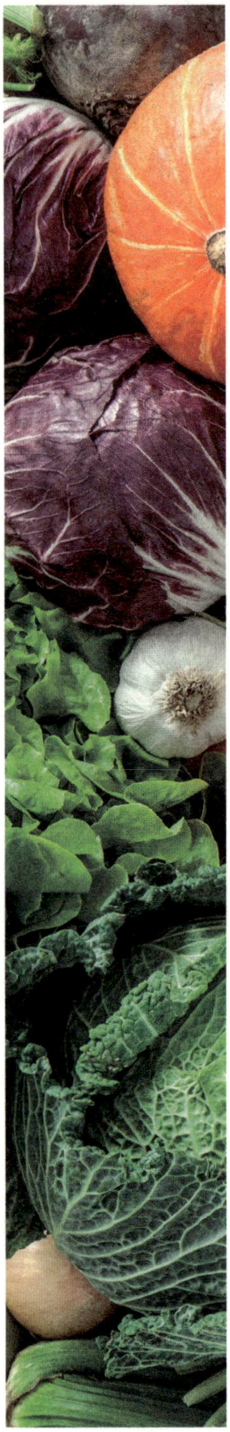

Wollen Sie so knackig aussehen und möglichst lange bleiben, wie eine junge Möhre frisch vom Feld? Dann gibt es dafür einen einfachen Weg – essen Sie sie! Es gibt nichts nachhaltig Wirksameres für ein geschmeidiges und elastisches Bindegewebe und eine junge Haut, als Frischkost. Auch hier gilt: »Du bist, was Du isst.«

Deshalb gibt es im **ESS KULTUR PUR Konzept** im Prinzip nur eine empfohlene Art von Zwischenmahlzeit: das ist die Frischkost. Ich habe sie von INGRID SCHLIESKE gelernt, der Gründerin und langjährigen Leiterin der Schule für Fitness und Ernährung im Hohen Vogelsberg, und ich bin ihr bis heute dankbar dafür. Es gibt wohl kaum eine einfachere und wirksamere Methode, das heilsame Prinzip gesunder Frischkost dauerhaft in den Alltag zu integrieren. Und das geht so: Zur Umstellung auf das **ESS KULTUR PUR Konzept** gehört für jeden Teilnehmer das **Frischkostglas**. Dies ist ein Glasgefäß (nicht Plastik) mit Deckel, das Sie routinemäßig jeden Morgen mit frisch aufgeschnittenem Gemüse in mundfertig großen Stücken füllen und den Tag über bei sich führen und dessen Inhalt Sie dabei nach und nach verzehren. Sie können dies – je nach Tagesablauf und Berufsbild – jeweils direkt vor den großen Hauptmahlzeiten tun (zum Beispiel beim Kochen). Genauso sinnvoll und überraschend gut verträglich ist der Einschub von Frischkost in kleinen, sehr gut gekaute Häppchen als Zwischenmahlzeit. Dies hilft immer dann, wenn sich in den Pausen zwischen den Hauptmahlzeiten doch ein kleiner Hunger meldet. Welche Form man auch wählt - Zeitabstände zu den Hauptmahlzeiten müssen jedenfalls nicht eingehalten werden, weil alle Zutaten im grünen Bereich und damit leicht verdaulich sind. – Die Menge im **Frischkostglas** richtet sich dabei nach dem Gesundheitswunsch bzw. ggf. dem Gewichtsreduktionswunsch. Empfohlene Mindestmenge für jeden Anwender sind 200 g täglich. Wer größere Gesundheitsziele verfolgt oder Gewicht reduzieren will, nimmt täglich bis zu 400 g davon zu sich.

Geeignet sind dafür z. B. Möhren, Kohlrabi, Stangensellerie, Knollensellerie, Radieschen, weißer Rettich, schwarzer Rettich, Blumenkohl, Chicorée, frische Blattsalate, Weißkohl, Rotkohl, weiße Rübchen, Rote Beete, Fenchel, Pastinaken, Petersilienwurzeln; seltener auch die stark yin-wertigen Gemüsesorten: Gurke und Paprika. Es empfiehlt sich, die Gemüsesorten dabei ständig zu wechseln, damit man sich nicht »überisst« an z. B. zu viel Möhren und anschließend gar keine Rohkost mehr mag. Später, wenn die Umstellung auf die Lebensmittelharmonie vollzogen ist und Sie gute neue Routinen haben, wenn die Reduktion abgeschlossen und die Entgiftung gelungen ist, können Sie mit einer »Erhaltungsdosis« von 200 g Frischkost pro Tag gut langfristig weitermachen. Immer aber wenn Süßhunger auftritt, sollten wir uns zunächst ein bisschen Frischkost gönnen und dann prüfen, ob wir wirklich noch den Griff zur Schokolade oder dergleichen brauchen.

Wer bislang meinte, keine Rohkost zu vertragen oder zu mögen, braucht am Anfang vielleicht etwas Überwindung auf dem Weg zu einer neuen Gewohnheit. Die Zähne und der Darm sind oftmals entwöhnt von der angemessenen Verarbeitung nennenswerter Frischkostmengen und bedürfen einer Umstellung. Aber ich verspreche Ihnen – der Erfolg rechtfertigt jede Bemühung. Beginnen Sie mit kleinen Mengen, wenn es Ihnen zunächst noch schwer fällt. Essen Sie unbedingt Bio-Qualität bei der Frischkost (erst im unverarbeiteten Zustand merkt man nämlich wirklich, dass das meiste konventionelle Gemüse nach nichts oder nach »Pappe« schmeckt) und essen Sie nie wider Willen. Besser kleine Mengen mit Liebe und Freude sehr gut kauen und langsam die Mengen steigern, als einer Kopfentscheidung folgen und nach kurzer Zeit alles fallen lassen. Kleine Veränderungen im Umgang mit der Frischkost sind der Schlüssel zu einem großen Erfolg.

Wer komplett Frischkost-entwöhnt ist oder von Naturell oder Prägung her den Einstieg in die Frischkost wirklich schwierig findet, der kann sich ein paar Brücken bilden. Eine Möglichkeit ist z. B., sich eine kleine Menge verschiedener Wurzelgemüse zu raspeln und diese mit einem Hauch von Kräutersalz und einem Teelöffel Öl anzurichten. Eine solche echte Zwischenmahlzeit, für die man sich dann auch ruhig am Vor- oder Nachmittag eine Viertelstunde Zeit nimmt, ist immer noch viel besser, als das komplette Fehlen der Frischkost im Tagesplan. Hier lassen sich auch immer wieder neue Kombinationen erproben, z. B. mit schwarzem Rettich, Roter Beete, Karotten u.v.m. Seien Sie kreativ. Wer lange Pausen zwischen den Mahlzeiten schätzt – und aushält, oder von Berufs wegen zwischendurch keine Möglichkeit zum Innehalten hat, der packt eben einfach die Frischkost als Vorspeise vor die nächste Hauptmahlzeit – also in die Koch- oder Zubereitungsphase. Sie sollte aber nicht Teil der Mahlzeit sein, sondern bewusst vorne weg dazu kommen. Es dauert ggf. etwas, bis man seinen Rhythmus damit findet. Doch wer will, findet Wege. Wer nicht will, findet Gründe. Der Punkt mit der Frischkost ist vielleicht der Einzige, für den Neueinsteiger am Anfang eine gewisse Ermutigung brauchen. Doch lassen Sie sich an dieser Stelle einfach mal auf die Erfahrungen ein, die viele andere vor Ihnen für Sie schon gemacht haben. Unter dem Strich werden Sie bald an gesteigertem Wohlbefinden, strafferem Gewebe, gesünderen Zähnen, geschmeidigeren Bewegungen, glatterer Haut und an dem Ihnen vorher ganz unbekannten Verlangen nach Frischkost feststellen, dass sich Ihr Einsatz gelohnt hat.

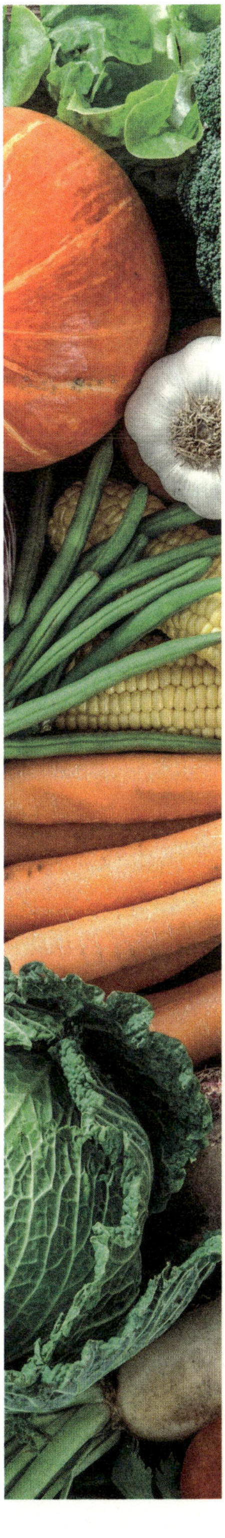

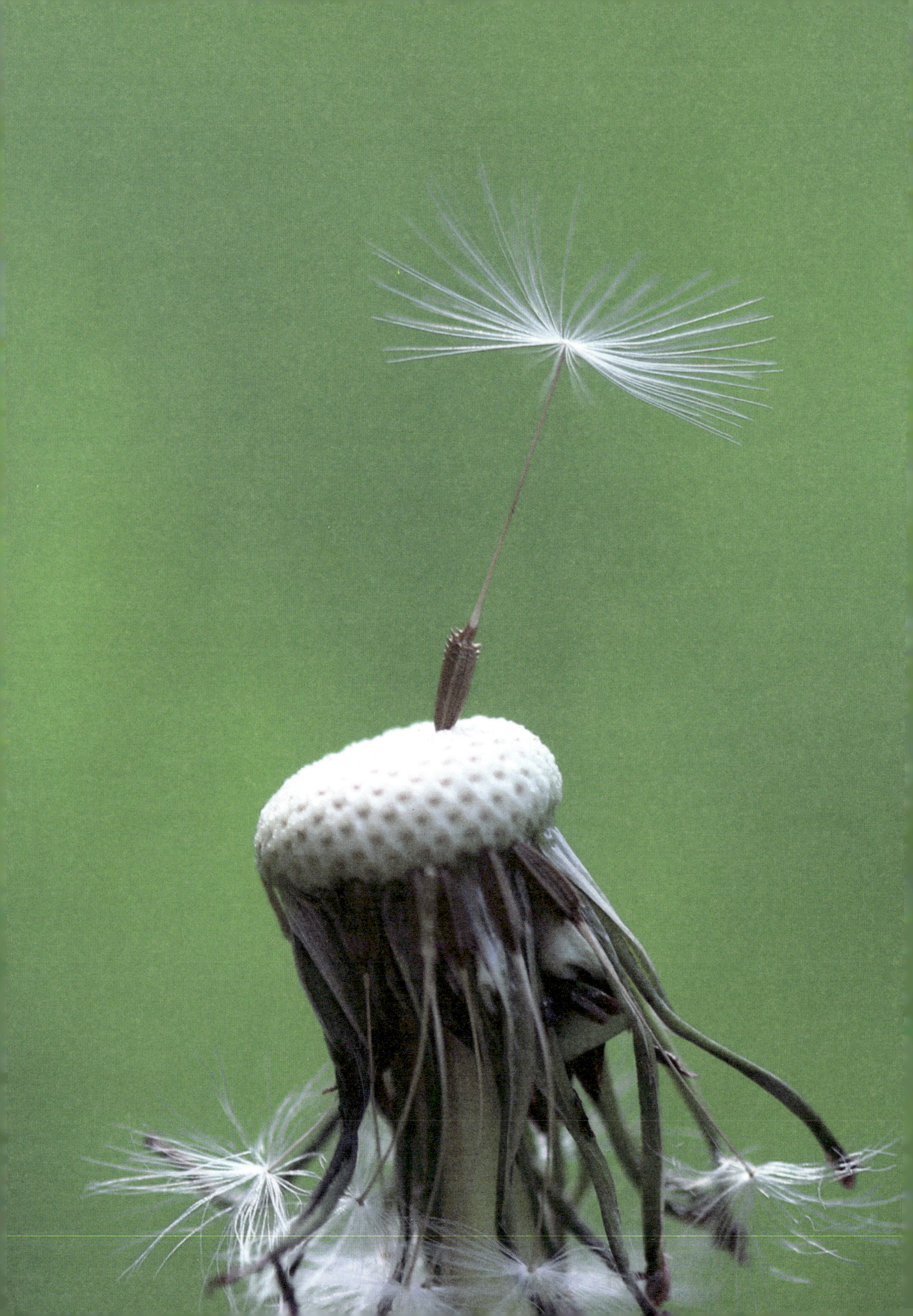

Der Leichte-Tag

Dass Essen uns schwer machen, schwer im Magen liegen, müde machen können, das ist wohl hinlänglich bekannt und jeder hat es hunderte von Malen erfahren. Je wilder wir mischen und je mehr wir einfach zu viel essen pro Mahlzeit, desto mehr entsteht das Gefühl, sich danach im Grunde am liebsten durch die Gegend rollen zu wollen. Wir fühlen uns wie ein »Bauch mit Beinen« und haben den Eindruck, mindestens ein Schläfchen zu brauchen, um wieder einigermaßen handlungsfähig zu werden. Wenn wir immer so essen, fühlt sich schlussendlich der ganze Mensch – immer – schwer. Wir erkennen dann allerdings den Zusammenhang mit unseren Mahlzeiten nicht mehr und denken, dieser Zustand wäre »normal« oder wäre ein Anzeichen unseres »Alters«. Schauen Sie mal hin, wie viele Menschen sich Treppen hoch schleppen, zusammen gesunken am Schreibtisch sitzen, im Zweifel lieber den Aufzug nehmen und sich zum Sport oder Spaziergang nicht mehr aufraffen können.

Sich schwer zu fühlen und es schwer zu haben gilt fast als normal

Auch der Begriff der Schwere schlechthin ist in unserem Kulturkreis mehr als selbstverständlich. Das Leben selbst ist nach allgemeiner Einschätzung oft schwer genug. Schwere Erfahrungen, schwere Prüfungen, schwere Krankheiten, schwere Aufgaben, … Nimmt es da Wunder, dass uns die andere Seite, sogar das Wort für die andere Seite, aus dem Bewusstsein entschwunden ist? Und doch, es gibt sie. Der Duden weiß es noch – erinnert uns daran, dass es das Substantiv »die Leichte« gibt. Er schränkt allerdings gleich ein: Die Nutzung ist nur noch für den »dichterischen Gebrauch«.

ESS KULTUR PUR gibt Ihnen die Chance, »die Leichte« wieder in Ihr Leben zu holen. Ohnehin passiert das schon nach jeder im Sinne der Lebensmittelharmonie kombinierten Mahlzeit in angemessener Portionsgröße. Das ehemals vertraute Gefühl von dickem Bauch, Müdigkeit und Trägheit bleibt aus. Und das ist auch gut so, denn die Kraft, die wir aufwenden mussten, um trotz der Schwere weiter zu machen, können wir so viel besser für andere Dinge brauchen. Für Kreativität zum Beispiel, für Lebensfreude oder für Regeneration.

Es geht auch anders

Die Krönung des neu gewonnenen Leichte-Gefühls ist nun der **LEICHTE-Tag**. Stellen Sie sich vor, Sie gönnen sich und all Ihren Organsystemen, Ihrem Geist und Ihrer Seele jede Woche einen Tag, in dem Sie alle Register auf »leicht« schalten. Alles was Schwere und Trägheit, (Verdauungs-) Arbeit und Mühe mit sich bringt, was Ressourcen bindet und runterzieht, bleibt an diesem Tag – im Essen – außen vor.

Im Folgenden stelle ich Ihnen eine Handvoll Varianten vor für einen solchen **LEICHTE-Tag**. Welche am besten zu Ihnen passt, das finden Sie dann mit der Zeit selber raus. Das Geheimnis an diesem Tag ist, das wir alles Verdichtete, Konzentrierte oder stark Bearbeitete aus unserem Körper raus lassen. Wir gönnen uns einen hohen Frischeanteil, gepaart mit einer niedrigen Verarbeitungsnotwendigkeit in unserem Organismus.

Schon ab der zweiten Woche nach Umstellung auf die Lebensmittelharmonie dürfen Sie mit dem **LEICHTE-Tag** beginnen – am besten einmal pro Woche. Nicht weniger, aber auch nicht mehr. Ganz besonders sinnvoll ist der **LEICHTE-Tag** in den ersten drei Monaten der Umstellung auf die Lebensmittelharmonie. Denn da sind Sie noch in der Hochphase der Entschlackung, Entgiftung und Entsäuerung von Ihren Altlasten und können die Entlastung sehr gut gebrauchen. Auch wer Gewicht reduzieren will, darf den **LEICHTE-Tag** einlegen. Doch eins sollte klar sein – der Sinn liegt nicht in der Reduktion des Gewichts an diesem Tag, sondern darin, dass Sie eine neue Erfahrung machen, die die Rest-Schwere aus alten Zeiten aus Ihrem Körper entschwinden lässt und Raum schafft für ein ganz neues Lebensgefühl. Kommen wir nun zu den Varianten:

Variante Nummer 1
Obst

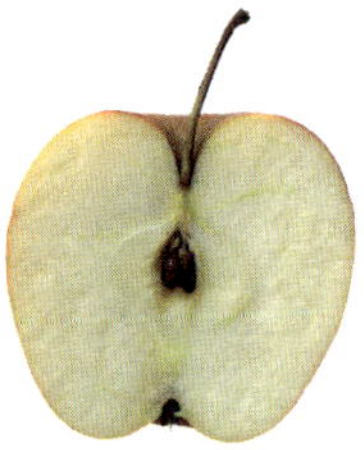

→ Sie essen an diesem Tag einfach mal nur Obst. In diesem Fall sind die geeignetsten Obstsorten Äpfel oder – aus Gründen des hohen Enzymgehalts, wenn sie vertragen werden – auch Ananas. Von den heimischen Apfelsorten ist es vor allem der charakterstarke Boskop, der schon in kleinen Mengen nährt und langanhaltend satt und zufrieden macht. Doch alle anderen Obstsorten bis auf Bananen, Datteln und Feigen sind auch möglich. Nur diese drei sehr hochkalorischen, wasserarmen und zuckerreichen Obstsorten lassen Sie bitte an diesem Tag weg.

Sie dürfen das Obst roh, schonend gegart, als Saft frisch gepresst, als Smoothie, als gemischten Obstsalat (z. B. auch mit Bourbonvanille oder Galgant-Gewürz), gebraten in der Pfanne (gut an kalten Tagen) mit einer Prise Salz oder wie immer es Ihnen beliebt, essen. Sie brauche keine Zeitabstände einzuhalten. Wichtig ist nur, dass Sie auch das Obst – selbst im flüssigen Zustand – lange und gut kauen und einspeicheln. Wichtig ist auch, dass Sie sich mindestens an diesem Tag für Bio-Obst entscheiden. Reduziert auf das Wenige werden Sie merken, dass Ihre Geschmackzellen viel sensibler reagieren und nicht »betrogen« werden wollen mit schönem Aussehen bei wenig Inhalt, wie es in den konventionellen Obstsorten leider die Regel ist.

Variante Nummer 2
Obst + milchsaures Gemüse

→ Sie kombinieren an diesem Tag Obst mit rohköstlich-milchsauer eingelegtem Gemüse. Sie werden überrascht sein, wie gut das schmeckt. Statt Quark und Nüssen essen Sie Ihren morgendlich geriebenen Apfel einfach mal mit frischem Sauerkraut. Köstlich, wirklich. Den ganzen Tag über können Sie entscheiden, ob Sie mit Obst oder mit Milchsaurem (davon gibt es viele Sorten, alle wirken extrem regenerierend auf den Darm) oder mit beidem in kreativen Mischungen weitermachen wollen. Zum Milchsauren passen übrigens auch Gewürze hervorragend – zum Beispiel Kümmel oder der nierenanregende Wacholder. Bitte verwechseln Sie nicht Milchsaures mit Essigsaurem – lecker ist beides, aber nur das Milchsaure hat den unverwechselbar heilsamen Effekt, der hier gemeint ist.

Variante Nummer 3 ein Flüssig-Tag aus Obst und Gemüse

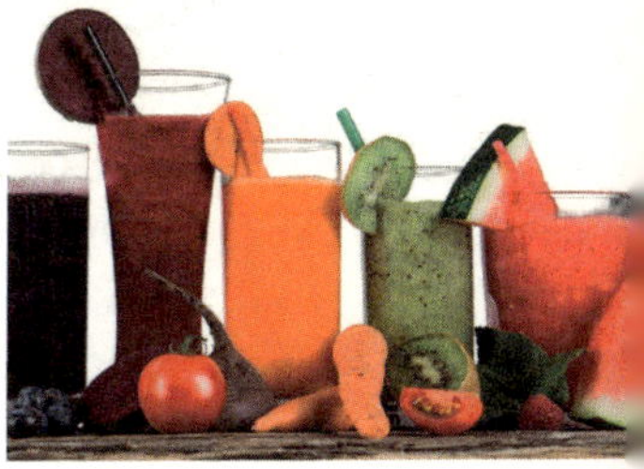

→ Ein Flüssig-Tag ist pure Erholung für Ihren Organismus. Die ideale Option ist ein frisch gepresster Saft aus dem Slow-Juicer (langsam drehender Walzenentsafter). Einen Saft-Tag würde ich Ihnen tatsächlich nicht mit gekauften, pasteurisierten Säften empfehlen. Es gibt auch für kleines Geld oder gebraucht inzwischen hervorragende Saftpressen. Eine Investition, die sich lohnt.

Im Anhang finden Sie Buchempfehlungen für Saftkombinationen.

Nahezu alle Obstsorten in schier unzähligen Kombinationen sind schmackhaft. Noch besser sind die Kombinationen, in denen auch das Gemüse dazu kommt. Für den Anfang ist die geschmacksneutrale Gurke super zum »Strecken« des Obst-Anteils. Mit der Zeit wird man mutiger und merkt, dass auch sehr kraftvolle Gemüse wie Rote Beete oder Weißkohl – zum Beispiel kombiniert mit Äpfeln – nicht nur super lecker sind, sondern auch richtig Power geben. Die Safttage sind auch perfekt für das Einbauen von Wildkräutern. Eine Handvoll Wildkräuter oder Wildobst mit in die Saftpresse geben – das ist von Geschmack, Gehalt und Wirkung her so einfach wie genial.

Ein Flüssig-Tag funktioniert natürlich auch mit Smoothies, nur dass man dafür schon ein recht gesundes Verdauungssystem braucht und einen teuren Hochleistungsmixer, sonst können Smoothies schon mal Unverträglichkeiten auslösen. Allgemein gilt – in den Smoothie Mixer gehören nur solche Gemüse, die Sie *»um den Finger wickeln«* können, also insbesondere Blattgrün aller Art, geschmacklich aufgewertet mit ausreichend frischem Obst und ein wenig Wasser. Wurzelgemüse und alles Feste gehört nicht »geschreddert«, sondern sanft gemörsert und sind in der Saftpresse besser aufgehoben als im Mixer.

Wer es warm braucht, kann am Flüssig-Tag auch mittags und/oder abends eine heiße Gemüse-Brühe dazwischen schieben oder gleich eine schlichte und pürierte Gemüsesuppe, z. B. aus Brokkoli oder Zucchini. Aber Vorsicht: Gekochtes macht immer Hunger auf mehr. Je mehr Sie rohköstlich bleiben, desto besser sind Sie genährt und mit dem Wenigen, für das Sie sich entschieden haben, vollkommen zufrieden.

Variante Nummer 4
nur Gemüse in jeder Form

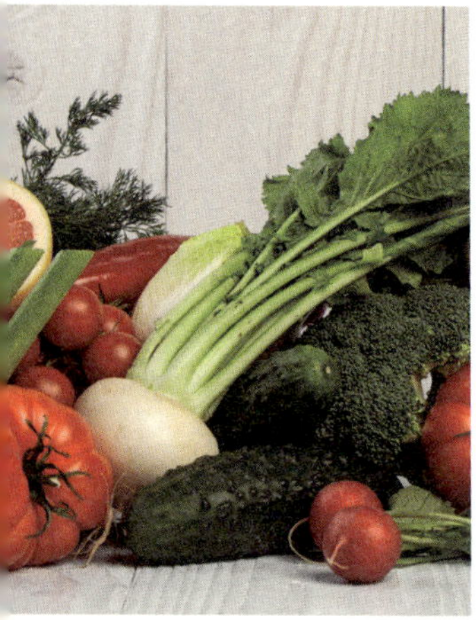

→ Sie essen an diesem Tag mal einfach nur Gemüse. Das darf frisches Gemüse, gekochtes Gemüse oder milchsauer eingelegtes Gemüse sein. Auch ein paar Zutaten wie ein Esslöffel Olivenöl, sparsam dosiertes Salz und ein wenig Pfeffer oder andere Gewürze sind passend. Sie brauchen keine Mahlzeitenabstände einzuhalten, denn es ist ja sowieso alles im grünen Bereich. Ein Gemüse- oder auch Sauerkrautsaft am Morgen könnte den Auftakt machen. Rohkost über den Vormittag verteilt, eine warme Gemüsesuppe, Ofengemüse oder eine Gemüsepfanne das Mittagessen, die Rohkost am Nachmittag bleibt wie gewohnt und am Abend ist es nochmal eine Suppe, eine gedünstete Gemüseplatte oder eine schöne Auswahl an Milchsaurem von Ingwer bis Kimchi (koreanisches Nationalgericht). Viele andere Länder der Welt haben eine lange Tradition mit Milchsaurem, das dort in kleinen Mengen zu jeder Mahlzeit gehört. Trauen Sie sich ruhig, über den Tellerrand des heimischen Sauerkrauts mal ein bisschen hinauszugucken – da gibt es Leckeres von großem Wert zu entdecken.

Zwischen diesen Varianten können Sie wählen – oder auch jede Woche eine andere Variante davon ausprobieren, bis Sie gefunden haben, was Ihnen das Gefühl von **LEICHTE** vermittelt. Denn das ist genau das, was passiert. Vielleicht nicht beim ersten Mal, da könnte Ihnen die Entgiftung noch dazwischen funken. Aber mit jedem neuen Anlauf, den Sie gewagt haben, kommen Sie leichter durch diesen Tag und werden Ihr blaues Wunder erleben, wie er wirkt.

Viele meiner Teilnehmer berichten mir nach ihrem **LEICHTE-Tag** davon, dass sie einen totalen Energieschub erlebt haben. Sie putzen ihr Haus von oben bis unten oder räumen etwas auf, was schon lange liegen geblieben war. Sollten Sie zu dieser Gruppe gehören, braucht es keine weiteren Hinweise. Genießen Sie es und nutzen Sie Ihre neue Energie.

Sollten Sie noch eher zweifeln, ob Sie einen **LEICHTE-Tag** »durchhalten« oder sollten Sie sich nach einigen Stunden nicht mehr wohl fühlen (weil der Körper noch zu verschlackt ist und die Gelegenheit nutzt, um auszuschwemmen, was Sie zunächst überfluten kann), dann kehren Sie zu einem beliebigen Zeitpunkt des Tages einfach in den normalen **ESS KULTUR PUR Tagesplan** zurück. Betrachten Sie ihren »abgebrochenen« **LEICHTE-Tag** trotzdem als Erfolg – eine Woche später wird es schon wieder ein bisschen besser gehen, bald wird es kein Problem mehr für Sie sein.

Wichtig ist nur, dass Sie es nur *einmal* in der Woche versuchen. Bitte nicht mehrere abgebrochene **LEICHTE-Tage** pro Woche, damit fahren Sie Ihre Kalorienzufuhr künstlich herunter und erweisen sich damit einen Bärendienst.

Mein persönlicher **LEICHTE-TAG** ist der Montag. Kein Zufall, denn es gibt nichts Besseres als grundregeneriert in die neue Arbeitswoche zu starten. Ich liieeebe das klare und gute Gefühl dieses Tages. Und ich bin dankbar dafür, dass es so einfach ist, ein Korrektiv zu haben für alles, was im Laufe der Vorwoche, z. B. auf Reisen, in stressigen Augenblicken, auf Festen oder bei Freunden im Essen mal »suboptimal« gelaufen ist. Mit dem **LEICHTE-Tag** bringe ich mich regelmäßig neu an den Start. Von diesem guten Punkt aus fällt es mir leichter (eben), im Laufe der neu begonnenen Woche die vielen kleinen Essens- und Trink-Entscheidungen des Lebens in meinem besten Sinne zu treffen. Und ich verrate Ihnen noch etwas – wirklich, obgleich es eher mein Geheimnis ist und vielleicht ein bisschen Überwindung kostet … Wenn Sie wirklich alles ausschöpfen wollen, was an Regeneration in 24 Stunden drin ist, dann beginnen Sie doch wenigstens ab und an den **LEICHTE-Tag** mal mit einer »Dusche von innen«, auch Einlauf genannt. OK, das Thema ist uncool, aber der Effekt ist cool. Das Gerät für den Einlauf kann in jeder Apotheke bestellt werden. Wahlweise eignet sich ein sogenannter *Irrigator* (ein 2-l Gefäß mit Gummischlauch) für die Anwendung im Knien oder Liegen. Oder – noch einfacher – ein *Klyso* (ein Gummischlauch mit Gummi-Ball in der Mitte) für die Anwendung im Stehen. Jeder, der jemals gefastet hat, weiß, dass mit dem Augenblick der Dusche von innen (und es dauert auch nicht mehr als maximal 20 Minuten) der Körper auf Reinigungs-Modus umstellt. Der erste Vorteil ist – man hat absolut keinen Hunger mehr und braucht für die nächsten 24 Stunden außer Flüssigkeit nur ganz wenig Nahrung. Der zweite Vorteil ist, dass der Regenerations-Prozess im Körper durch diesen Impuls um ein Vielfaches intensiver greift. Deshalb eignet sich die **Innenraumdusche** auch als Soforthilfe bei Fieber, bei Migräne, bei Schmerz- und Entzündungszuständen aller Art, bei Krampfadern …, also im Grunde bei allem, womit der Körper Not signalisiert. Wenn Sie Details zum Thema nachlesen wollen, empfehle ich Ihnen das im Anhang genannte Buch zur *Gerson-Therapie,* die wohl – neben dem klassischen Heilfasten – die Therapieform ist, die mit der Methode die meisten guten Erfahrungen gemacht hat. Hier wird der Kaffee-Einlauf empfohlen, der so einfach wie genial ist. Es ist immer eine Frage der persönlichen Motivation und Verfassung, von wo man startet und wann man wie weit gehen will mit dem eigenen Regenerationsprogramm. Wer mal richtig krank war oder ist oder wer gute Gründe hat, sich auf die Hochform der eigenen Möglichkeiten zu bringen, der wird sich über die eigene Eitelkeit hinwegsetzen und tun, was in seinen Möglichkeiten steht. Sie wissen es jetzt jedenfalls …

Mit dem Leichte-Tag in die Woche starten

Jeder fühlt selbst, wie viel Regeneration gebraucht wird

Prinzipiell ist es übrigens – aus Gründen der uns eigenen Rhythmik – sinnvoll, in der Woche immer den gleichen Tag zu wählen. Wenn Sie aber an einem Tag ein Fest oder eine Feier hatten, wenn Sie aus Zeitmangel oder Unerfahrenheit ganz wild kombiniert oder einfach mal wieder viel zu viel gegessen haben, *dann* ist ein **LEICHTE-Tag** am direkt folgenden Wochentag eine tolle Korrekturhilfe. Planen Sie also den **LEICHTE-Tag** schon vorher ein für den Tag nach einem Fest. Oder Sie legen ihn spontan ein, wenn Sie spüren, dass Sie am Vortag oft »daneben« gelegen haben. Der **LEICHTE-Tag** bringt Sie nicht nur schnell wieder in ein gesundes Wohlbefinden zurück, er stellt auch die innere Ordnung wieder her und hilft, mit sofortiger Wirkung in die neuen und guten Gewohnheiten zurückzufinden.

Die **LEICHTE des Seins** zu erfahren ist vielleicht so etwas wie unser Geburtsrecht. Dass wir uns im Essen und auch allgemein so weit davon entfernt haben, könnte hausgemacht sein. Wenn wir uns befreit haben von allem, was uns verlangsamt, verdichtet und beschwert, wird ein neues Lebensgefühl ganz normal werden: Das Gefühl, morgens erfrischt und mit klarem Blick zu erwachen, mit Lust auf einen neuen Tag, mit Staunen über das Wunder des Lebendigen, mit Freude auf den großen Raum unserer Möglichkeiten, beflügelt vom Austausch mit denen, mit denen wir arbeiten und mit denen, die wir lieben, durchlässig und empfänglich für die eigentlich tragenden Säulen unserer Existenz: Atem und Licht.

Ein neues Lebensgefühl kann ganz normal werden

Mag es auch noch eine Weile dauern, bis wir dort sind. Mag es vielleicht sogar eine Lebensaufgabe sein, in diese Qualität buchstäblich hineinzuwachsen. Doch egal, wo wir auf dem Weg dahin stehen – wir können uns »Häppchen« von dieser Qualität heute schon ins Boot holen. Die Ordnung unserer Nahrung, die es unserem Körper so leicht macht und der **LEICHTE-Tag** lassen Sie von Tag zu Tag und von Woche zu Woche mehr erfahren, dass wir kein Fass sind, das es zu füllen gilt, sondern eine Flamme, die leuchten will.

Rohkost oder Kochkost – das ist hier die Frage Exkurs II

Rohköstliche Gourmetküche – ich liebe sie. Wenn es eine wirklich Revolution in der Ernährung der westlichen Welt in den letzten 10 Jahren gegeben hat, dann ist es diese: Männer und Frauen, die uns praktisch gezeigt haben, wie man die für uns so unendlich notwendige Frischkost auch jenseits des Möhren-Kauens zu kulinarisch höchst befriedigenden Mahlzeiten verarbeiten kann. Von TERESA MARIA SURA *bis* URS *und* RITA HOCHSTRASSER, *von* UTE LUDWIG *und* ACHIM SAUERBERG *bis zu* GISELA BAYER *– um nur einige Namen zu nennen – gibt es eine immer noch überschaubare Anzahl von »Nicht-Koch«-Buch-Autoren und Seminarleitern, die die rohköstliche Landschaft auf den Kopf gestellt haben. Ihre Salatkreationen sind Geschmacksexplosionen im Mund, ihre Eis- und Desserterfindungen zum Dahinschmelzen gut. Sie haben hierzulande bislang völlig unbekannte Lebensmittel neu bekannt gemacht oder aus dem Schattendasein befreit, wie z. B. Chiasamen oder Aroniabeeren. Sie haben uns gezeigt, dass die beste Schokolade nicht aus der Fabrik kommt und wie man Müsliriegel viel einfacher selber machen kann. Sie haben das Bewusstsein dafür wieder geweckt, dass Pflanzen auch Enzyme enthalten, die bei einer Verarbeitung über 42° C absterben – so wie jegliches Eiweiß, auch unseres, ab 41,5 °C beginnt zu denaturieren – und dass wir diese Enzyme brauchen für unsere Gesundheit. Sie haben in den Kliniken dieser Welt die Küchen geleitet, in denen man mit Rohkost Krebskranke gesund macht. Unter ihren Händen werden Keimlinge zu Kunstwerken und uralte Konservierungstechniken, wie z. B. das Fermentieren oder das Dörren frisch geernteter Blüten, Früchte und Blätter werden wieder zum Leben erweckt.*

Die Rohkost-Gourmetküche – eine Offenbarung

Ihre ganze »Nicht-Koch-Kunst« basiert auf und lebt von der Verwendung ausschließlich frischer, naturbelassener, eben rohköstlicher Zutaten. Puristischer kann man nicht werden im Anspruch an reine, unverfälschte, biologische Küche, die dennoch geschmacklich nichts zu wünschen übrig lässt.

Rohkost-Gourmet-Rezepte passen meist hervorragend in die Lebensmittelharmonie

Wenn Sie zu den Menschen gehören, die gerne Kochbücher studieren, dann sind es die rohköstlichen Gourmet-Kochbücher, die ich Ihnen empfehlen möchte. Im Sinne der Lebensmittelharmonie werden Sie darin auch viele Gerichte als unmittelbar passend vorfinden, denn die stark verdichteten Eiweiße oder Kohlenhydrate wie z. B. in erhitztem Fleisch oder gar in Zucker kommen dort als Zutat gar nicht vor.

Gegebenenfalls problematisch wird die Rohkostküche nur in dem Moment, wo man aus lauter Begeisterung über die rohköstlichen Neuentdeckungen eine »Nur-so«-Ernährung daraus macht. Es mag Einzelne geben, für die diese

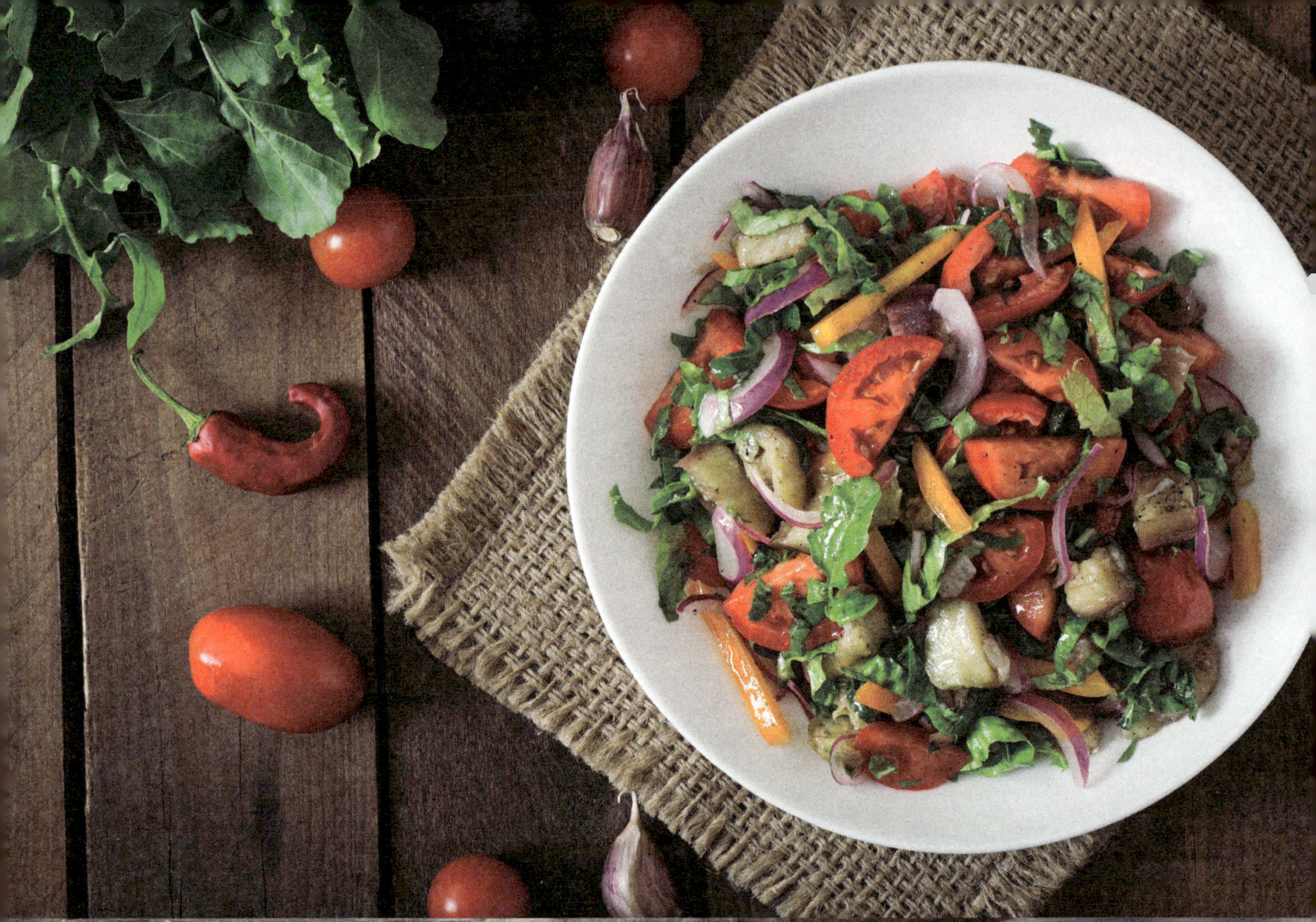

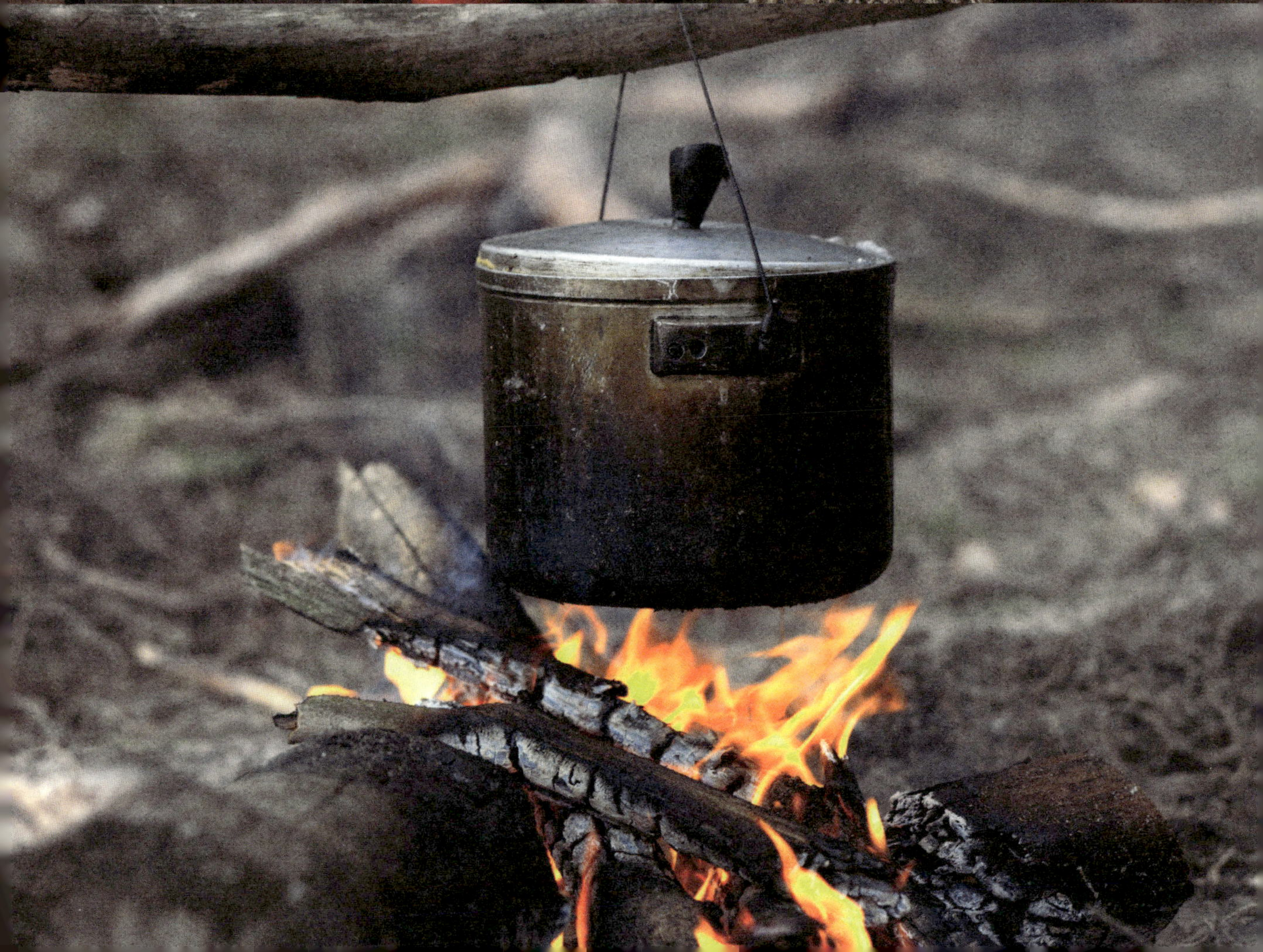

Rechnung aufgeht, und die es mittel- und langfristig für sich passend finden, sich nur noch von ungekochter Nahrung zu ernähren. Für einen Großteil der Menschen gilt das meiner Beobachtung nach nicht. Warum nicht?

Zum einen gerät man bei reiner Rohkost-Ernährung schnell wieder in die »Ersatz-Falle«. Um nur ein Beispiel zu nennen: Ist es wirklich zielführend, ein Zaziki mit Gurken und Zwiebeln statt auf der Grundlage von biologischem Quark und Joghurt rohköstlich auf der Grundlage von pürierten Cashewkernen zu machen, die zuvor unter indonesischer Sonne von Frauen einzeln von Hand vom zugehörigen Cashewapfel befreit und geschält wurden? Cashewkerne sind die *Creme Grundlage der Rohkostküche, egal ob für süß oder für herzhaft. Schnell braucht man große Mengen davon, für Torten, für Desserts, für Salatsoßen oder eben für Quarkimitate. Regional ist das nicht. Saisonal ist es auch nicht. Ökologisch ist das schon gar nicht und teuer ist es noch dazu.*

Rohkostküche ist vitaminreich und lebendig – in den Zutaten nur leider oft auch sehr »international«

Zum anderen kommt man im deutschen Winter und Frühling schnell an Grenzen, was die rohköstliche Vielfalt in der Nahrungsmittelauswahl angeht. Ich zweifle nicht, dass es möglich und sinnvoll sein kann, in tropischen und subtropischen Breitengraden mehr oder weniger das ganze Jahr weitgehend von frischen Früchten zu leben. Aber bei uns? Wer nicht gerade auf die Speisekarte des heimischen Neandertalers zurückrutschen will, für den läuft das darauf hinaus, sich wöchentlich einen Karton frisch geernteter Tropenfrüchte vom Flieger direkt frei Haus bringen zu lassen. Nur so kann man den enormen Frucht- und Kokosnussbedarf reiner Rohkosternährung decken, denn auch im Bioladen gibt es die selbigen nicht in ausreichender Menge und Qualität. Geht alles, aber kann das Sinn der Sache sein? Mir persönlich sträuben sich die Nackenhaare, wenn ich jeden Herbst neu dabei zusehen muss, wie landauf-landab die Äpfel an den Bäumen in den Gärten und in den Wildobstwiesen verfaulen, weil niemand sich die Mühe macht, sie zu pflücken. Wie Kornelkirschen, Brombeeren, Schlehen und Sanddorn den Vögeln und dem Frost überlassen werden, derweil wir per Supermarkt oder frei Haus den Entwicklungsländern ihre heimischen Früchte wegessen. Nichts gegen ein paar Wochen lang Bio-Orangen aus Spanien zur Weihnachtzeit oder gelegentlich eine tolle Bio-Ananas von Übersee, weil sie so lecker schmeckt und so gesund ist. Aber in dem Moment, wo wir beginnen, die Früchte und Nüsse der Tropen zu unserem Grundnahrungsmittel zu machen, läuft meines Erachtens etwas falsch.

Reine Rohkostküche mit europäischen und saisonalen Zutaten ist kaum machbar

Die heimischen »Superfoods« werden allerdings noch völlig unterschätzt

Damit wären wir bei der unter Rohköstlern – oder solchen, die es werden wollen – heiß diskutierten Frage, ob wir zum Gesund-Bleiben wirklich den Kochtopf und jegliche Form von Erhitzung über 42°C weglassen müssen. Ich schlage vor, zur Beantwortung dieser Frage noch einmal in der Menschheitsgeschichte zurückzuwandern. Erinnern wir uns nochmal (vgl. Seite 36), seit ca. 3 Millionen Jahren gibt es Menschen (Hominiden) auf unserem Planeten. Erst seit 1,4 Millionen Jahren gibt es vereinzelte Nachweise für die Nutzung des Feuers und erst seit ca. 1 Million Jahre hat sich das Feuer in der Nahrungszubereitung sozusagen »etabliert«. Fast die ersten 2/3 der Menschheitsgeschichte haben wir also ohne Feuer gelebt und *überlebt. Das heißt, wir können ohne Kochtopf. Aber müssen wir?*

Wir können ohne Kochtopf – aber müssen wir?

Die globale Nutzung des Feuers im letzten Drittel der Menschheitsgeschichte zeigt meines Erachtens, dass es hier um mehr geht, als um die Frage einer warmen Mahlzeit. Ich habe mich lange mit der Frage beschäftigt und ganz bewusst rohköstliche und nicht-rohköstliche Phasen mit meiner Familie durchlebt. Meine aktuelle Hypothese auf die Frage nach Feuer oder Nicht-Feuer ist, dass die Nutzung des Feuers die nicht unter tropischer Sonne liegenden Landschaften der Erde für den Menschen – in größerer Zahl – möglicherweise überhaupt erst bewohnbar gemacht hat. Feuer führt uns die Wärme zu, die die Sonne uns hierzulande nicht gibt. Durch die Verwandlungs- und Aufschlusskraft des Feuers werden Nahrungsmittel für uns essbar und verträglich, für deren Erschließung die Kraft unseres eigenen »Verdauungsfeuers« alleine einfach nicht ausreichen würde.

Ein Quantensprung der Menschheit – die Kraft des Feuers kontrolliert nutzen zu können

Und schließlich ist das Feuer der »kleine Bruder« der Sonne, also der fundamentalen Energiequelle, die alles Leben auf dem Planeten ermöglicht und erhält. Was muss es für ein Quantensprung gewesen sein in der Menschheitserfahrung, diese immense Kraft kontrolliert nutzen zu können. Auf diesem Hintergrund nimmt es nicht wunder, dass die großen, die wirklich alten Ernährungsweisheitslehren auf unserem Planeten – die traditionell chinesische, die ayurvedische und die makrobiotische Ernährungslehre – der Heilkraft des Feuers und der gekochten Speisen den höchsten Stellenwert einräumen. Im Kochen, vor allem im schonend langen Kochen, gehen zwar bestimmte Inhaltsstoffe, vor allem die Enzyme, verloren. Deshalb können wir tatsächlich auf einen angemessen hohen Rohkostanteil in der Nahrung nicht verzichten.

Die Heilkraft des Feuers zur Anwendung bringen

Dafür aber ist das lange Kochen auf kleiner Flamme ein geradezu alchemistischer, ein transformativer Vorgang, bei dem sich nicht nur die Aromen, sondern vor allem die verborgenen Heilkräfte der Pflanzen ganz und gar erschließen. Dann werden aus Nahrungsmitteln Heilmittel und Sie können mit einer guten Suppe eben tatsächlich »Tote zum Leben erwecken«.

Um abschließend die Frage nach »Roh oder Nicht-Roh« für Sie praktisch auf den Punkt zu bringen, meine Empfehlung ist: Genießen Sie das Beste aus bei-

Rohkost im Tagesverlauf
ick-Schnack in der denk-
neiden). Damit decken
ildenden, vitamin- und
Gemüse, dies noch dazu
den Frischkostanteilen
essen haben Sie rohköst-
der Frischkost auf Ihre
n sich damit einstellen.
eit mehr und mehr ess-
en, bedeutet das nichts
, und das wiederum be-
den und in der grünen
nan nicht versorgt sein.
ohl am Mittag als auch
chkunst dabei immer
Zubereitung nicht be-
Garen nicht beeilen
Die besten gekochten
15 Minuten auf dem
n Sie mit Gewürzen
n mehr Zeit. Das be-
en, sondern ggf. nur,
... größere Portionen (auch für mehrere Mahlzeiten) früh genug ansetzen, um sie dann lange auf kleiner Flamme garen zu können, während Sie etwas anderes Schönes tun. Eine echte Revolution der Küche sind dazu die Keramik Schongarer (bitte nicht Teflon) oder auch Slowcooker, die es seit einiger Zeit zu erschwinglichen Preisen auch im deutschen Handel zu kaufen gibt. Beim Einsatz eines solchen Gerätes kann man sogar guten Gewissens morgens aus dem Haus gehen und sich mittags zu einem herrlich durchgegarten, aromatischen Essen gleich an den Esstisch setzen. Sie entsprechen den Kochtraditionen vieler Kulturen, in denen z. B. in Tonschalen das Essen morgens ins Feuer gegeben und am Mittag oder Nachmittag zum Verzehr wieder herausgeholt wird.

Das *Frischkostglas* und die Frischkost in den Hauptmahlzeiten sind Ihre Basis

Kochen ist gut. Langsam kochen ist besser

Bei uns zuhause kocht übrigens an vielen Tagen der kalten Jahreszeit eine Gemüsebrühe auf dem Herd – auf allerkleinster Flamme, so dass nur hin und wieder ein kleiner »Blubb« nach oben steigt. »Gefüttert« wird diese Gemüsebrühe mit einer Grundlage aus klassischem Suppengemüse – und dann mit allen Gemüseschneidresten, die beim Kochen so anfallen. Möhrenschalen,

Kohlrabiblätter, Endstücke von Zucchini oder Pastinaken, usw. Solange die Jahreszeit es hergibt, können auch frische Kräuter aus Wald und Wiese dazu gegeben werden, ein paar Lorbeerblätter sowieso. Diese »Wunderbrühe« eignet sich als allzeit parate Suppengrundlage für pürierte Gemüsesuppen oder für vegetarische Bolognese, als Flüssigkeitsbeigabe für Reis oder Risotto oder zum Ablöschen von angebratenem Gemüse. Hat sie lange genug gekocht, kann man sie in Glasflaschen abgefüllt in den Kühlschrank stellen und hat sie bei Bedarf zügig parat. Zusammen mit einem Teelöffel Gersten-Miso ist sie auch eine willkommene Zwischenmahlzeit, wenn man im Winter durchgefroren nach Hause kommt oder wenn man durch Überarbeitung in ein kleines Energieloch gefallen ist. Lang gekochte Brühen spielen besonders in der ayurvedischen und chinesischen Medizin und Heilkunst eine bedeutende Rolle. Wer sie zu sich nimmt, spürt sofort den davon ausgehenden Energieschub und ihren aufbauenden Effekt. Einfach mal ausprobieren – danach erledigen sich die weiteren Fragen von selbst. ☺

Zusammenfassung

des ESSKULTUR PUR Konzepts

So, jetzt kennen Sie die Grundpfeiler des **ESS KULTUR PUR Konzeptes.** Gleich heute können Sie anfangen. Hier fasse ich nochmal zusammen:

Frühstück	●	**Apfel-Quark-Leinöl-Leinsaat-Rosinen-Nuss Müsli ...**
Vormittag	●	**Frischkost**
Mittag	● | ●● | ●	**grün essen, grün-rot oder rot**
Nachmittag	●	**Frischkost**
Abend	● | ●● | ●	**grün essen, grün-blau oder blau**

Die Abendmahlzeit ist spätestens um 19.00 Uhr beendet. Sollten Sie spät schlafen gehen und in der Zeit bis dahin noch Hunger entwickeln, hilft z. B. eine Handvoll mit Sojasoße gerösteter Sonnenblumenkerne – gut gekaut. Grundsätzlich wäre ein Abendfasten ab spätestens 19.00 Uhr aber die beste Lösung.

Über den Tag verteilt nehmen wir mindestens 1 1/2 Liter gutes Quellwasser oder ausgewählten Kräutertee zu uns. – Kaffee ist übrigens – ohne Milch oder Zucker – im grünen Bereich. Aber vielleicht überprüfen Sie mal, ob Sie ihn wirklich brauchen, denn auch wenn er keine spezielle Vorverdauung braucht, wirkt er im Körper doch stark säuernd und das Nervensystem überreizend.

Und nicht vergessen – einmal in der Woche ist Zeit für den **Leichte-Tag.** Und jetzt: einfach anfangen! In einer Woche wissen Sie, wovon ich spreche ...

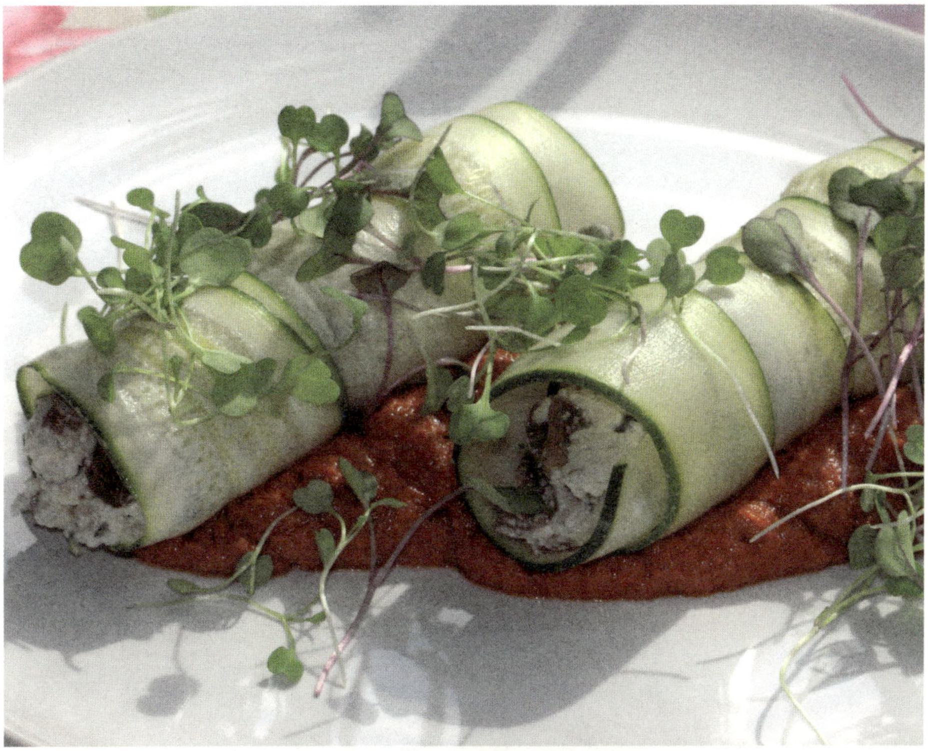

Im ESS KULTUR PUR Konzept ...

Zucchini-Röllchen

ROHKOST

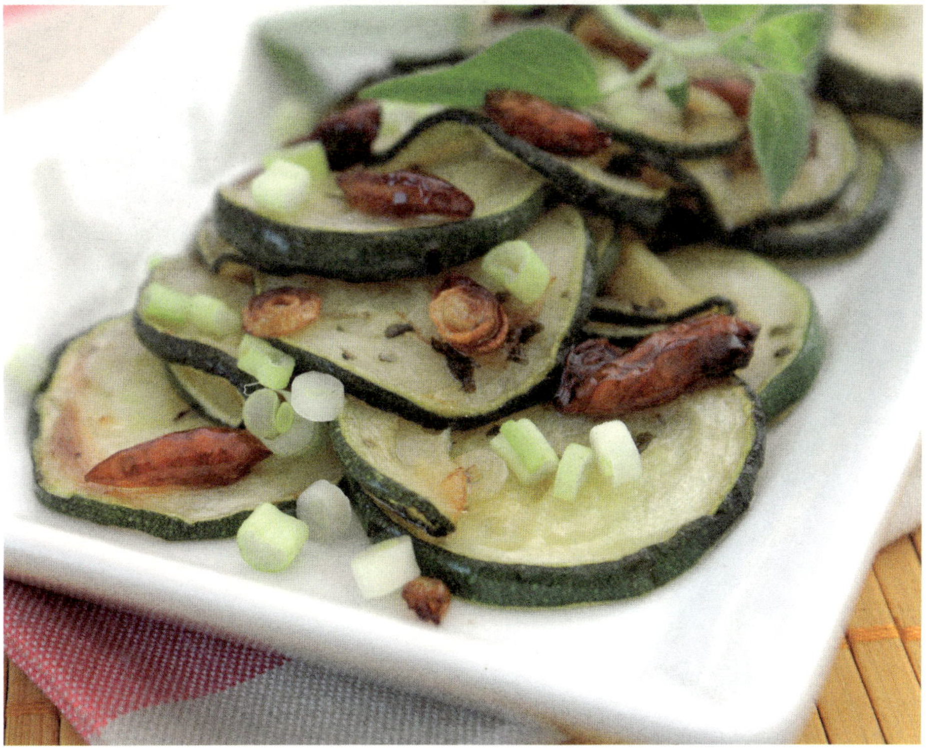

ODER

KOCHKOST

Zucchini geschmort mit Zwiebeln, Rosinen und Mandeln

... haben Sie die Wahl

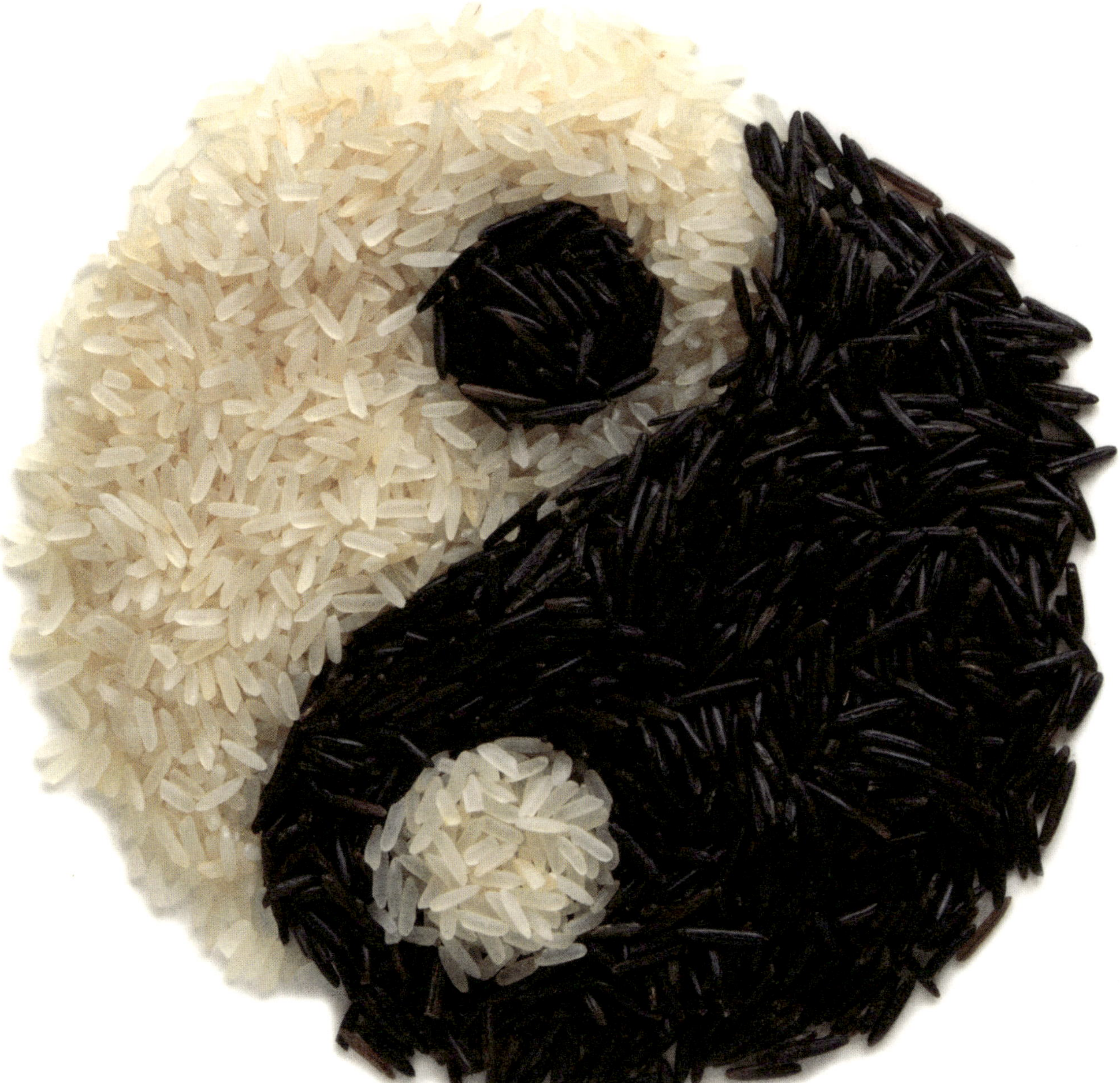

Die zweite Seite der Lebensmittelharmonie-Medaille

Bis jetzt haben wir uns mit der einen Seite der Lebensmittelharmonie-Medaille beschäftigt: mit dem Weg, den unsere Nahrung durch unseren Körper nimmt und mit dem Verwandlungsprozess, den sie dabei erfährt. Sie haben dabei gelernt, gleichsam in Kenntnis von und im Respekt vor Bau und Funktion des Körpers Ihre Mahlzeiten zusammenzustellen – wie es unsere Vorfahren intuitiv schon immer getan haben.

Qualität versus Quantität

Jetzt wenden wir uns der anderen Seite der Medaille zu, denn Lebensmittelharmonie ist viel, viel mehr. In der westlichen Medizin und Ernährungslehre der letzten 150 Jahre lag und liegt der Fokus in puncto Ernährung ganz auf der *quantitativen* Betrachtung der Nahrungsmittel: Jedes Lebensmittel wurde zerlegt und analysiert nach der Menge seiner Inhaltsstoffe. Ein Lebensmittel gilt dann als besonders wertvoll, wenn es z. B. viel Vitamin C enthält, viel Magnesium, Kalium oder Eisen.

Das Ganze ist mehr als die Summe seiner Teile

Was bei aller berechtigten Faszination für die stoffliche Analyse unserer Nahrung allerdings komplett verloren gegangen ist, ist die *qualitative* Betrachtung und Erforschung unserer Lebensmittel. Diese hat eine viel ältere Tradition als die moderne, chemisch-stoffliche Analyse und vermag uns jenseits der Inhaltsstoffangaben mit der *Wirkung* vertraut zu machen, die ein Lebensmittel auf uns hat. Denn jenseits der Zerlegung in seine Bestandteile hat die *Ganzheit* eines Lebensmittels einen Effekt auf uns, den wir – wenn wir ihn kennen – ganz bewusst einsetzen können, um Wohlbefinden wiederzuerlangen oder aufrechtzuerhalten. Intuitiv wissen wir alle, dass ein Ingwertee uns wärmt und ein Pfefferminztee uns kühlt, ein Boskop-Apfel uns wärmt und eine Mango uns kühlt, dass wir bei Kälte kein Fruchteis essen und bei Sommerhitze keinen scharfen Rindfleisch-Eintopf. Aber in unserer Kultur ist dieses intuitive Wissen lange nicht mehr abgerufen und bewusst gepflegt worden. Das war nicht immer so. Über fast zweieinhalb Jahrtausende war die qualitative Lebensmittelbetrachtung in der *Traditionellen Abendländischen Medizin* (TAM) *das* Kriterium für die Erforschung und Bewertung von Lebensmitteln in Bezug auf ihren nährenden und heilenden Wert. Die Medizintradition, innerhalb der dieses Wissen gepflegt und entwickelt wurde, hieß *Humoralpathologie*. So belehrt uns *Wikipedia* (Abruf Stichwort »Humoralpathologie« am 8. 3.2018): *»Das mittelalterliche Verständnis über Ernährung basierte weitgehend auf der antiken Humoralpathologie. Die Humoralpathologie hat damit die Esskultur im Mittelalter stark beeinflusst. Nahrungsmittel wurden als »warm« oder »kalt«*

und »feucht« oder »trocken« klassifiziert. Von geübten Köchen wurde eine Kombination der Lebensmittel erwartet, durch die sich diese Eigenschaften ausgleichen und ergänzen. Auf diese Weise wurden die Körpersäfte in Einklang gehalten ... Die Ärzte des Mittelalters waren immer gleichzeitig Ernährungstherapeuten.« Man höre und staune ...

Für die großen Heilkundigen des Abendlandes, von HIPPOKRATES bis GALEN, von HILDEGARD VON BINGEN bis sogar noch hin zu Pfarrer KNEIPP, war die qualitative Betrachtung der Nahrungs- und auch der Heilpflanzen Grundlagenwissen für ihre therapeutischen Anwendungen. Dabei wurden alle wichtigen Nahrungs- und Heilpflanzen klassifiziert nach warm oder kalt und feucht oder trocken jeweils im 1. bis 3. Grad. Versteht sich von selbst, dass Krankheiten der feuchten Kälte (wie z. B. hartnäckige, verschleimte Erkältungskrankheiten) mit warm-trockenen Nahrungs- und Heilmitteln behandelt wurden und Krankheiten mit trockener Hitze (z. B. Fieber ohne Schweiß oder spezielle Formen von Bluthochdruck) mit feucht-kühlen Nahrungs- und Heilmitteln. Medizin und Küche waren damals noch nicht zu trennen – und sind es übrigens heute auch nicht.

Medizin und Küche gehören zusammen

Nun sind in unserer Kultur zusammen mit dem Aufkommen der wissenschaftlich-analytischen und quantitativ orientierten Medizin und Ernährungslehre diese alten Traditionen zunächst als überholt verworfen und später folgerichtig vergessen worden. Das ist nicht in allen Kulturen so gelaufen. Und den Wahrheitsgehalt und Wert dieses qualitativen Ernährungswissens können wir unter anderem daran ermessen, dass es wohl keine Hochkultur gab und gibt, die nicht auf ihre Weise zu gleichen Erkenntnissen gekommen wäre. China, Japan und Indien z. B. haben es besser als wir verstanden, die Weisheitsaspekte ihrer alten Ernährungs- und Medizintraditionen in die Gegenwart zu transportieren und sie gleichberechtigt neben die Errungenschaften moderner Medizinsysteme zu stellen. Alte und neue Traditionen können sich so zum Wohle der Patienten gegenseitig ergänzen und befruchten. Und da sich heute die Kulturen mischen, kommt das alte Wissen auf Umwegen zu uns zurück.

Alle Hochkulturen kennen eine qualitative Nahrungsmittelbetrachtung

Die Ernährung nach den *Fünf Elementen* aus der *Traditionell Chinesischen Medizin* (TCM), die Hochkultur der indisch-ayurvedischen Medizin und Kochkunst und die letztlich auf taoistischen Lehren fußende japanische Ernährungsform der *Makrobiotik*, wie eben auch die *Humoralpathologie* des Abendlandes mögen im Detail kulturelle und geschichtlich bedingte Unterschiede aufweisen, aber in der Anschauung, dass Heilkunst und Kochkunst zusammengehören, sind sie sich einig.

Für unsere heutige Zeit ist die Begrifflichkeit des Yin und Yang, die über Jahrtausende in der *Traditionell Chinesischen-Medizin* durch Anschauung aller Naturphänomene und durch Kontemplation über ihre Beziehung zueinander entwickelt wurde, der zeitgemäß vielleicht überzeugendste und jedenfalls am einfachsten in die Tat umzusetzende Ansatz, den ich Ihnen an dieser Stelle vorstellen möchte.

Das Phänomen der Polarität: Yin und Yang

Nahezu alle Erscheinungsformen des Lebens oder auch der Lebenskraft zeigen eine interessante Gesetzmäßigkeit: Sie haben zwei Seiten, besser zwei Erscheinungsformen, die zunächst gegensätzlich erscheinen, die sich aber so sehr bedingen, dass wir uns eins ohne das andere gar nicht vorstellen könnten. Wir könnten eins ohne das andere auch gar nicht wahrnehmen. Ja, eins ohne das andere kann gar nicht sein. Beispiele dazu gibt es wie Sand am Meer:

Beispiele für das Gesetz der Polarität

		YIN		YANG
In der Natur	→	Erde	und	Himmel
		Mond	und	Sonne
		Nacht	und	Tag
		Dunkel	und	Licht
		Wasser	und	Feuer
		Kälte	und	Wärme
Im Bereich des menschlichen Körpers	→	weiblich	und	männlich
		einatmen	und	ausatmen
		Körper	und	Geist
Im Bereich der Emotionen	→	Betrübtheit	und	Heiterkeit
		Beherrschung	und	Erregung
Zustandsbeschreibungen	→	Leere	und	Fülle
		Langsamkeit	und	Schnelligkeit
		Entspannung	und	Anspannung
		Schwere	und	Leichtigkeit
		Weichheit	und	Härte
Verhaltensweisen	→	speichern	und	abgeben
		sammeln	und	entfalten
		nähren	und	verbrauchen
		passiv sein	und	aktiv sein
Bewegungen	→	sinken	und	steigen
		schließen	und	öffnen
		beugen	und	strecken

Leben bedeutet, immer wieder neu in Ausgleich zu kommen

Kurz und gut – bei genauerer Betrachtung können wir alle Erfahrungen unseres Lebensvollzugs auf die eine oder andere Weise spiegeln und wiederfinden in den Gesetzmäßigkeiten der Polarität. Denn um nichts anderes handelt es sich. Vor tausenden von Jahren – etwa zwischen dem 16. und dem 11. Jahrhundert vor Christus (!) wurden in der chinesischen Philosophie diesem Phänomen symbolisch zwei Namen gegeben: *Yin und Yang.* Ursprünglich zwei chinesischen Worte, die in der reinen Übersetzung nicht mehr bedeuten als »Schattenseite eines Berges« (Yin) oder »Sonnenseite eines Berges« (Yang). Stellvertretend für alle anderen Gegensatzpaare beschreiben Yin und Yang aber das Phänomen der Polarität an sich. Sie ermöglichen dadurch eine allgemeine Betrachtung der aus diesem Lebensgesetz folgenden Konsequenzen. Schon damals wurde mit der sogenannten *Monade* das bis heute bekannte Zeichen dafür gewählt.

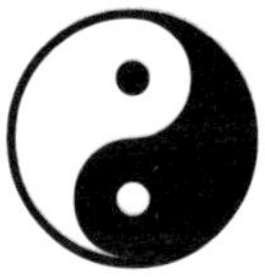

Ehe wir uns damit beschäftigen, warum diese alte Erkenntnis und Symbolik auch für unser Thema – die Ernährung – wichtig ist, seien zum besseren Verständnis vielleicht noch zwei Dinge vorausgeschickt.

Zum einen:

Die Natur folgt zuverlässig den Gesetzen der Polarität

Yin und Yang wechseln sich immer ab. Wenn eins sinkt, steigt das andere und umgekehrt. Geht der Tag, kommt die Nacht. Geht die Nacht, kommt der Tag. Ein unverbrüchliches Gesetz der Natur, an dem es nichts zu »rütteln« gibt. Auf den Körper bezogen gilt es genauso, nur dass wir hier die Möglichkeit haben, diese Gesetzmäßigkeit (bewusst oder unbewusst) zu unterlaufen – allerdings mit Folgen. Für unseren Körper und überhaupt für alles Leben ist dieser stetige Wechsel zwischen allen uns betreffenden Polen im jeweils harmonischem Verhältnis Bedingung für ein Weiterleben in Gesundheit. Wenn wir zum Beispiel den harmonischen Wechsel von Aktivität und Passivität unterlaufen durch ständigen Schlafentzug und pausenloses Arbeiten, wird es zu Stresserkrankungen kommen, die tödlich enden können. Auch wenn das Gleichgewicht in Richtung passiv verletzt wird, wenn z. B. bei alten Menschen angemessene Mobilisation und auch Belebung durch soziale Kontakte entfallen, schreiten abbauende Erkrankungen deutlich schneller fort und werden ebenfalls vorzeitig den Tod herbeiführen.

Menschen können sich darüber hinwegsetzen – mit Folgen

Es geht also nicht um Wertung (in unserer Kultur sehr beliebt) von z. B. aktiv = gut und passiv = schlecht. Sondern es geht um nichts anderes als um den immer wieder neu herzustellenden Ausgleich zwischen den Polaritäten unseres Lebens.

Auch bei der Polarität des Männlichen und Weiblichen wird schnell deutlich: Käme es dazu, dass ein Geschlecht zahlenmäßig dominieren würde, wären bald beide Geschlechter von der Auslöschung bedroht. Es mag nicht immer miteinander gehen, aber letztlich geht es nur zusammen. ☺

Ach und übrigens – die Yin-Yang-Paare darf man immer nur einzeln betrachten und nicht etwa – wie oft irrtümlich vorkommend – z. B. die Yin-Qualitäten anderer Vergleichspaare kollektiv dem Weiblichen zuordnen und die Yang-Qualitäten kollektiv dem Männlichen. Zum Glück ist das nicht so. Vielmehr haben alle gesunden Menschen beiderlei Geschlechts auch in sich selbst männliche *und* weibliche Seiten (wenn auch mit geschlechts-spezifischem Schwerpunkt). Und auch die gilt es, mit sich selbst und mit den Mitmenschen in gesunden Ausgleich zu bringen.

So wirkt das Gesetz des Ausgleichs in der Ernährung

Nun aber zur Ernährung – wir können also zusammenfassen, dass alles Gewachsene, Geschaffene und Lebendige auf unserem Planeten betrachtet werden kann nach seinem »Platz« und nach seiner Wirkung im steten Wechselspiel der Polaritäten. Und selbstverständlich bilden auch unsere Nahrungsmittel, unsere Heilmittel und sogar unsere Zubereitungstechniken davon keine Ausnahme. Wenn das klar ist, ist auch klar, dass wir unseren gesamten physischen Zustand mit diesem Wissen nährend und heilsam beeinflussen können.

In der Übersicht kann man sich das ungefähr so vorstellen:

Wirkungen

YANG-Einflüsse insgesamt wirken: auf unseren Körper und Geist erschaffend, aufbauend, inspirierend, sammelnd, formend, erwärmend, zusammenziehend, sie bewegen die Energie nach oben und außen, wärmen die Mitte und zerstreuen die Kälte.

YIN-Einflüsse insgesamt wirken: auf unseren Körper und Geist auflösend, entspannend, ausdehnend, erkaltend, zerstreuend, sie bewegen die Energie nach unten und innen, sie kühlen und beruhigen.

Zubereitungsformen

Die YANG-Qualität von Lebensmitteln verstärken wir durch: Trocknen, Dörren, Dämpfen, Kochen, Kochen im Dampfkochtopf, Kochen im Slowcooker, Backen, Frittieren, Braten und Grillen.

Die YIN-Qualität von Lebensmitteln verstärken wir durch: Kühlen, Tiefkühlen, rohköstliche Zubereitung, Keimen und Fermentieren.

Aber beachte: Durch die Zubereitung allein wird aus Yang nie Yin und aus Yin nie Yang, sondern wir geben nur einen verstärkenden Yin- oder Yang-Impuls.

Entscheidender ist, welche Qualität das Lebensmittel schon mitbringt – siehe dazu die nachfolgende Liste auf den Seiten 96/97.

Charakter und Eigenschaften der Lebensmittel

YANG-Lebensmittel erkennen wir am Vorhandensein folgender Eigenschaften: Sie sind eher trocken und fest, bitter, heiß und herzhaft. Sie enthalten z. B. natürliche Bitter- oder Scharfstoffe. Sie wirken mobilisierend im Körper und kurbeln den Stoffwechsel an. Sie hinterlassen bereits nach überschaubaren Portionsgrößen ein Gefühl von Sättigung und Befriedigung, das über viele Stunden anhält. Sie haben überhaupt kein Suchtpotential. Im Körper wirken sie basenbildend. Bei Übergewichtigen helfen sie, den Stoffwechsel anzukurbeln und in Bewegung zu bringen und erleichtern das Abnehmen. Bei Normalgewichtigen wirken sie formend, stärkend, straffend und erhaltend auf den Körper.

YIN-Lebensmittel erkennen wir am Vorhandensein folgender Eigenschaften: Sie sind eher nass und kalt, schmelzend, sahnig, knusprig und vor allem süß. Sie wirken kühlend, erfrischend und befeuchtend auf den Körper und fahren die Stoffwechselaktivität runter. Es ist kaum möglich, bei ihnen angemessene Portionen einzuhalten, denn sie haben ein hohes Suchtpotential, machen gierig und verleiten jenseits der Sättigungs- oder Vernunftgrenze zum Weiteressen. Im Körper wirken sie überwiegend säurebildend. Für Übergewichtige sind sie »gefährlich«, denn sie deaktivieren und sind gleichzeitig oft sehr kalorienreich. Für Normalgewichtige wirken sie im besten Fall nur beruhigend, im Übermaß aber auch formauflösend, erweichend und begünstigend für z. B. vorzeitige Alterungsprozesse in Haut und Bindegewebe.

Für die Übersetzung dieses Wissens ins praktische Leben habe ich Ihnen eine Tabelle zusammengestellt. Sie umfasst natürlich nicht alle Lebensmittel, die Ihnen in den Sinn kommen könnten. Auch könnte man die eine oder andere Zuordnung unter bestimmten Aspekten so oder auch anders bewerten. *In der Summe* aber vermittelt Ihnen die Übersicht ein Gefühl dafür, welche wärmenden und kühlenden, welche anregenden oder beruhigenden, welche aufbauenden oder abbauenden Eigenschaften Ihre Nahrung Ihnen mitbringt.

Erstellen Sie Ihre persönliche Yin-Yang Bilanz

Nehmen Sie doch einfach einen Bleistift und markern dezent an, welches bisher Ihre täglich, wöchentlich oder auf jeden Fall häufig verzehrten Lebensmittel waren. Sollten Sie dabei feststellen, dass es bisher einen Yin-Überschuss gab, dann sind Sie jetzt einen Riesen-Schritt weiter. Denn jetzt wissen Sie es. Das heißt, ab jetzt können Sie etwas verändern und beim Einkauf, beim Würzen und Zubereiten ganz bewusst mehr Yang-Impulse geben.

Sollten Sie – was sehr selten ist – sich ganz auf der Yang-Seite verorten, haben Sie vermutlich weniger gesundheitliche Probleme. Yang-orientierte Menschen sind allerdings oft eher genügsam und vernachlässigen eher ihre physischen Bedürfnisse zugunsten z. B. ihrer Arbeit. Unter Umständen holen sie versäumte Mahlzeiten dann aber abends auf eher ungesunde Weise oder mit zu großen Portionen nach. Ihre gesundheitliche Lernaufgabe ist es eher, überhaupt zu essen, d. h., sich an regelmäßige Mahlzeiten zu gewöhnen, Stress zu reduzieren und sich im Alltag auf einen Wechsel von Anspannung mit Zeiten der Entspannung einzulassen. Ein interessanter Buchtipp für die, die Lust haben, das Thema Yin-Yang mal bis zu seinen kulturellen Wurzeln zurückzuverfolgen, ist übrigens das Kochbuch von Carolin Franke und Daniel Schieferdecker: *Forever YANG.* Nomen est omen …

Wenn Sie Ihre Präferenz kennen, ist es leicht, für Ausgleich zu sorgen

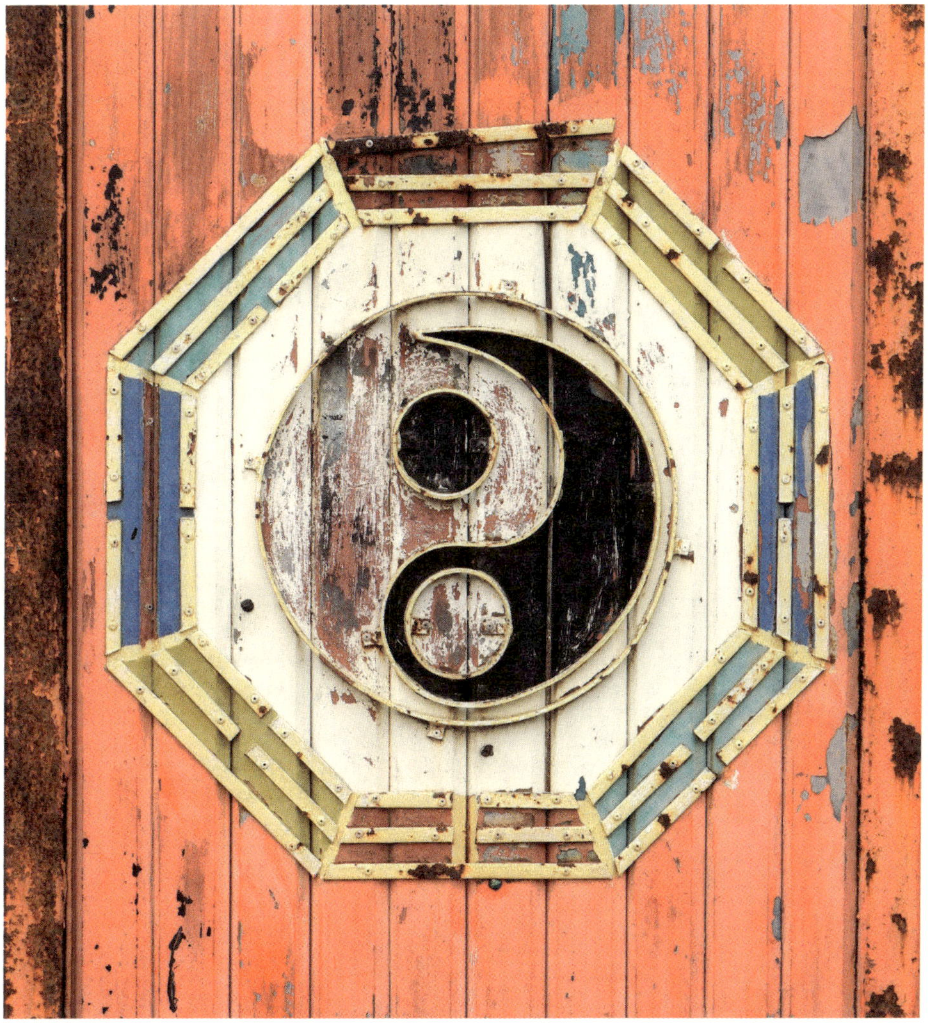

Lebensmittelharmonie und Polaritäts-Qualitäten

	YIN	YANG
Gemüse	Nachtschattengewächse, z. B.: Auberginen Paprika Tomaten milde Salate, wie z. B. Eisbergsalat Kopfsalat sonstige Yin-Gemüse: Algengemüse Artischocken Blumenkohl Fermentiertes, z. B. Sauerkraut grüne Erbsen Gurken Mais Pilze Spargel Spinat in Tiefkühlversion Stangensellerie Zucchini Sättigungsbeilagen: Kartoffeln Süßkartoffeln	Gemüse mit natürlichen Bitter- oder Scharfstoffen, z. B. Chicorée Endiviensalat Feldsalat Lauch Meerrettich Radicchio Radieschen Rettich weiß und schwarz Zwiebel, Frühlingszwiebel sonstige Yang-Gemüse: Bohnen, grüne Brokkoli Fenchel Grünkohl Karotten Kürbis Mairübchen Rosenkohl Rote Beete Rotkohl (roh oder kurz gegart) Schwarzwurzel Spinat (frisch, nicht TK) Topinambur Weißkohl, Spitzkohl Wirsing Esskastanien
Kräuter	z. B. Bachbunge Kresse, Pfefferminze, Salbei allgemein: Wasser-Wildpflanzen	z. B. Bärlauch Basilikum, Oregano Petersilie, Schnittlauch allgemein: Wildkräuter
Gewürze	Honig Salz Zucker	Curcuma Curry Fenchel- u. Kümmelsamen Ingwerwurzel Kakao (reines Pulver) Knoblauch Oregano Pfeffer, Chili, Cayennepfeffer Nelken, Muskat, Piment Rosmarin Thymian Senfkörner u. Senf Vanille, Zimt, Mohn Wacholderbeeren langsam gereifter Essig

ACHTUNG: Innerhalb der Tabelle geben die Farben der Lebensmittel die Zuordnung zum roten, grünen oder blauen Bereich der Lebensmittelharmonie an. Schwarz bedeutet an dieser Stelle »kann nicht zugeordnet werden« oder markiert einen Sammelbegriff oder eine Überschrift.

	YIN
Getränke	Bohnenkaffee Kefir Mineral- und Quellwas Obstsaft Pfefferminztee, Grüne Joghurtgetränke, Lassis Bier und Malzbier Liköre Sekt Wein Kuhmilch
Früchte	Südfrüchte, z. B.: Ananas Grapefruit Honigmelone Kiwi Limetten Mango Orangen Papaya Wassermelone Zitronen säurearme Früchte, z. B Bananen, Datteln, Feig sehr süßes heimisches z. B. Birnen Weintrauben, bes. kern Erdbeeren, Himbeeren
Fette/ Ölfrüchte	Avocado Butter Erdnussöl Margarine (keine Empf Kakaobutter Kokosöl, natives Schmalz Sesamöl Sonnenblumenöl
Eiweiße vegetarisch	Tofu Mungbohnen rote Linsen, weiße Boh
Nüsse/ Saaten	Leinsamen Cashewkerne Erdnüsse Kokosnüsse

au

YANG

Fenche
Getreid
Ginsen
Ingwer
Kräuter
Matcha
Schwarz
Yogitee
Schafsmi
Stutenmi
Ziegenmi

Äpfel, ein
(bes. Bosk
Aprikosen
Aroniabee
Beeren, all
Granatäpfe
Kirschen
Kornelkirsc
Mirabellen
Mispeln
Pfirsiche
Pflaumen
Sanddorn
Schlehen
Weißdorn
von den Troc
Rosinen

geschmacklic
Kürbiskernöl
Leinöl
Olivenöl, nativ
rotes Palmöl, nativ, biologisch
Sanddornöl
Walnussöl
Ghee

Azukibohnen
Kichererbsen
Sojabohnen und -produkte

Haselnüsse
Kürbiskerne
Mandeln
Paranüsse, Pinienkerne
Sesam
Sonnenblumenkerne
Walnüsse

		YANG
	oppter A. n	Buchweizen Dinkel Gerste Grünkern Hafer Hirse Kamut Reis, Vollkorn Roggen Hafer- oder Weizenkleie
	t	Hartkäse Magerquark Rohmilchkäse Roquefort Schafs- und Ziegenkäse (in Öl/Lake oder als Schnittkäse) allgemein Schimmelkäse Eigelb
		Lamm, Hammel, Schaf Pute, Huhn, Ente (bitte nur Bio!) Rebhuhn, Fasan Rindfleisch Truthahn (bitte nur Bio!) Ziege allgemein: Wild
	Tintenfischringe	Forelle Hering sauer eingelegt Matjes-Hering Kleinfische, Sardinen, Sardellen Krabben und Meeresfrüchte Lachs und Räucherlachs Räucherforelle Rotbarsch Thunfisch
Süßes/ Salziges	Agavendicksaft Apfel-, Birnendicksaft Marmeladen, Fruchtaufstriche Speiseeis süßes Gebäck Schokolade Sirup, z. B. Ahornsirup Salzgebäck Sojasoße	

Es treffen hier also zwei Ordnungssysteme aufeinander – die Ordnung nach der Lebensmittelharmonie (Farben) und die Ordnung nach den Yin-Yang-Qualitäten (Spalten). Im Lesen der Lebensmittel können Sie also Ihr Wissen trainieren, zu welcher Gruppe der Lebensmittelharmonie sie gehören – und gleichzeitig sagt Ihnen die Yin- oder Yang-Qualität, wie Sie damit Ihr Energiesystem beeinflussen.

UND – wie ist Ihre persönliche Bilanz ausgefallen?

Wenn Sie das hier kennengelernt und verinnerlicht haben, tut sich ein Kosmos an Möglichkeiten auf, Ihre Gesundheit aktiv in die Hand zu nehmen. Und andersrum – ohne dieses Wissen navigiert man blindlings durch unser üppiges und auswahlreiches Lebensmitteluniversum. Wie viele Frauen sind mir z. B. in den letzten 20 Jahren begegnet, die einfach nicht verstehen konnten, warum sie mit Hauptmahlzeiten aus ein paar Salatblättern, mit Joghurt und Knäckebrot immer noch nicht abnehmen, obwohl ihre verbliebene Kalorienmenge weit unter Durchschnitt ist. Wie groß ist das Erstaunen und letztlich auch die Erleichterung, wenn man plötzlich mit »mehr Essen« abnimmt. Aber eben nicht irgendwas »mehr«, sondern das gute yang-wertige Bauerngemüse im Frischkostglas, reichlich warmes Gemüse, abwechslungsreiche Salate, Frischsäfte, »an apple a day«, charakterstarke pflanzliche Öle, vegetarische Eiweiße, Wildkräuter und sogar hin und wieder mal ein kleines Steak …

Warum geht das Abnehmen damit so viel leichter? Erstens sättigt Yang-Wertiges mehr, zweitens nährt es den Körper bis tief auf die Zellebene hinunter. Durch beides schwindet der Hunger, insbesondere der Heißhunger und der Süßhunger und die damit einher gehenden »falschen« oder zu großen Portionen. Drittens kurbelt Yang-Wertiges den Stoffwechsel an, bringt also wieder Leben und Bewegung in die kleinen Fettpölsterchen und Gewebe, in denen sich lange nichts getan hat … Viertens hebt Yang-Wertiges die Basisvitalität, was nichts weniger bedeutet, als dass es uns viel leichter fällt, noch genug Energie zu haben, um Sachen von Hand, per Rad oder per Pedes zu machen, für die wir vielleicht sonst technische Hilfsmittel benutzt hätten oder gleich ganz auf der Couch geblieben wären. Das heißt, unser Kalorienverbrauch steigt. Fünftens führt Yang-Wertiges zu Entsäuerung und Entgiftung und putzt damit unser Bindegewebe, wodurch alle Zellen besser an die Versorgung mit essentiellen Mikronährstoffen angeschlossen sind und auch ihre eigene Entsorgungslast leichter in die Blutbahn und zu den Ausleitungsorganen abgeben können. Das bedeutet nichts anderes, als dass wir mit der Zeit durch Lebensmittelharmonie und Yang-Wertigkeit einfach gesünder werden – und das Idealgewicht stellt sich folgerichtig ein, wenn alle Kreisläufe und Systeme wieder im ursprünglich gedachten Sinne funktionieren.

Yang-Wertiges tut uns einfach gut

Die meisten Menschen sind im Yin-Überschuss unterwegs

Über 90% aller Menschen der westlichen Welt, die bislang ohne dieses Grundlagenwissen nach Lust und Laune drauflos gegessen haben (denn in der Schule bringt uns das ja auch niemand bei …), werden bei sich einen Yin-Überschuss feststellen: zu viel Brot und überhaupt Weißmehl, zu viel Milchprodukte, zu viel tierisches Fett, unter den Gemüsen zu viel Nachtschattengewächse, zu viel Südfrüchte, zu viel Süßkram und sowieso zu viel Zucker. Das ist in unserer Klimazone insofern besonders fatal, als wir hier im Jahresdurchschnitt auch noch ein eher yin-wertiges, nämlich feuchtes und kaltes Klima vorfinden. Umso mehr braucht die Bevölkerung in Mitteleuropa den trocknenden und erwärmenden Einfluss yang-wertiger Lebensmittel, um auch an dieser Stelle Ausgleich zu schaffen.. Das Erstaunliche dabei ist – wenn wir uns im Schwerpunkt auf die Lebensmittel einlassen, die natürlicherweise bei uns vorkommen und wachsen, dann werden wir feststellen, dass nahezu alles, was ein traditioneller Bauerngarten hier so hergibt, auf der yang-wertigen Seite zu verorten ist. Wohingegen in heißen und trockenen Gegenden eben die von uns Südfrüchte genannten Lebensmittel wachsen, wie auch schon in Italien reichlich die Tomaten. Eben genau das, was Menschen dort brauchen, um den trockenen Hitzeperioden begegnen zu können und für ihren Körper den kühlen und befeuchtenden Ausgleich zu finden. Ist das nicht erstaunlich? Mich erhascht angesichts solch größerer Zusammenhänge immer wieder ein Anflug von dankbarem Staunen darüber, dass wir das für uns Beste und Heilsamste letztlich doch wieder vor unseren Füßen vorfinden und dafür gar nicht in die Ferne schweifen müssen. Wie unendlich weise und wohlgeordnet sich doch das Lebensganze darstellt, wenn wir es nicht allzu sehr durcheinanderbringen.

Yang-wertiges Essen schafft den Ausgleich zu unserem feucht-kalten Klima

Regionales zu essen, macht auch aus dieser Perspektive Sinn

So, das war ein kleiner Ausflug in die andere Seite der Lebensmittelharmonie. Neben den beiden Seiten der Medaille gäbe es dann noch die Innenseite des Ganzen. In der Polarität der chinesischen Medizin wäre das das Paar »Funktion und Wesen«. Und von der wesenhaften Wirkung unserer Nahrungsmittel – und insbesondere auch der Heilmittel unter unseren Nahrungsmitteln – war bislang noch gar nicht die Rede. Da tut sich erneut ein Kosmos auf, wenn wir beginnen, auch damit bewusst umzugehen, dass z. B.

- der Bärlauch wahre Frühlingskräfte in sich trägt und unsere Tatkraft verstärkt
- ein Brennnesseltee uns mit einem ordentlichen Schub positiver Aggression versorgt, die uns hilft, aufzuräumen und Liegengebliebenes anzugehen
- der Schachtelhalmtee unsere Ordnungs- und Strukturkräfte aktiviert
- die Eicheln (ja, man kann sie essen) unsere Ausdauer- und Durchhaltekräfte powern und
- die Artischocke uns hilft, das richtige Maß zwischen Selbstbeschränkung und Fülle zu finden.

Seminare dazu siehe Stichwort Leben mit Pflanzen auf meiner Webseite: www.annelohmann.com/leben-mit-pflanzen

Bio oder Nicht-Bio ... das ist hier die Frage

Exkurs III

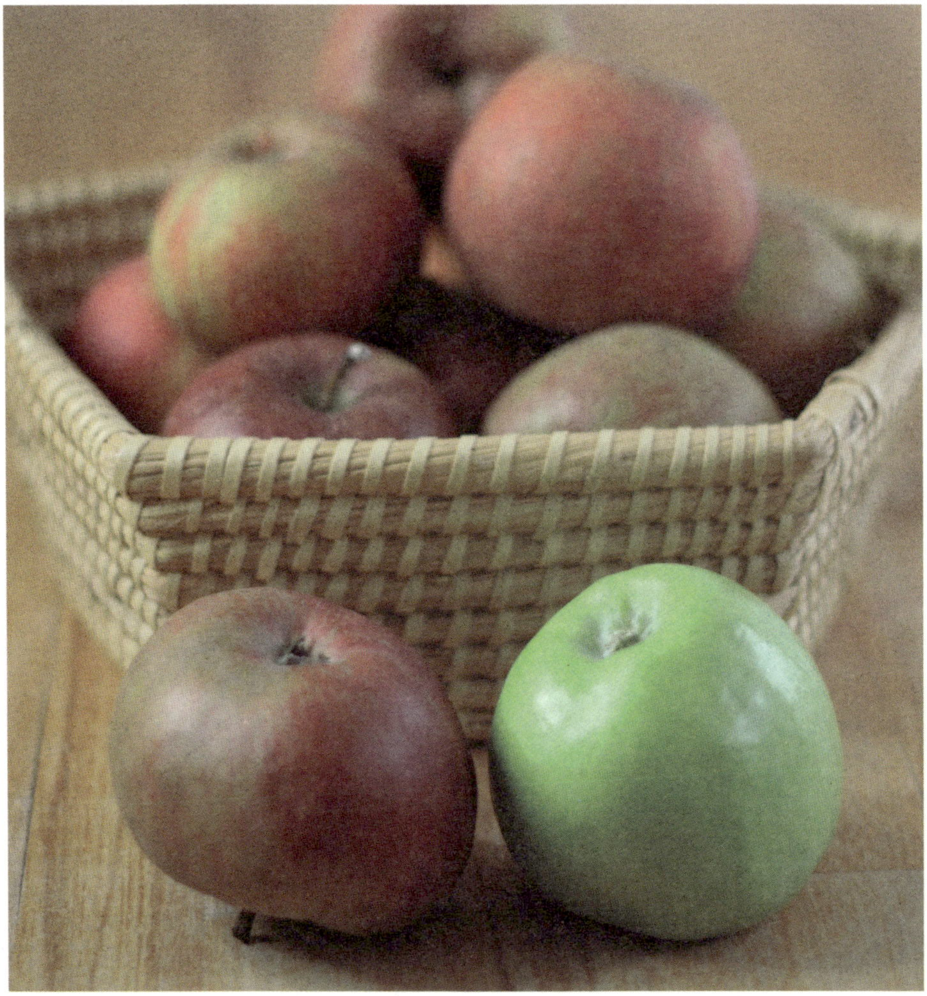

Na, welcher ist wohl der Bio-Apfel?

Lateinisch sapere *bedeutet Geschmack haben, schmecken. Das Substantiv dazu,* sapientia, *bedeutet Weisheit, Einsicht, Verstand, Klugheit. Auf diesen verblüffenden Zusammenhang machte mich der Grieche* BASILE TEREBEKIDES, *Ökopionier der ersten Stunde und Vorreiter der Rohkost-Ernährung, bei einem Gastvortrag in meinem* **ESS KULTUR PUR Seminar** *im Jahr 2014 aufmerksam.*

Die sprachliche Verwandtschaft von Geschmack und Weisheit leuchtete mir sofort ein, denn ich kenne diesen Zusammenhang aus meinem eigenen Leben und hundertfach aus meiner Arbeit im **ESS KULTUR PUR Seminar.** *Warum ist es so naheliegend, dass Geschmack und Weisheit zusammengehören?*

An etwas Geschmack zu haben bzw. Geschmack zu finden, ist eine universale Erfahrung des Mensch-Seins – und eine notwendige noch dazu. Wenn wir den Geschmack an etwas verlieren, z. B. an unserer Arbeit oder an unserer Beziehung, dann wird das Leben fad und langweilig, Routinen übernehmen das Ruder über unser Leben und Pflichten scheinen die Tagesabläufe zu bestimmen. Wenn wir jedoch Geschmack an etwas finden, z. B. an unserer Arbeit, einer Freizeitaktivität oder an unseren Beziehungen, dann leuchtet das Leben neu vor uns auf. Dann liegt Hingabe in jedem kleinen Handgriff und wir behalten – auch durch Schwierigkeiten hindurch – die Freude am Tun und am Leben und es fühlt sich voll und reich an.

Geschmack zu haben am Leben ist elementar

Die menschliche Universalerfahrung des Geschmack-habens-am-Leben, ja sogar die Universalerfahrung des ganzen selbständigen Mensch-Seins beginnt sehr früh und sie beginnt – natürlich – im Mund. Ab dem Augenblick, wo wir von unserer Mutter abgenabelt sind, ist – nach Atmen, das sich unwillkürlich vollzieht – die erste eigenständige Handlung die des Essens und des Schmeckens. Jedes Neugeborene weiß intuitiv, wie es den Bedarf danach signalisieren kann und wie es so seinen Hunger (nicht nur nach Milch, sondern nach Geborgenheit, Nähe, Zuwendung, Liebe) stillt. Auch wenn wir als Babys im Vergleich zum späteren Leben noch über wenig ausgebildete Fähigkeiten verfügen, von Anfang an können wir schmecken. Und wir wollen schmecken. Noch Jahre dauert es nach der Geburt, bis das Kleinkind aufhört, alles, aber auch alles, was in seine Reichweite kommt, zunächst mal in den Mund zu nehmen. Über den Mund und den Geschmack nehmen wir aktiv unsere primäre Beziehung zur Welt auf und definieren, was uns gut tut und was nicht.

Über Schmecken und Essen beginnt unsere aktive Beziehung zur Welt

Nun gehört es zur Zeitqualität der Gegenwart, dass die Dinge, die uns nähren, heute an Geschmack verloren haben. Man braucht kein Lebensmittelchemiker sein, um zu bemerken, dass die Äpfel, die bei Großmutter im Keller lagerten, zwar schrumpeliger aussahen als die heutigen aus dem Supermarkt, sie dafür aber geradezu betörend gut waren in ihrem Duft und ihrem Geschmack. Schon vor der Jahrtausendwende haben Wissenschaftler festgestellt, dass über einen Beobachtungszeitraum von nur 12 Jahren der Vitalstoffgehalt von Obst und Gemüse offenbar drastisch rückläufig war. Bei konventionell eingekauftem Gemüse zeigten sich Einbußen von bis zu 70% bei zentralen Inhaltsstoffen, wie z. B. Calcium, Folsäure, Magnesium, B- und C-Vitaminen. Unsere Zunge sagt uns schon lange, dass es sich »nicht lohnt«, eine Möhre einfach pur zu essen, denn Zellulose allein – ohne das ganze Bouquet der ursprünglichen Inhaltsstoffe, die für uns wahrnehmbar sind an einer reichen Duft- und Geschmacksfülle – schmeckt nun mal nicht besonders gut. Also muss man um so mehr zubereiten, kochen, würzen. Und wenn es ein anderer für uns tut – wie in allen Fertigprodukten der Fall – dann kommen auf jeden Fall auch noch Zucker

Duft und Geschmack vieler Lebensmittel haben heute an Intensität verloren

und Aromastoffe dazu, denn sonst kaufen es die Leute ja schon gar nicht mehr ein … ein Teufelskreis. So füttern wir uns selbst – ehe wir uns versehen – mehr und mehr mit letztlich gefälschten Lebensmitteln, die uns mit zugemixten Aromen und Farben und Süße einen Gehalt an Lebendigkeit vorgaukeln, den die verwendeten Basiszutaten schon bei der Ernte nicht mehr besessen hatten.

Zusatzstoffe imitieren fehlende Vitalqualitäten

Wie kommen wir da wieder raus? Eine Antwort ist Bio. Echtes Bio meine ich, nicht das etiketten-geschwindelte Bio-Siegel beim Discounter von einem anonymen Acker irgendwo aus den Weiten Osteuropas oder aus den Treibhausplastikwüsten in Südspanien. Echtes Bio, das noch von Bauern gemacht wurde, die das Wort Fruchtfolge *und das Wort* Bodenleben *kennen. Echtes Bio, das gibt es in Ihrem eigenen Garten oder im Garten der Oma. Echtes Bio, das gibt es auf Streuobstwiesen oder beim Demeter-Bauern der Region. Echtes Bio, das sind auch die Brombeeren und der Bärlauch aus dem Wald, das sind die Löwenzahnblätter und die Brennnesseln von einer ungespritzten Wiese. Echtes Bio, das ist das Leinöl von einer guten Ölmühle, das ist Dinkelmehl von einem traditionsreichen Getreide-Hof, das sind auch mal Trockenfrüchte von gut und transparent geführten Anbauprojekten aus den wärmeren Regionen der Erde. Echtes Bio hat viele Gesichter, aber eins ist allen gemeinsam – echtes Bio ist nicht anonym, sondern es ist von Menschen gemacht, die stolz sind auf das, was sie tun und die es gerne zeigen. Menschen, die daran glauben, dass die Natur selbst »es« am besten kann und dass es unsere Aufgabe ist, mit der Natur zu arbeiten und nicht gegen sie. Menschen, die sich zu schade sind, die Fruchtbarkeit ihrer kostbaren Ackerböden mit Pestiziden zu vernichten. Menschen, die eine Vision von der Zukunft haben, in der es nicht um Gewinnmaximierung, sondern um Nachhaltigkeit geht. Es lohnt sich, solche Menschen kennenzulernen.*

Echtes Bio hat viele Gesichter

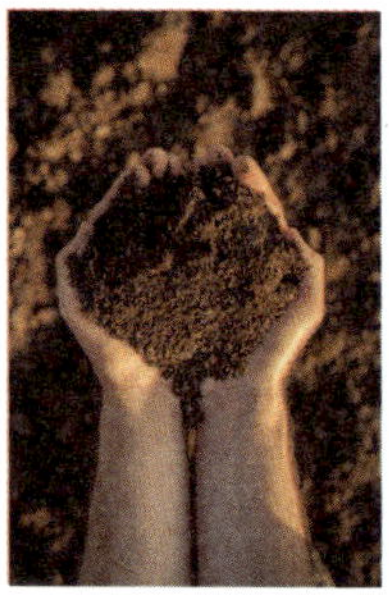

Echtes Bio arbeitet mit der Natur und nicht gegen sie

Und nun kommt das Beste – wenn wir auf der Geschmacksebene wieder echt von unecht unterscheiden lernen und innerhalb der echten Lebensmittel nach und nach eine große Vielfalt von pflanzeneigenen Aromen schätzen und lieben lernen, dann wächst auch unsere Sensibilität für das Echte und Nachhaltige und für das Wohltuende in anderen Bereichen des Lebens. So berichten mir viele meiner Kursteilnehmer, dass der Wechsel zur Lebensmittelharmonie ihnen gefühlt »einen Schleier von den Augen gezogen hat«. Sie fühlen sich frischer und lebendiger von den Haaren bis zu Zehenspitzen. Während sich ihr Bewusstsein für ihre Nahrungsmittel ausbildet, restrukturiert sich auch – im Nebenbei – ihr Selbst-Bewusst-Sein. Sie fühlen sich klarer und mutiger, sie gehen gereifter mit Herausforderungen um, sie machen Großputz in ihrem Haus und in ihrem Leben. Sie prüfen nach und nach was zu ihnen gehört, was ihnen

Bio-Kost erhöht unseren persönlichen Energielevel

Freude macht, was sie nährt – und was nicht. Es ist, als wenn man eine Spaghetti aus dem Topf gezogen hätte, aber alle anderen Spaghetti hängen eben dran …

Wer sich nicht nur für die Ordnung der Lebensmittelharmonie, sondern auch für die Nachhaltigkeit und die Bio-Qualität der Lebensmittel entscheidet, der wird noch weitergehende Erfahrungen machen. Indem wir uns mit der geschmacklichen Welt dieses Planeten, mit seinen rechtmäßig als natürlich bezeichneten Aromen und Konsistenzen auseinandersetzen, verfeinert sich unser Geschmackssinn. Indem wir von dem, was unsere Region hergibt, möglichst viele der echten Lebensmittel kennen-, zubereiten und schmecken lernen, verankern wir uns biologisch in unserer Region. Wir verbinden uns als Person mit der uns umgebenden – gewachsenen und noch urgesunden – Natur, wir identifizieren wir uns mit ihren »Früchten« bzw. den Geschenken, die sie hervorbringt. Wir erlangen neue Kompetenzen darin, Pflanzen zu kennen und zu erkennen, vielleicht sogar auch darin, sie anzubauen und zu verarbeiten. So entstehen enge Bindungen zwischen uns und dem Boden, auf dem wir leben. Und schließlich auch soziale Netzwerke zwischen uns und anderen Menschen, die sich auch bewusst für Ernährung und Boden interessieren oder die uns durch Anbau oder Handel bei der Befriedigung unserer Qualitätsansprüche an echte Nahrungsmittel helfen. Nach und nach generiert sich so ein dickes Mehr an Lebensqualität und Lebensfreude.

Bio verbindet uns mit unserer Region

Mit jedem weiteren Tag, in dem wir unsere Lebensmittel ordnen und die Vitalqualität unserer Basiszutaten konsequent erhöhen, helfen wir außerdem unserem physischen Körper bei der Rückkehr zur gesunden Selbstregulation. Als Homöostase *bezeichnen wir in der Medizin die Fähigkeit zur Aufrechterhaltung eines Gleichgewichtszustandes in einem zur Umwelt hin offenen System. Hört sich kompliziert an und ist es vermutlich auch, aber das merken wir zum Glück gar nicht. Erst wenn wir die Homöostase durch Krankheit verloren haben, registrieren wir, wie unendlich zuverlässig zuvor unser Körper alles selbständig auf die rechte Weise sortiert hat. Von der Körpertemperatur bis zum Salzhaushalt, vom Hormonsystem bis zu den Verdauungsprozessen, von der Flüssigkeitsregulation bis hin zu Blutdruck und Atmung. Ob das so bleiben kann, oder ob wir ab der Lebensmitte abhängig werden von Medikamenten, oder uns herumschlagen müssen mit dem, was man Krankheit nennt, was aber letztlich in einem oder in mehreren Bereichen der Verlust der Homöostase bzw. der Fähigkeit zur gesunden Selbstregulation ist, das hängt in einem erstaunlich hohen Maß davon ab, wovon wir uns bis dahin genährt haben und wie wir unsere Nahrung sortiert haben.*

Bio verbessert unsere Selbstregulation

Heute kann man den Unterschied zwischen Anbaumethoden bildhaft darstellen:

Um ein Bild davon zu erhalten, dass gesunder Nahrung tatsächlich eine hohe Ordnungskraft innewohnt, die der allem Lebendigen eigenen Neigung zum Chaos (in der Physik heißt das Phänomen »Entropie«) etwas entgegenzusetzen hat, empfehle ich meinen Kursteilnehmern und Patienten seit einiger Zeit die Beschäftigung mit den Kristallisationsbildern von Bio- und Nicht-Bio-Nahrung im Vergleich. Der Schweizer Bio-Pionier Walter Dänzer *hat 2014 ein Meisterwerk dazu vorgelegt, in dem er eine Methode entwickelt und standardisiert hat, um den Ordnungsgrad der Nahrung im Vergleich von Bio- und Nicht-Bio-Lebensmitteln für jedermann sichtbar zu machen. Als ich sein Buch »Die unsichtbare Kraft in Lebensmitteln« zum ersten Mal in Händen hielt, war ich – wie viele andere – tief berührt von der Schönheit der Ordnung in gesunden Lebensmitteln und tief erschreckt von der Destruktivität und geradezu Hässlichkeit der Strukturen vieler konventioneller Lebensmittel. Er ist nicht der Erste, der mit Kristallisationsbildern forscht. In meiner Naturheilpraxis verwende ich in Zusammenarbeit mit einem entsprechenden Labor seit über 20 Jahren eine Kupferchlorid-Kristallisationsmethode, um Prozesse im Gewebe sichtbar zu machen und im Bedarfsfall z. B. eine angemessene Mistel-Therapie wählen zu können. Und in meiner Arbeit als Fachfortbildungsleiterin einer naturheilkundlichen Pflanzenheilkunde-Firma zeigte ich in ebenfalls 20 Jahren Interessierten die Bilder von Kupferchlorid-Kristallisationen im Vergleich von konventionellen und biologischen pflanzlichen Urtinkturen. Aber Kupferchlorid-Kristallisationen sind kompliziert und teuer und es bedarf einer reichen Erfahrung, um sie richtig interpretieren zu können. Mit dem von Walter Dänzer entwickelten System ist methodisch eine Schallmauer durchbrochen worden. Er arbeitet ohne metallische Trägermedien (wie z. B. Kupferchlorid), ausschließlich mit einer nach einem standardisierten Verfahren allein aus dem untersuchten Lebensmittel gewonnen Flüssigkeit. Das entstehende Bild ist also ein reines Abbild der Substanz, die kristallisiert*

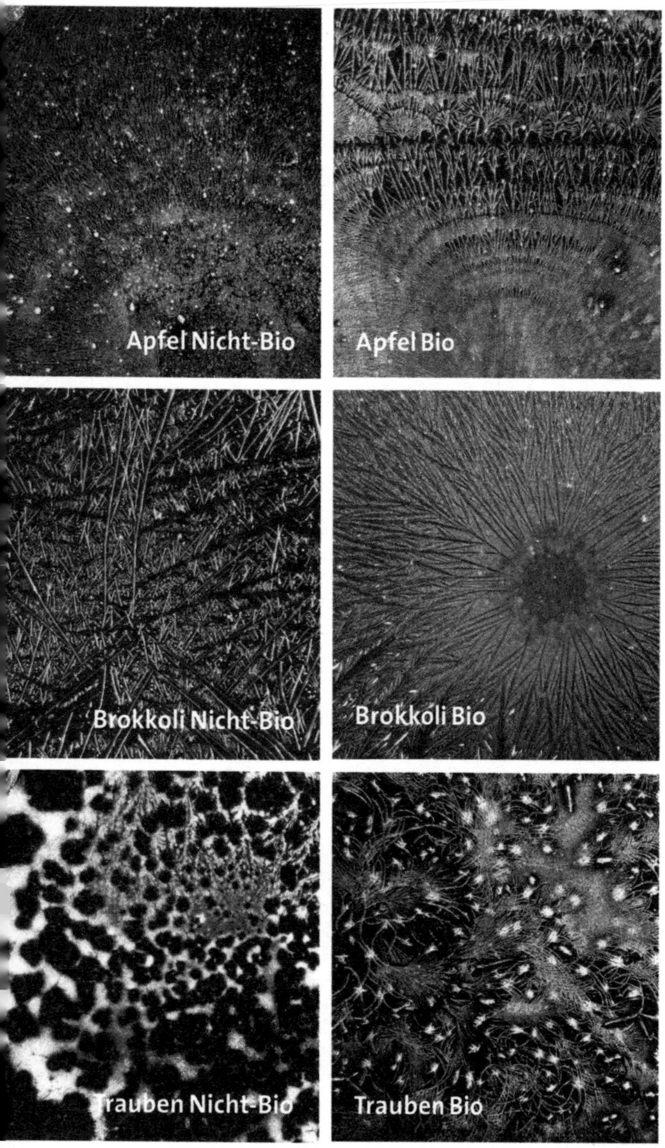

Abbildungen aus: **A. W. Dänzer**, ***Die unsichtbare Kraft in Lebensmitteln*, BIO und NICHTBIO im Vergleich. Verlag Bewusstes Dasein, Schlieren-Zürich, 2014**

wurde, ohne jeglichen Fremdeinfluss. Die auf diese Weise gewonnen Bilder sind so »sprechend«, dass wirklich jedes Kind hohe Qualität von niedriger Qualität bzw. Destruktivität unterscheiden kann. Ich hab's probiert – meine Tochter und alle ihre Spielgefährtinnen als Probanden haben in allen ihnen vorgelegten Beispielen richtig gelegen.

Das ist an sich schon sensationell, denn früher konnte man Bio von Nicht-Bio zwar geschmacklich unterscheiden, man konnte sich den Unterschied zwischen Bio und Nicht-Bio auch denken, wenn man sich ein bisschen mit Anbaumethoden beschäftigt hatte. Man konnte den Unterschied riechen. Und man konnte vor allem an der eigenen Vitalität spüren, ob man hoch- oder minderwertige Lebensmittel gegessen hatte. Aber jetzt kann man den Unterschied sehen. *Und die unmittelbare Logik erschließt sich damit auch Menschen, die sich noch nie zuvor mit der Frage beschäftigt haben. Ich bin sehr dankbar dafür, denn es ist meines Erachtens hoch an der Zeit, dass sich gerade in unserer vergleichsweise »reichen« Zivilisation, in der wir die Möglichkeiten und die Wahl haben, eine rasch größer werdende Zahl von Menschen dafür entscheidet, von konventionell auf bio umzustellen. Denn die Ergebnisse dieser Entscheidung haben nicht nur mit uns, unserem Geschmack und unserem Wohlbefinden zu tun. Der möglicherweise entscheidendste Punkt ist ein anderer:*

Die Konsequenzen biologischer Ernährung reichen weit über uns selbst hinaus

Global gesehen weisen die Ausstrahlungen und Folgen einer solchen Entscheidung weit über uns hinaus. Wir nehmen uns selbst ja in aller Regel als Nabel der Welt wahr. »Tut mir das gut? Fühlt sich das für mich gut an? Schmeckt mir das besser? Ist es das wert, dass ich dafür mehr Geld ausgebe? Was habe ich davon?« So sind wir nun mal. Zum Teil bleibt uns auch nichts anderes übrig, denn wir können ja nicht mit den Augen eines anderen schauen, mit der Zunge eines anderen schmecken und mit dem Geldbeutel eines anderen einkaufen. Wir sind für uns der Maßstab aller Dinge. Aber zum Glück haben wir im Portfolio unserer Menschheitsausstattung auch noch zwei weitere – in diesem Zusammenhang relevante – Fähigkeiten: Empathie und Intelligenz. Empathie ermöglicht uns im glücklichsten Falle die Einsicht, dass es um viel mehr geht, als um die Frage, ob uns die Biomöhre besser schmeckt und besser tut. Es ist ja schön und wirklich gut, wenn es uns besser schmeckt. Doch heben wir einmal den Blick buchstäblich »über den Tellerrand«, schauen wir ein bisschen in die Öko- und Sozialsysteme der gefühlt kleiner werdenden Welt. Dann sehen und erfahren wir Dinge, die auf indirekte Art auch mit uns zu tun haben und die – wenn wir nicht hinschauen – vielleicht noch nicht jetzt, aber in nicht mehr ferner Zukunft uns alle fühlbar und sehr schmerzlich erreichen werden. Kann es zum Beispiel »reichen«, dass die Discounter unseres Landes jetzt alle

Ein Blick über den Tellerrand

Bio-Obst und Gemüse aus aller Welt anbieten – in Plastik verpackt – zu Niedrigpreisen, die jeden echten Bio-Bauern das Gruseln lehren? Wie können die das schaffen? Wo kommt das Zeug denn her? Wollen Sie das wissen? Das ist heute kein Geheimnis mehr. Ein nicht unerheblicher Teil der in Deutschland und Europa verkauften Obst- und Gemüsemengen – auch die mit fraglichen Siegeln ausgezeichnete »Euro-Bio-Ware« – kommt zum Beispiel aus Almeria in Spanien, wo endlose Plastiklandschaften von Gewächshäusern entstanden sind, in denen zum Teil illegale Flüchtlinge aus Afrika unter unmenschlichsten Bedingungen arbeiten, leben – und sterben. Wenn Sie's nicht glauben, schauen Sie sich Almeria auf Google Maps mal von oben an.

Oder die »Bio-Ware« kommt aus Kroatien und anderen osteuropäischen Schwellenländern, in denen europäische Investoren nach einer erfolgreichen Bankenkarriere mit ihrer – auf dem internationalen Finanzmarkt »erworbenen« – Kaufkraft weitere zukunftsträchtige Kapitalanlagen tätigen. Sie tun dies, indem sie für – für sie – kleines Geld Boden im großen Stil kaufen. Danach vertreiben sie dann dort die Kleinbauern oder nehmen sie nahezu zu Sklavenkonditionen in Arbeit. Und dann bauen sie mit deren Hilfe auf riesigen Monokulturen »Bio-Zucchini« an. Ist das die Bio-Ware, die Sie und ich meinen, wenn wir das so positiv besetzte Wort »Bio« hören? Wohl kaum.

Empathie ermöglicht uns Mitgefühl mit der inzwischen fast eine Milliarde großen Zahl der hungernden Menschen auf der Welt. Intelligenz gemischt mit Interesse ermöglicht uns die Einsicht, dass unserer Art der Lebensführung, unser Wirtschaftssystem und vor allem die aus der westlichen Welt inzwischen global exportierten Landwirtschaftsmethoden und Ernährungsgewohnheiten etwas damit zu tun haben, das vierzig Prozent der Weltbevölkerung von weniger als zwei US-Dollar am Tag leben müssen. Schon deswegen können sie keine verbindliche Kontinuität in der Existenzsicherung ihrer selbst und ihrer Familien herstellen. Und von »Bio« können sie nur noch träumen.

Hinschauen hilft, auch wenn's erst mal weh tut

Der Verlust fruchtbaren Ackerbodens beträgt von 1950–1990 ein Drittel(!)* *aller fruchtbaren Böden der Welt. Durch extensive konventionelle Landwirtschaft, durch Erosion in Folge von Überweidung, Versalzung, Versandung, durch bodenvernichtende landwirtschaftliche Maßnahmen wie z. B. die Nutzung bodenverdichtender Großmaschinen, Überdüngung und Pestizidmissbrauch, sowie durch gedankenlose Überbauung von fruchtbarem Boden mit Häusern, Straßen und Einkaufszentren. Haben Sie mal nachgelesen, wie viel in der vergleichbaren Zeit die Weltbevölkerung angestiegen ist? Können Sie mir erklären, was die Kinder dieser Welt in 20–50 Jahren essen sollen und vor allem worauf sie anbauen sollen, wenn das auch nur ansatzweise so weiter-*

* Aus: Felix zu Löwenstein, *Food Crash*, 2011, Seite 41

geht? – Langer Rede kurzer Sinn: Wer heute noch ein Interesse daran hat, eine enkeltaugliche Welt an die zukünftigen Generationen weiterzugeben, für den kann und wird die Frage nach Bio oder Nicht-Bio nicht bei der Antwort auf mehr oder weniger Aroma in der Möhre stecken bleiben. Viel Gutes und Richtiges ist bereits darüber geschrieben worden. Doch von alldem möchte ich Ihnen das eben schon erwähnte Buch von Felix zu Löwenstein *wärmstens an Herz legen:* »Food Crash – Wir werden uns ökologisch ernähren oder gar nicht«. *Es bietet das gesammelte Fakten-Wissen zur globalen Entwicklung von Ernährung, Landwirtschaft, Klima und zu dem, was wir – Sie und ich – mit dem allem zu tun haben und ist dabei alles andere als »strohtrocken«.*

Für eine enkeltaugliche Zukunft

Für alle, die den Warnschuss schon gehört haben, bleibt dann eher die Frage nach dem Wie übrig? Wie gelingt es, aus meist ohnehin knappen Haushaltskassen das Mehr, das Bio nun mal tatsächlich und berechtigt kostet und aller Logik nach auch kosten muss, zu bezahlen? Was können Studenten, Alleinerziehende, Menschen, die in Niedriglohnberufen arbeiten oder Familien mit vielen Kindern tun? Aus eigener Erfahrung kann ich sagen – letztlich ist es eine Herzensangelegenheit. Ich selbst habe die ersten Schritte in den Bioladen getan, als ich 22 Jahre alt war – mitten in der teuren Heilpraktiker-Ausbildung – und als ich über ein sehr (!) niedriges Budget im Monat verfügte. Zuerst habe ich dort nur die Eier eingekauft (weil mir die Hühner aus konventioneller Haltung so leid taten), dann auch mal ein Brot. Dann sah ich im Fernsehen zufällig einen Beitrag darüber, wie konventionelle Orangen behandelt werden, damit sie lange halten und eine schön glänzende Schale haben, danach wollte ich keine konventionellen Orangen mehr kaufen, ... Wenig später begann ich in enger Nachbarschaft zu einem biologischen Obst-Betrieb zu arbeiten und lernte schätzen, wie man dort mit Boden und mit Pflanzen und mit Lebewesen überhaupt umgeht und wollte diese Wirtschaftsweise unterstützen. Und so ging es immer weiter, bis meine Familie und ich heute und seit vielen Jahren zu 100% Bio einkaufen. Und ja, es ist natürlich teurer, als würde ich die gleichen Zutaten konventionell und im Discounter einkaufen und mancher andere Luxus oder Status wird dafür gestrichen. – Aber mal ehrlich – wenn ich meinen Kühlschrank öffne und die leuchtende Vitalität echter Lebensmittel schaut mir entgegen, von Biobauern meines Vertrauens aus der Region produziert, wenn ich aus unserem – teuer erkauften – Garten die Berge von Tomaten reinbringe, die wir mit fast keinem Aufwand von der Natur geschenkt bekommen, dann ist es mir, ist es uns, das mehr als wert. Wenn ich meine neunjährige Tochter in der Küche stehen sehe, wie sie mit ihren Freundinnen zusammen aus echten, guten Zutaten eine Suppe kocht und wie sie in Wald und Feld so kenntnisreich und

Wie kann es gelingen?

Schritt für Schritt

sicher unterwegs ist, dass ihre Oma sie schon mit drei Jahren »Fräulein Gundermann« nannte, dann geht mir das Herz auf. Gibt es einen größeren Luxus auf diesem Planeten, als sich nähren zu können von dem unverfälschten Guten, das auf lebendigen Böden gewachsen und von lebendigen Menschen liebevoll kultiviert wurde? Gibt es eine weitreichendere Investition in die Zukunft, als Mitglied einer Weltgemeinschaft zu sein, die es gerade wieder neu lernt, mit diesem – nur einen – Planeten und allen seinen Lebewesen und lebensspendenden Eigenschaften in friedlicher Koexistenz zusammenzuwirken? Für mich jedenfalls gibt es nichts Größeres.

In die Zukunft investieren

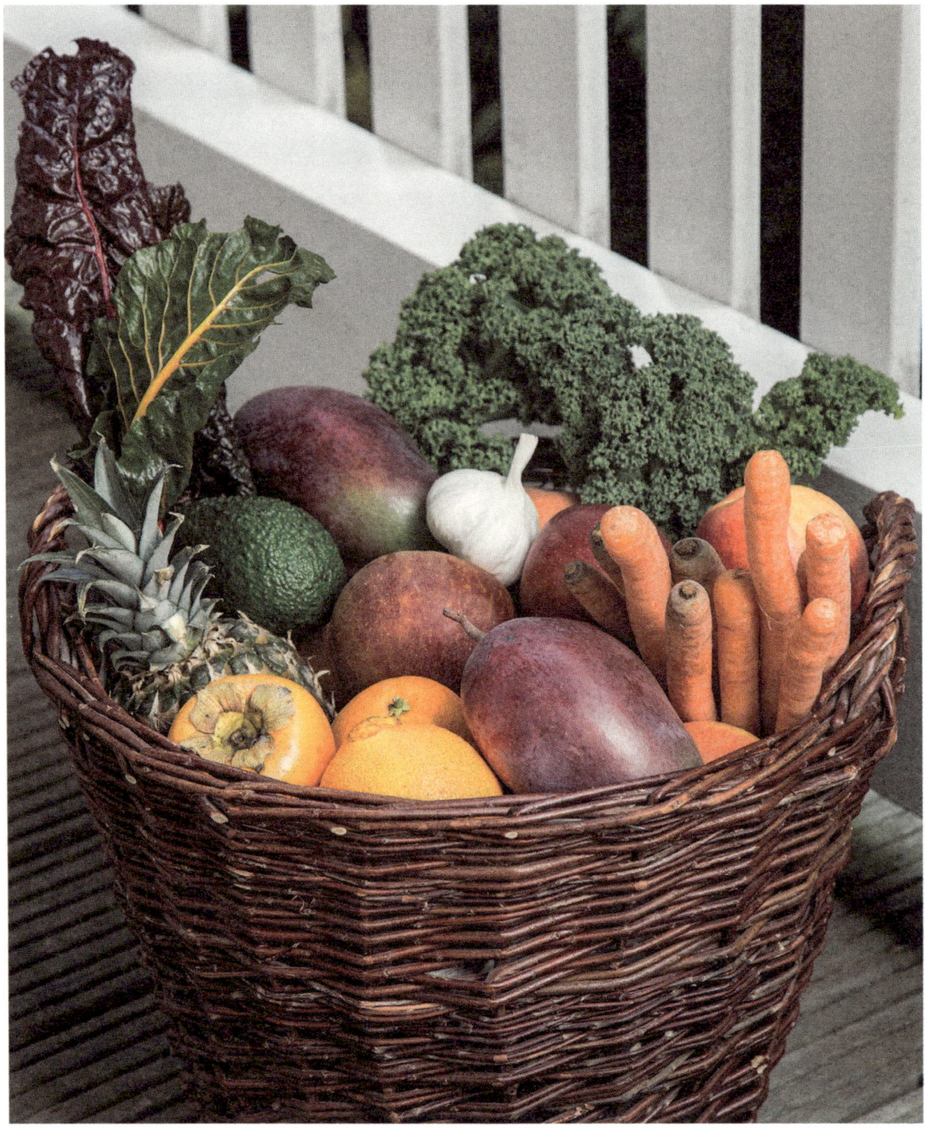

Rezepte?

Mal ehrlich – Sie brauchen keine Rezepte! Es gibt schon zu viele davon! Wenn Sie im Internet ein beliebiges Lebensmittelstichwort eingeben, erhalten Sie dutzende von Vorschlägen, was Sie damit machen können. Wenn man in eine auch nur mittelgroße Buchhandlung geht, kann einem ja schwindlig werden von den Regalmetern, die mit Kochbüchern gefüllt sind. Und ganz ehrlich – wie viele Rezeptbücher haben Sie zuhause, aus denen Sie mehr als 10 Rezepte gekocht haben? Der Rest verstopft Ihre Regale – stimmt's? Was unserer Kultur fehlt, sind nicht Rezepte, sondern das Verständnis eines Prinzips der Ernährung, das Sie – wenn Sie es verinnerlicht haben – auf jede Zutat umsetzen können, die Ihnen in die Hände kommt. Hinzu kommt: **ESS KULTUR PUR** ist nicht schwer, sondern einfach. Es ist Alltagsküche. Es ist spontan.

Ist das Prinzip verstanden, kommen die Ideen von selbst

Wenn Sie in Ihrem Bioladen frische Pilze finden, dann wissen Sie doch, dass man die mit Pfeffer und Salz in Olivenöl gut anbraten kann und dass sie gut über Feldsalat passen. Oder zu Reis. Wenn Sie gutes Gemüse vorfinden – Zucchini, Möhre, Brokkoli: Versuchen Sie doch erst mal die einfachen Dinge. Waschen, kleinschneiden, mit Zwiebeln anbraten, ein bisschen Kokosmilch drüber, vielleicht eine Prise Curry dazu, vielleicht ein paar Tofuwürfel oder ein bisschen Schafskäse. Gleichzeitig auf der anderen Herdplatte eine Beilage köcheln. Pellkartoffeln, Naturreis oder im Schnellkochtopf Kichererbsen. Ein bisschen Rohkost zum Knabbern dazu aufschneiden, eine Gurke vielleicht, einen weißen Rettich … In maximal zwanzig Minuten haben Sie ein gutes Essen auf dem Tisch. Gemüse ergibt immer ein köstliches Essen.

Einfach bleiben

Für die »Alltagsküche zwischendurch« bewährt es sich, einfach zu bleiben. Alles ist besser, als sich die Fertigpizza in den Ofen zu schieben, die Fertigfritten aus der Tiefkühltruhe zu holen oder sich zum hundertsten Mal doch wieder schnell ein Käsebrot zu schmieren. Versuchen Sie, vom Gemüse aus zu »denken« und den Rest drumherum zu gruppieren. Natürlich kann man die Lebensmittelharmonie auch kulinarisch aufwerten bis zum Anschlag, kann Gourmet-Küche daraus machen oder sie länderspezifisch interpretieren, je nach Ihren Vorlieben asiatisch, italienisch, orientalisch. Aber dafür brauchen Sie keine **ESS KULTUR PUR** Spezialkochbücher, sondern Sie nehmen einfach Ihre bewährten Lieblingskochbücher und »stricken« die Rezepte entsprechend der Lebensmittelharmonie um. Schon nach ein paar Wochen der Eingewöhnung werden Sie darin Meister sein und feststellen, dass es fast kein »altes« Rezept gibt, das nicht auf die Lebensmittelharmonie übersetzt werden kann.

Immer vom Gemüse aus »denken«

Nahezu jedes »alte« Rezept ist in die Lebensmittelharmonie übertragbar

Wenn Sie sich dann noch beflügeln lassen von der Rohkost-Gourmetküche und von dem einen oder anderen »Vegan-Saft-Smoothie«-Rezeptbuch, dann kriegen Sie schnell die Kurve zu einer neuen Auswahl an Lieblingsrezepten, die

Sie nach jeder Mahlzeit leicht und fit hinterlassen. Damit verankern Sie sich in einer neuen Rezeptwelt, die Ihnen wirklich einfach nur noch gut tut.

Starthilfe

Ein bisschen Starthilfe gebe ich Ihnen aber nun doch noch, entlang der häufigsten Fragen, die ich von den Neustartern aus dem Seminar kenne:

Was passt jetzt noch auf ein »normales« Brot (also Brot aus Getreide, selbstgemacht oder vom Bäcker). Nun, …

z. B. aus der Ecke der Milchprodukte:

Brotaufstriche 1

- Frischkäse z. B.:
  - klassischer und körniger Frischkäse, Hüttenkäse, Ricotta, Manouri, Bresso
  - alle streichfähigen, weißen Käse von Ziege und Schaf
- Salzlaken-Käse
  - aus Schafsmilch (Feta), aus Ziegen- oder Kuhmilch
  - aus Büffelmilch (Mozzarella), Scamorza
- Sauermilchkäse, d. h. aus Sauermilchquark gereifte Käsesorten, z. B.:
  - Harzer Roller, Mainzerkäse, Handkäse, Weiß- oder Blauschimmelkäse, Rotschmierekäse
- Käse > 60 % Fett in Trockenmasse: z. B. Butterkäse oder Rahmgouda (aufgrund des hohen Anteils an tierischem Fett aber für den regelmäßigen Verzehr nicht empfehlenswert)
- auch niedrigprozentiger Schnittkäse kann im grünen Bereich sein, wenn er: 1. aus naturbelassener Rohmilch hergestellt ist und
  2. auch bei Ihnen unerhitzt bleibt (also nicht auf die Pizza!)
  Im Angebot sind diesbezüglich die Rohmilchgoudasorten direkt ab Hof von Biobauern von Schaf, Ziege oder Kuh. Doch auch einige handelsübliche und traditionelle Käsesorten sind Rohmilchkäse, z. B. der Appenzeller, der Allgäuer Emmentaler, der Halloumi, der Greyerzer *und* der Original-Parmesan. Bleiben Sie hier allerdings unbedingt in Bioqualität, weil nur so natürliche Fermentation und angemessene Reifezeit in der Käseherstellung gesichert sind. Die genannten gereiften Rohmilch-Hartkäse < 60% Fettgehalt allerdings würde ich Ihnen aufgrund ihrer Eiweißdichte und ihres hohen Salzgehaltes nicht als häufig gewählten Brotbelag empfehlen. Gegen einen Teelöffel frisch geriebenen Parmesan über Ihren Nudeln ist hingegen nichts einzuwenden.

z. B. aus der Ecke der Kräuter:

- Kräuterbutter, frisch gewiegte Kräuter (Schnittlauch, Koriander, ...) mit Kräutersalz, Knoblauchbutter, Kräuteraufstrich (Zutaten beachten!), Kräuterschmalz auf Basis vegetarischer Fettgrundlagen, z.B. Kakaobutter

z. B . aus der Ecke der Gemüse:

- Rohkost mit Dip: Radieschen, Möhre, Paprika, Gurke, Zwiebel, Rettich, etc., pro Person 1 rohe Tomate mit Mozzarella, Avocado, Oliven mit Kräutern, Milchsaures, z. B. milchsauer eingelegte Gurken

z. B. aus der süßen Ecke:

- Banane, Reismalz, vegane Schokoaufstriche (beachte allerdings: die Fertigprodukte enthalten noch fast ausnahmslos Zucker in irgendeiner Form), Tahin, Honig, Heidelbeermarmelade, Dattelmarmelade oder Feigenaufstrich, Rübenkraut, Mandelmus, jedes reine Nuss-Mus, z. B. aus Hasel, Walnuss, Cashew, Macadamia, Erdmandel, ... (nur Erdnüsse sollten Sie lieber sparsam oder nur ausnahmsweise verwenden), oder auch gleich ein Rosinenbrot mit Butter (ggf. Rezeptzutaten erfragen)

z. B. aus der Fisch-Ecke der rohe Fisch, etwa

- Lachs, Matjes, Sardellen, (echter!) Kaviar und alle rohen »Sushi-Fische«

z. B. aus der Fleisch-Ecke:

- Mettwurst, luftgetrocknete Salami, luftgetrockneter Schinken, Tartar, Mett, Blutwurst (ohne Innereien) und Bündner-Fleisch

Brotaufstriche 2

Und wohin jetzt mit den gewohnten Brotaufstrichen: Käse, Wurst, etc.? Ganz einfach – Sie belassen die Brotauflage und ändern das Brot! Dass es »Low Carb Brot« gibt, hat sich inzwischen herum gesprochen. Mit dem Begriff wird ein Brot bezeichnet, das komplett ohne Getreide (mit Ausnahme der Kleie) auskommt. Die Zutaten könnten z. B. sein: Mandelmehl, Kichererbsenmehl, Sojamehl, Haferkleie, Weizenkleie, Dinkelkleie, Quark, Buttermilch, Eier, auch Nüsse, Sonnenblumenkerne, Sesam, Leinsamen, Backpulver und Backhefe sind als Zutaten ok. Eine Zeitlang waren Low Carb Brote auch in konventionellen Bäckereien der neue Renner. Leider waren die Rezepte dabei oft nur getreidereduziert, nicht getreidefrei. Selber backen ist daher immer noch die verlässlichere Alternative. Inzwischen gibt es eine Fülle von Rezepten im Internet. Probieren Sie sich ruhig ein bisschen durch, bis Sie Ihren Favoriten gefunden haben. Einige

Anbieter bieten auch Backmischungen an, Adressen im Anhang. Ein nach persönlichen Vorlieben variierbares Grundrezept für Low Carb Brote ist z. B. dieses:

Low Carb Brot 1

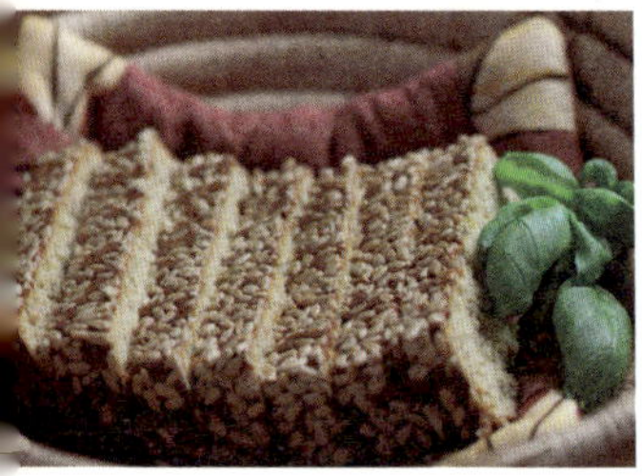

→ **300 g geriebene Mandeln**	und/oder Kokosflocken, getrocknete Keime, Kleie (im Mischungsverhältnis nach eigener Vorliebe, z. B. je 1/3 von jedem) mit
150 g heißem Wasser	1 Stunde einweichen, dann
250 g Kichererbsenmehl	oder Sojamehl zugeben, sowie
75 g Sonnenblumenkerne	oder Kürbiskerne, Leinsaat, Mohn oder Sesam
1 Päckchen Trockenhefe	unter die Nüsse- und Saatenmischung geben, dazu
1 TL Salz	und
1 TL Gemüsebrühepulver	und
1 Ei	und
150 g Magerquark	und
275 g Buttermilch	(ggf. weniger nehmen, wenn die Masse recht flüssig ist)
1 EL Honig	und
Brotgewürz	nach Belieben, z. B. Koriander, Anis, Fenchel

Dann in eine gefettete Kastenform Sonnenblumenkerne einstreuen, Teig fest einfüllen ohne Lufträume. Auf die untere Schiene im kalten Ofen stellen, damit der Teig gehen kann, auf 200 °C einstellen und mindestens 1 Stunde backen, ggf. länger. Prüfung der Brotfeuchte mit Holzstäbchen oder Nadel. Alternativ kann die Masse auch in kleinen Portionen auf's Backblech gesetzt und als Brötchen abgebacken werden. Die Backzeit variiert dann je nach gewählter Größe, wird aber ca. im Bereich von 20 Minuten liegen.

Low Carb Brot 2

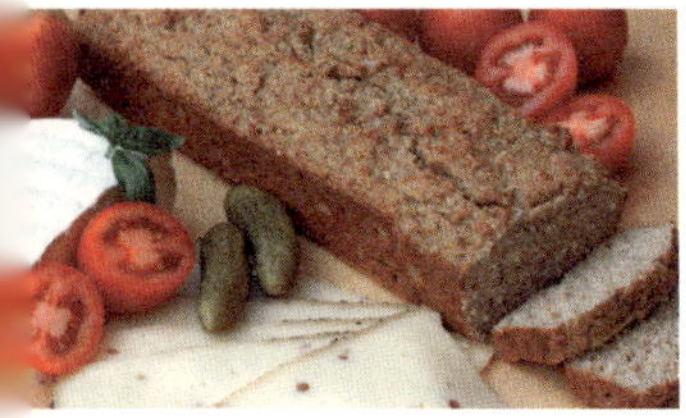

→ **4 Eier**	gut verquirlen
500g Magerquark	dazu geben und unterrühren, dann
250 g Haferkleie	mit
50 g Weizenkleie	und
1 Pkg. Backpulver	und
1 Teelöffel Salz	gut vermischen, in die Ei-Quark-Mischung einrühren
Brotgewürz	z. B. Kümmel nach Geschmack zugeben.

Den Teig in eine mit Backpapier ausgelegte Brotbackform gießen und bei 180°C für 50 Minuten backen. Aus diesem Brot lassen sich ca. 16 Scheiben schneiden. Es eignet sich gut für portionsweises Einfrieren. Bei Bedarf kann man die benötigten Scheiben schnell im Toaster oder unter dem Grill des Backofens in ein paar Minuten auftauen.

Brotschmankerl

grün nach Ingrid

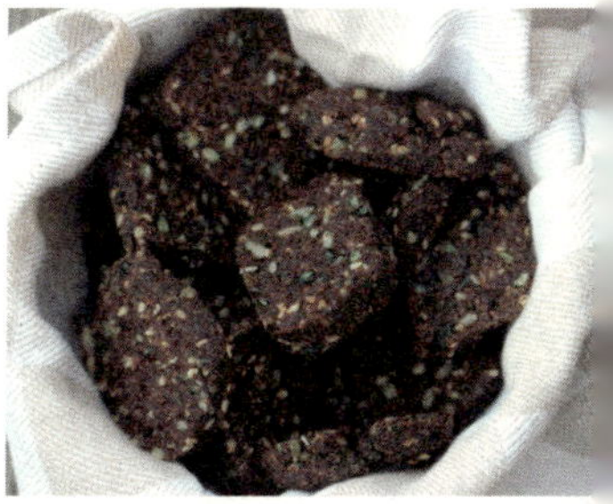

Gut durchgetrocknet erinnern die kleinen Brot schmankerl-Häppchen an das gute alte Schwarzbrot

→ **80 g Leinsamen**	(geschrotet oder ganz) mit
1 TL Chiasamen	mischen.
120 ml Wasser	mit
1 gestr. TL Natron	mischen. Die Saatenmischung unter das Wasser rühren und mindestens 20 min lang quellen lassen. Dann
1 EL Sesam	und
2 EL Sonnenblumenkerne	oder gehackte **Kürbiskerne** oder beides, plus
1 EL Olivenöl	
2 EL Leinsamenmehl	
20 g Erdmandelmehl	
1/2 TL Kurkuma	(optional)
2 TL Brotgewürz	z. B. Fenchel, Koriander, Anis, Kümmel, plus ca.
1 TL Salz	miteinander mischen und dann mit der zuvor eingeweichten Mischung gut verkneten.

Die zusammengeknetete Masse zu einem Quader formen (ca. 4 x 4 cm, wie bei Plätzchen) und für 2 Std. in den Kühlschrank geben, damit sie noch fester wird. Vor dem Abbacken die Masse in 5 mm dicke Scheiben schneiden und auf Backpapier in den heißen Backofen geben und bei 155 °C Umluft 25–30 Minuten backen. Ggf. kann man die Scheiben später nochmal teilen und sie z. B. auch als Fingerfood mit einem leckeren Pesto servieren.

Brot ohne Gluten – eine ganz andere Erfahrung

Grundsätzlich »klebt« der Teig von Low Carb Broten weniger, weil er kein Gluten enthält – mit anderen Worten das fertige Brot bröckelt leichter, als Sie es gewohnt sind und es schmeckt auch ganz anders – etwas herber und saftiger – als das klassische Getreidebrot. Aber man kann mit dem herben, herzhaften Geschmack schnell Freund werden, insbesondere in Kombination mit all den köstlichen Auflagen, die zusammen mit diesem Brotrezept alle super gut verträglich und spürbar passend zur Lebensmittelharmonie sind. Denn mit einem Low Carb Brot – das zum blau-grünen Bereich gehört – können Sie jetzt einfach alles an »Butterbroten« essen, was Sie von Kindheit an gewohnt waren.

Zum Beispiel

Möglichkeiten auf dem Low Carb Brot

- Eier, hart gekocht in Scheiben oder als Spiegelei
- alle erhitzten Käsesorten wie z. B. Gouda, Edamer, Tilsiter, Bergkäse, Pecorino, …, kurz alle Nicht-Rohmilchkäse mit einem Fettgehalt < 60%
- Süßes wie Marmelade bzw. Fruchtaufstriche (Vorsicht: bitte beides ohne Zucker!)
- Saures wie Essiggurken oder Tomatensalat
- Fisch: Forelle geräuchert, Hering in Tomatensoße, Makrele und alle Arten heiß geräucherter Fisch
- Fleisch: gekochter Schinken, Fleischwurst, Leberwurst, Bratenaufschnitt, Kochsalami …
- zu all dem gelegentlich ein gutes Glas Wein …

Auch Rezepte auf Buttermilchbasis mit weniger Ei und mehr Anteilen von Kleie und Saaten, wie z. B. Leinsamen, Nüsse, Sonnenblumenkerne oder Sesam sind lecker und empfehlenswert. Diese gibt's zum Teil als Backmischung, dann ist man wirklich ruck zuck fertig und es geht schneller, als Brötchen vom Bäcker zu holen. Bezugsquellen im Anhang.

Und hier noch eine letzte und ganz einfache Low Carb-Spezial-Kategorie:

Kicher-erbsen-schnitte

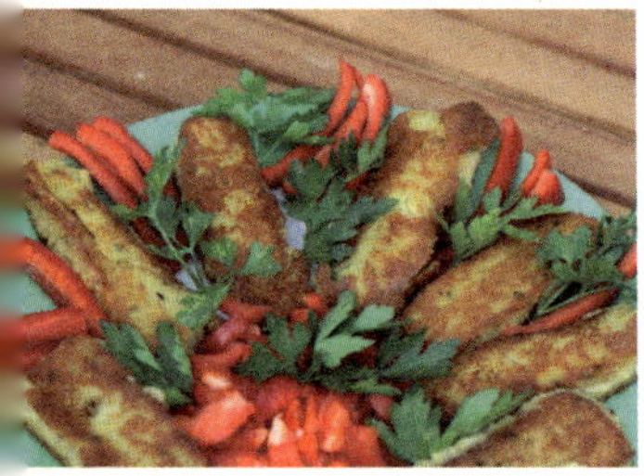

1 1/4 l Wasser	zum Kochen bringen und mit
2–3 EL Gemüsebrühepulver	zu einer kräftigen Gemüsebrühe ansetzen, dann
330 g Kichererbsenmehl	einrühren und unter Rühren zum Kochen bringen und noch 5 Minuten weiter kochen lassen.

Die Masse in eine gefettete Springform füllen und über Nacht fest werden lassen. Am nächsten Morgen stürzen und in 1 cm dicke Scheiben schneiden und vor dem Verzehr in Kokosöl oder Palmöl oder Ghee anbraten. Alternativ kann man den Kichererbsenmehlteig auch mit gebratenen Zwiebeln, Knoblauch, Kräutern oder Saaten verfeinern. Alle herzhaften Auflagen aus dem blauen Bereich harmonieren gut mit der Kichererbsenschnitte als Grundlage. Darüber hinaus eignet sie sich auch prima als Beilage zu Gemüsegerichten.

Brot 3

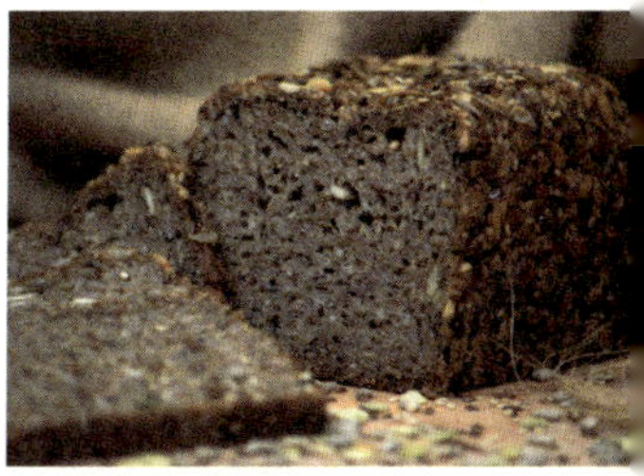

Essener Brot aus Roggensprossen, Sprossensauerteig, Dinkelsprossen, Kürbiskernen, Sonnenblumenkernen, Sesam, Leinsamen, Salz und Hefe

Einige Bäckereien bieten Variationen des Essener Brotes an, das ist ein Vollkornbrot, das bis zu 100% aus gekeimtem Getreide bestehen kann (muss man nachfragen). Bei der Keimung von Getreide werden die Enzyme aktiviert, viele Vitamine werden dann erst gebildet, Gluten und Phytinsäure werden teilweise abgebaut und ein größerer Anteil der Mineralstoffe aus dem vollen Korn wird durch den Keimprozess und die Reduktion der Phytinsäure überhaupt erst so aufgeschlossen, dass er für den Menschen verfügbar wird. Ideal ist, wenn das Brot bei niedrigen Temperaturen gebacken oder gar – wie bei den Essenern – als Fladenbrot in der Sonne getrocknet wird (es darf auch ein Dörrgerät sein). Das für uns beste Triebmittel ist dabei ein Sauerteig, denn dabei handelt es sich um einen Fermentierungs- bzw. Gärungsprozess, der bekanntlich – wie alle anderen Lebensmittelfermentationsprozesse – Verdauungsschritte für uns vorleistet, die unser Körper dann nicht mehr erbringen muss. Auch Beigaben von Saaten (Sonnenblumenkerne, Kürbiskerne, etc.) lassen das Brot nach unserem Verständnis im grünen Bereich bleiben. Essenerbrote zu backen ist allerdings eine hohe Kunst, denn gekeimtes Getreide ist schlecht backfähig, weil durch den Aktivierungsprozess das Gluten als Kleber nur noch in geringen Mengen zur Verfügung steht. Schätzen Sie sich daher glücklich, wenn Sie eine Bäckerei in Ihrer Nähe wissen, die so backen kann. Immerhin soll schon Jesus diese Brote gegessen haben – er wird schon gewusst haben, warum …

Brot 4

Cracker-Rezepte sind möglich ohne Getreide UND ohne tierisches Eiweiß

Die Alternative Nummer vier zum klassischen Getreidebrot ist der Cracker. Der Vorzug der rohköstlichen Cracker ist, dass sie ohne Getreide UND ohne tierisches Eiweiß auskommen, was begrüßenswert ist, denn in den oben genannten Beispielen der Low Carb Brote kommen wir schnell auf größere Mengen tierischen Eiweißes, erst recht, wenn man die klassischen Brot-Auflagen dazu zählt. Auch von den Rohkost-Crackern gibt es in den gängigen Kochforen im Netz, wie auch in allen Vegan- und Rohkostkochbüchern eine Unzahl an Varianten, die Sie einfach mal ausprobieren können. Cracker kann man super auf Vorrat zubereiten und – wenn sie gut durchgetrocknet sind – in einer Blechdose mehrere Wochen lang aufbewahren, wenn man sie nicht vor lauter Begeisterung schnell aufgegessen hat! Hier mal ein ganz einfaches Rezept zum Reinkommen und zur Inspiration:

Cracker

→ **1 cup Leinsamen**	geschrotet, eine halbe Stunde einweichen und abtropfen lassen
6 cup rote Paprika	gewaschen und vor dem Abmessen in kleine Stücke geschnitten
1 Zwiebel	geschält und in Stücke geschnitten
1 cup Sonnenblumenkerne	
1 TL rotes Paprikapulver, süß	
1 Prise rotes Paprikapulver, scharf	
1 TL Salz	

Übrigens:
1 cup = 240 ml
ist eine international übliche Maßeinheit, die insbesondere in der Frischkostküche viel Verwendung findet und einer »deutschen Tasse« mit 240 ml Inhalt entspricht

Den Leinsamen mit allen anderen Zutaten mischen, im Standmixer pürieren und abschmecken. Variieren Sie ruhig ein bisschen mit der Menge der Zutaten, je nachdem, was Sie gerade so da haben. Den Teig dann auf der Folie eines Dörrgerätes ausstreichen (alternativ auf dem Backblech bei offener Tür und niedriger Temperatur) und über Nacht bei Rohkosttemperatur (also maximal 42°C) trocknen lassen. Es empfiehlt sich bei allen Crackern, nach dem ersten Antrocknen des Teigs Gitternetzlinien in die Oberfläche zu »zeichnen«, als Bruchstellen, an denen der fertige Cracker dann nach dem Durchtrocknen schön glatt in Stücke gebrochen werden kann. Und im Laufe des Dörrprozesses muss der Teig einmal von der Folie gezogen und gewendet werden.

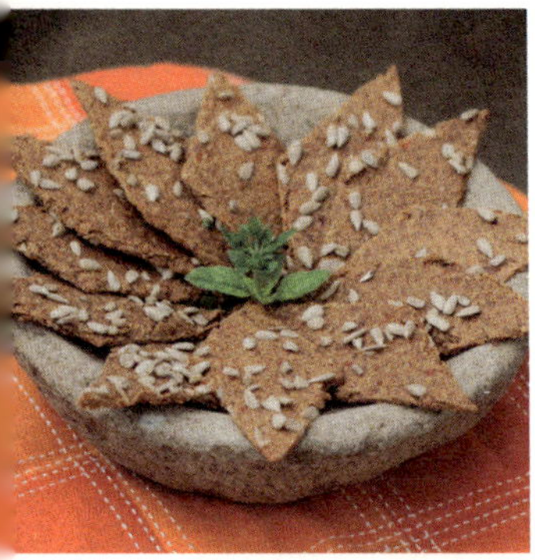

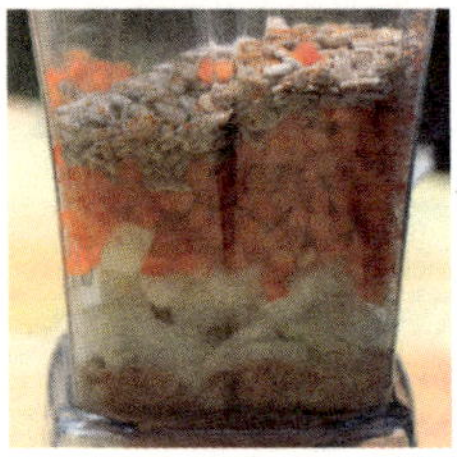

Gedörrte Cracker, zuvor im Hochleistungsmixer püriert

Super an Crackern ist, dass sie unendlich flexibel sind. Es gibt so viele Varianten! Schnell wird man mutig und probiert selber, was alles möglich ist. Gurken, Zucchini, Möhren, Rote Beete, Oliven, Haselnüsse, Walnüsse, Sprossen aller Art, frische Kräuter quer durch den Garten, … . Besonders cool ist die Weiterverwendung des Tresters vom Saftpressen, der einfach mit unter den Teig gemischt werden kann.

Und meistens kommt man am Schluss, wie auch in diesem Beispiel, trotzdem im grünen Bereich raus, so dass uns dann auch in der Kombination mit allen anderen Lebensmitteln keine Grenzen gesetzt sind.

Wenn man häufiger Cracker macht, ist ein Dörrgerät echt sinnvoll. Es spart im Vergleich zum Trocknen im Backofen unendlich viel Strom und trocknet temperaturgenau so, wie Sie es – z. B. rohköstlich – haben wollen. Klar, ein gutes Dörrgerät ist teuer. Aber warum nicht auch mal in die Küchenausstattung investieren. Ich garantiere Ihnen, dass es keinen besseren Ort gibt, wo Sie für Ihre Gesundheit Geld ausgeben können …

Für ESS KULTUR PUR Pizza gibt es viele Varianten: Pizza 1

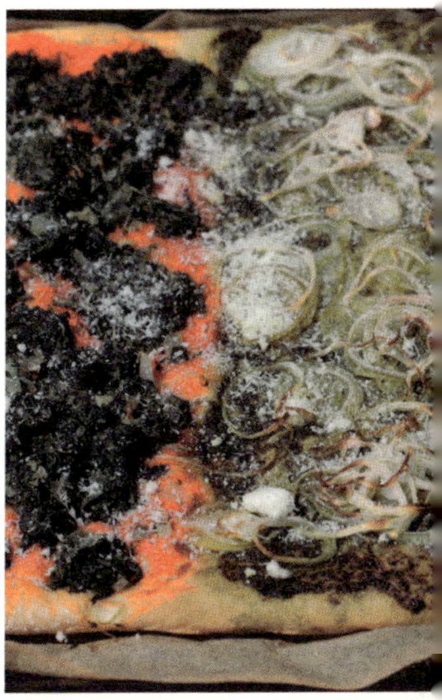

Pizza rot/grün

Hier zunächst mal der Teig, klassisch italienisch mit Olivenöl, z. B. so

→ **350 g Mehl** Weizen ist usus, ich bevorzuge Dinkelmehl Typ 1050
200 g warmes Wasser
1 ganzer Würfel Hefe
1 TL Salz
1 MSP Kokosblütenzucker
25 g Olivenöl

Ich bereite dieses Pizza meist in der Küchenmaschine zu: Alle Zutaten in den Mixtopf, 1 1/2 Minuten auf der Teigrührstufe zu einem Teig verkneten (von Hand ein paar Minuten länger), ausrollen, belegen und dann 15 Minuten bei 50 °C im Backofen aufgehen lassen, anschließend in 20 Minuten auf 230 °C fertig backen. Schneller wäre nicht mal ein Lieferservice ... Drauflegen können Sie alles, was Sie im grünen Bereich finden. Von Zwiebelringen über Pilze, Knoblauch, Spinat, Auberginen, Zucchini, Brokkoli, Paprika, Pesto, Oliven, ...

Was wir bei dieser Pizza nicht machen, ist sie mit Tomatensoße einzustreichen und sie fett mit Käse zu belegen. Stattdessen gibt es für das Bestreichen des Bodens fünf Alternativen:

Pizza-Alternativen

→ **Pizza pur:**
dazu den Teig mit Olivenöl einstreichen, dieses ggf. pikant gewürzt, z. B. mit einer Prise Salz, einem Hauch Pfeffer und reichlich Oregano

→ **Pizza rot:**
frische rote Paprika würfeln und pürieren und mit einem Schuss Olivenöl, einer Prise Salz, einem Hauch Pfeffer, reichlich Oregano und ggf. etwas Süße (z. B. Agavendicksaft) zu einer leckeren roten Soße aufwerten

→ **Pizza grün:**
ein Pesto, z. B. aus Basilikum, aber prinzipiell geht auch jedes andere, auf den Teig streichen

→ **Pizza schwarz:**
den Teig dünn mit Oliventapenade (pürierte Oliven) einstreichen

→ **Pizza weiß:**
wer weiß ok findet (erinnert dann ein bisschen an Flammkuchen), nimmt saure Sahne, Creme fraiche oder Schmand und gibt die gleiche Grundwürze daran, also immer Salz, Pfeffer, Oregano und bestreicht damit dünn den Teig.

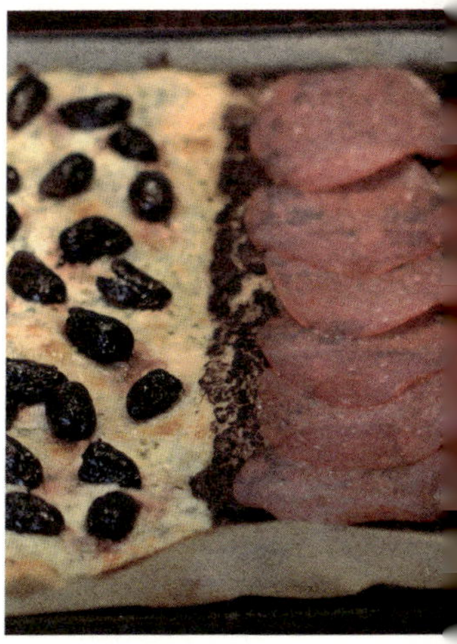

Pizza weiß/schwarz

Was wir auch nicht machen, ist, einen dicken Käsebelag aufzulegen, sondern hier wären die Käsealternativen Mozzarella, Würfel aus Salzlakenkäse (Schaf oder Ziege), oder Sie lassen den Käse erst mal weg und geben einen Schnittkäse aus dem grünen Bereich (siehe Seite 110) – NACH dem Backen auf die ofenwarme Pizza. Dadurch dass der Käse, z. B. Parmesan, nicht mit durchgebacken wird, bleibt er im grünen Bereich. Gleiches gilt übrigens für Fleisch, auch die luftgetrocknete Salami z. B. legen wir erst *nach* dem Backen auf die ofenwarme Pizza – dann hat sie übrigens auch viel mehr Aroma und schmeckt nicht einfach nur noch fettig.

Man spürt den Unterschied

Den Unterschied in der Verträglichkeit zur klassisch-gewohnten Pizza werden Sie spüren. Auch eine Pizza muss nicht als fettiger Klumpen einer wilden Mischung von Lebensmitteln aus dem blauen und roten Bereich im Magen liegen. Dass zum Stückchen Pizza ein Salat oder ein gemischter Vorspeisenteller mit Gemüse dazugehört, versteht sich wohl inzwischen von selbst …

Pizza 2 »Klassisch italienische Pizza« mal anders

Meine reisefreudigen Seminarteilnehmer haben mich auf die Spur gebracht, dass Pizza – auch in Italien – auch anders geht. Rund um Genua und in ganz Ligurien gibt es eine Pizza, deren Ruf nicht wirklich bis nördlich der Alpen vorgedrungen ist. Aber es lohnt sich, sie kennenzulernen, auch deswegen, weil die Zubereitung denkbar einfach und das Ergebnis echt lecker ist. Sie heißt *Farinata* und sie geht z. B. so:

Farinata

→ **125 g Kichererbsenmehl**	langsam und unter sehr gutem Rühren mit
250 ml Wasser	vermischen und Teig über Nacht oder mindestens 4–5 Stunden abgedeckt quellen lassen. Dann
1 EL Olivenöl	unterrühren, mit
Salz	und
Pfeffer	abschmecken.

Den Teig auf das Backblech gießen und ca. 15 Minuten bei Ober-Unterhitze 200° C backen, solange bis die Oberfläche sichtlich geronnen ist. Ggf. kann man für gute Knusprigkeit auch für 5 Minuten noch den Grill dazu einschalten. *Dann* erst belegen und für weitere 10 Minuten zu Ende backen.

In Italien wird die Farinata in einer großen Kupferpfanne im Holzofen gebacken, der Teig muss dünn bleiben. Aber ein Backblech im heimischen Herd oder 2 flache Tarte-Formen tun's für unsere Zwecke auch. Klassisch wurde die Farinata auch als Brotersatz gegessen.Früher galten sie als eine Art Arme-Leute-Kost, denn bis runter nach Süditalien wurden sie von der armen Landbevölkerung schon immer angebaut. Auf der Suche nach leichter Kost kommt die Farinata aber auch aktuell in Italien wieder groß in Mode. Sie kann ganz leicht belegt werden, einfach als dünner, knuspriger Teig mit Rohkost oder ein paar Artischocken oder Zwiebelringen oder sogar einfach nur mit frischem Pfeffer bestäubt. Aber hier *können* Sie sich im Belag auch mit allen Zutaten aus dem blauen Bereich austoben, die wir auf der Getreideteig-Pizza umgehen, also z. B. Tomatensauce, alle Sorten Käse, Salami (kann hier mitgebacken werden), Schinken (dito), Thunfisch, Krabben, Meeresfrüchte. Auch ein Glas Wein passt hier übrigens gut dazu …

Farinata mit Rohkost

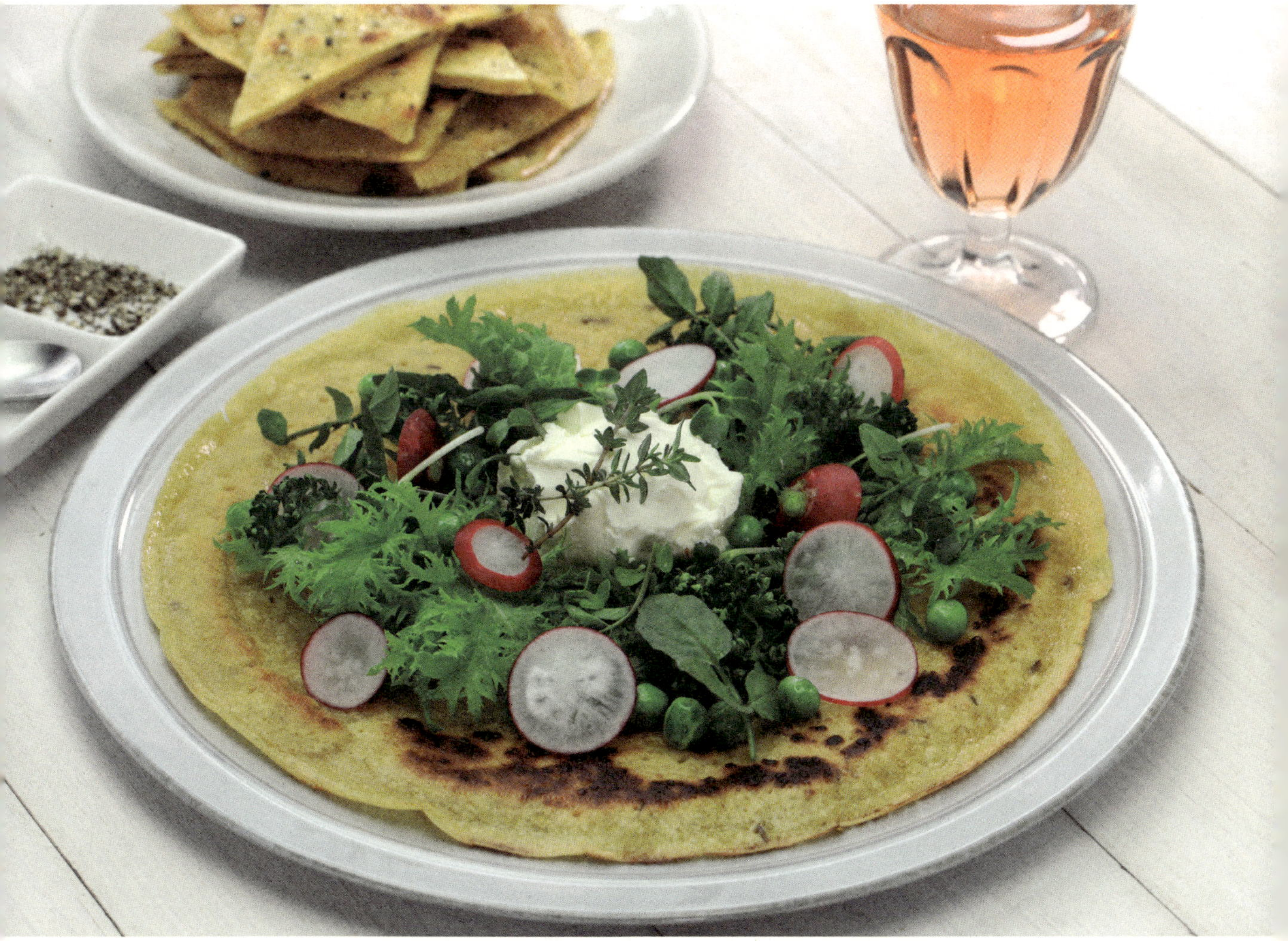

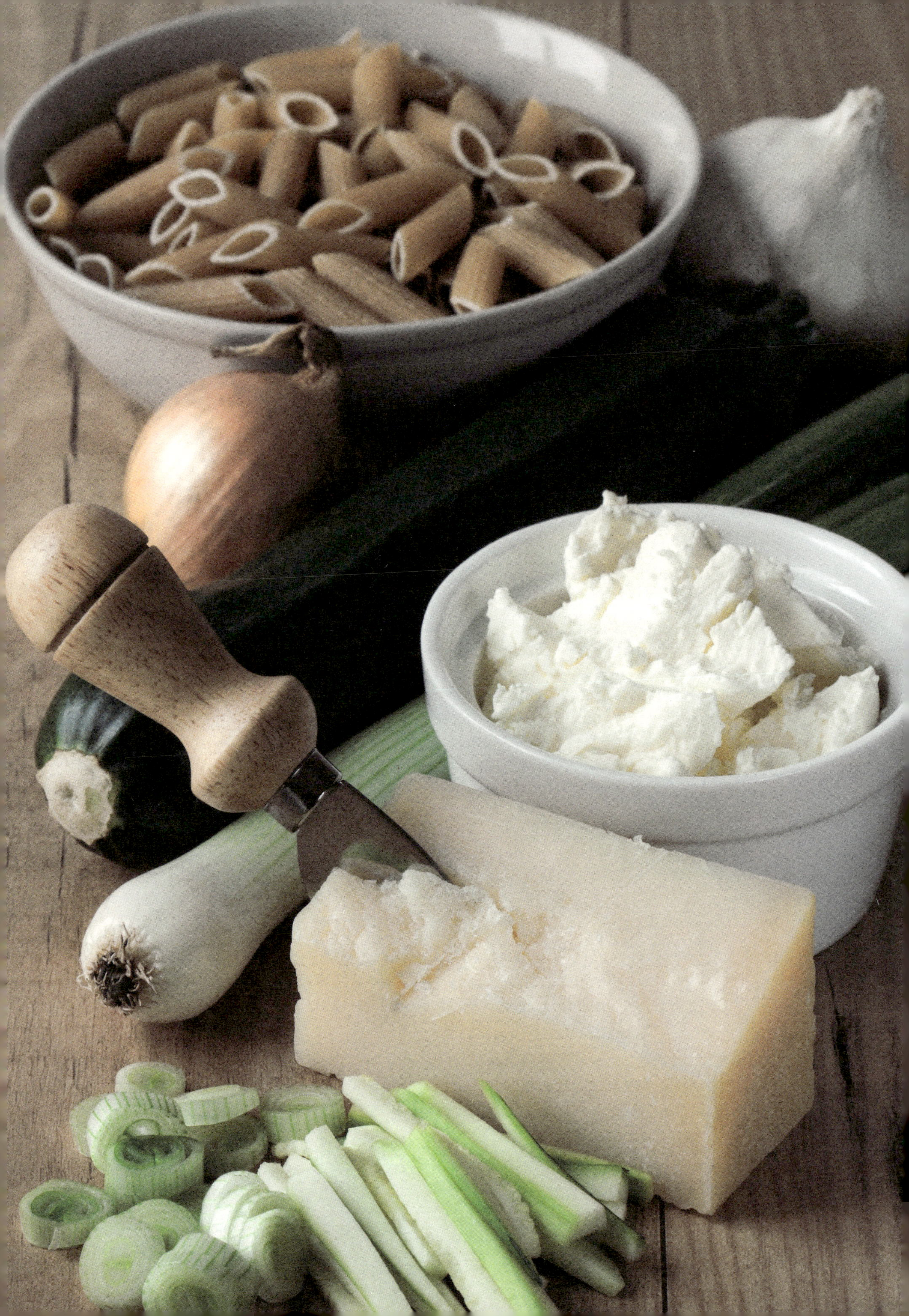

Nudeln & Co.

Das Prinzip ist immer das gleiche. Schon bei der Pizza haben Sie gesehen, dass man kreativ mit den Bereichen der Lebensmittelharmonie umgehen kann, um das Gewohnte – auf einem verträglicheren Niveau – wiederherzustellen. So ist es auch bei den Nudeln. Die klassische Kombination von Nudeln mit Tomatensoße ist nicht Lebensmittelharmonie, so viel ist klar. Tomaten enthalten schließlich einen erheblichen Anteil Säure. Wenn sie gekocht oder getrocknet sind und sich der Wasseranteil dadurch verringert hat, dann sogar noch mehr. Also stören sie die basische Vorverdauung der kohlenhydrathaltigen »Normalnudeln« im Mund. Was tun?

Getreide-Nudeln harmonisch kombiniert 1

Getreide-Nudeln (egal welche Sorte) einfach mit etwas anderem kombinieren, z. B. statt mit Tomatensoße besser …

- mit Pesto in allen Variationen, oder mit Oliventapenade
- mit Aioli
- mit frischem Knoblauch plus Olivenöl
- oder ganz schlicht mit einem Schuss Olivenöl und Parmesan
- mit gebratenen Pilzen
- mit angebratenem Gemüse (z. B. Paprika, Zucchini oder Zwiebeln) mit oder ohne einen Schuss Sahne
- mit frischem Gemüse, z. B. klein gewürfelten Paprika, Basilikum plus Schafskäse, Olivenöl und frisch gemahlenem Pfeffer
- ganz nah an der klassischen Tomatensauce, aber viel frischer, ist eine rohe Tomatensauce – dazu pro Person eine Tomate in ganz kleine Würfel schneiden, vermischen mit Olivenöl, Pfeffer, Salz und klein geschnittenen Oliven und viel getrocknetem Oregano. Diese frische Tomatensauce kalt über die heiß dampfenden Nudeln geben – super lecker.

Bei gefüllten Pastavariationen gehen statt einer tomaten-basierten Füllung auch Spinat, Ricotta oder frisch gewiegte Kräuter, z. B. Bärlauch, wenn er Saison hat.

Wenn es Fleisch, Tomatenmark und gekochte Tomaten als Kombi zur Pasta sein sollen, dann wechseln wir – wie schon beim Brot – einfach die »Unterlage« zu einer getreidefreien Variante, zum Beispiel so:

Nudel-Alternative 2 aus Gemüse

- die klassische Nudelalternative aus der Rohkostküche sind mit dem Spiralschneider in Spaghetti-Form geschnittene, rohe Zucchini. Sie sehen den echten Spaghetti zum Verwechseln ähnlich, schmecken überraschend gut und haben nur einen Bruchteil der Kalorien von echten Nudeln. Nebenbei erhöhen sie den Frischkostanteil der Gesamtmahlzeit erheblich. Gut für den Insulinspiegel und schlecht für die »Möchte-gern-Fettzellen«. Passen Sie aber auf, dass Sie die Tomatensauce nicht zu fettig gestalten, denn es gibt dann kein Getreide in dem Gericht, dass das Fett aufsaugt und ohne Kohlenhydrate fällt einem erst richtig auf, dass wir zu viel Fett nicht besonders gut vertragen.

Zucchini-Lasagne

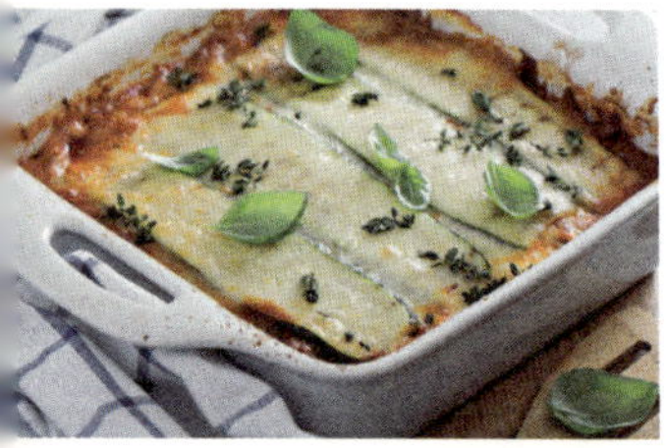

- rohe Zucchini sind auch *die* Super-Alternative für Lasagne-Platten – so einfach wie genial; hierbei werden die Zucchini nicht mit dem Spiralschneider, sondern mit dem Kartoffelschälmesser in lange, breite und dünne Scheiben geschnitten und dazwischen wird die Sauce positioniert und anschließend wird das Ganze überbacken

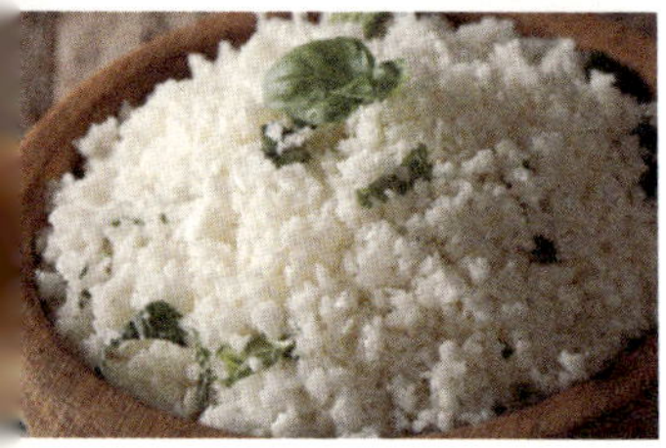

Blumenkohlreis

- Rohkost-»Reis« bereitet sich vorzüglich aus rohem Blumenkohl: hierzu die Röschen eines kleinen Blumenkohls zusammen mit einer Handvoll relativ neutral schmeckender Nüsse (also z. B. Pekanüsse, Walnüsse, Macadamianüsse (keine Paranüsse oder Haselnüsse) in der Küchenmaschine mit der Puls-Taste häckseln oder auf einer Handreibe in feine Körner reiben und die fertigen »Reiskörner« mit einem Schuss Sojasoße würzen, ggf. leicht salzen.

Wer die Unterlage warm, sämig und noch sättigender mag, als es die Rohkost-Variante hergibt, der weicht aus auf Kichererbsenmehl oder Sojamehl.
Zum Beispiel so:

Low Carb Nudel-Alternativen

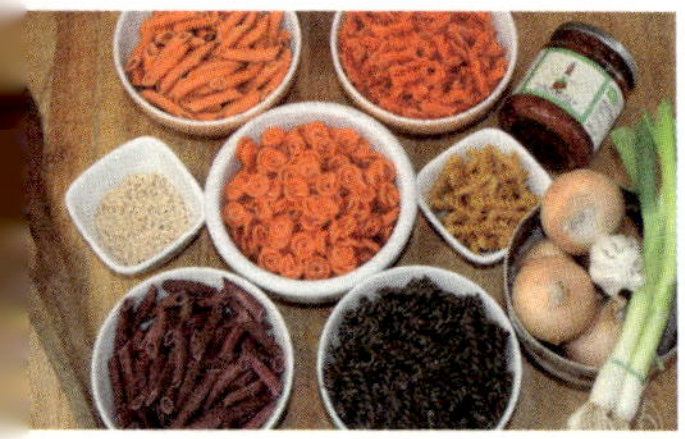

z. B. aus Kichererbsen, roten oder grünen Linsen, Mungbohnen oder aus Leinsamenmehl mit Rote-Beete Pulver

- Kichermehlspätzle: Pro 100 g Kichererbsenmehl 1 Ei und 4 EL Wasser und 1 Prise Salz kurz verquirlen bzw. verkneten und noch kurz quellen lassen, dann durch die Spätzlepresse direkt in sprudelnd kochendes Wasser drücken. Nach nur wenigen Minuten schwimmen die fertigen Spätzle obenauf und können mit der Schaumkelle abgenommen werden. Wirklich – das geht schneller als Nudeln kochen und schmeckt total gut. Auf Wunsch können die Spätzle auch noch in der Pfanne in etwas Kokosöl, Ghee oder rotem Palmöl kurz kross angebraten werden.

Für Nudeln ohne Getreide gibt es in jüngerer Zeit auch immer mehr Fertigprodukte im Sortiment guter Bioläden. Sie sind richtig lecker und innerhalb von 3–4 Minuten gar, also schnell zubereitet und passen zu allen Tomaten- und Bolognese-Saucen, zu allen mit Käse überbackenen Varianten und jenseits der Pasta passen zu diesen Nudeln natürlich auch Fleisch und Fisch.

Gefüllte Pasta-Varianten

Jetzt wissen Sie es schon – Getreidemehl können wir wählen, wenn die Füllung aus dem grünen oder roten Bereich gewählt wird. Kicher(erbsen)mehl oder Sojamehl oder eine Mischung von beiden können wir wählen, wenn wir Fleisch oder Fisch oder andere Zutaten aus dem blauen Bereich als Tortellini Füllung oder als Soße dazu verarbeiten. Bei Soja- und Kichererbsenmehl ist zu beachten, dass sie kein Klebereiweiß (Gluten) enthalten. Der Körper sagt danke dafür, aber bei der Zubereitung bedarf es etwas mehr der Vorsicht, dass einem die gut gefüllten Päckchen nicht auseinanderfallen. Deshalb bitte nicht in kochendem Wasser schwimmend garen, sondern aufliegend im heißen Dampf eines Dampfgargerätes oder -topfes.

Quiche und Kuchen

Quiche-Teig geht auch ohne Ei und Milch. Die Vorlage dafür kommt von unseren französischen Nachbarn, aus Lothringen, dort bekannt unter dem Namen *Pate brisée.* Und hier das vollwertig aufgewertete Rezept dafür:

→ **200 g Dinkelmehl Typ 1050**	mit
100 g kalter Butter	(in Stücke geschnitten) und
1 Prise Salz	und mit
wenig kaltem Wasser	zügig zu einem geschmeidigen Teig verarbeiten. Kühl stellen. Danach den Teig mit Mehl bestäuben und dünn ausrollen, in eine Quiche-Form geben, mehrmals mit einer Gabel einstechen und belegen. Bei 200°C Ober-Unterhitze ca. 35 Minuten backen.

Quiche mit Spinat und Feta

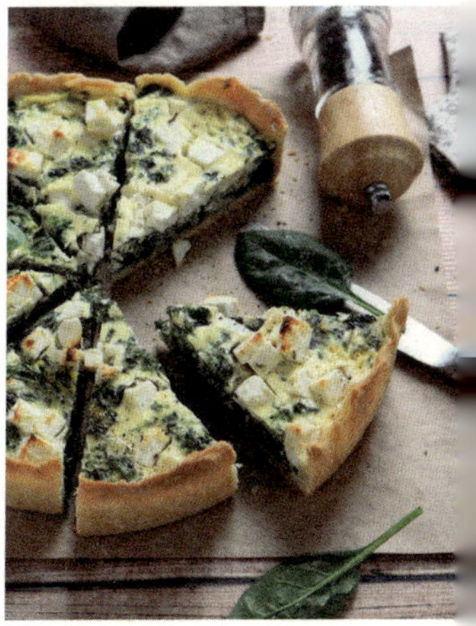

Diesen Teig kann man auch gut auf Vorrat zubereiten, zwischen Backpapier ausrollen, die Rolle mit Frischhaltefolie umwickeln und bis zu 1–2 Tage im Kühlschrank aufbewahren.

Für den Belag verwenden wir – z. B. beim Quiche-Klassiker mit Spinat und Schafskäse – eine Mischung mit Eigelb und Sahne oder Schmand. Ggf. ein Ei mehr verwenden, als im Rezept für den Belag angegeben. Das Eiweiß wird separiert und für eine andere Mahlzeit aufbewahrt, z. B. für Baiser oder Omelett. Für eine gehaltvolle Süßspeise kann auch Eischnee unter Quark gehoben werden – ggf. sogar zum Frühstück, wenn einmal besondere Leistungsfähigkeit gefragt ist. Wenn Sie nicht sofort eine Verwendungsidee haben, lässt sich Eiweiß auch erst mal gut einfrieren.

Übrigens – für alle Fleisch-Liebhaber: Fetter Speck gehört zum grünen Bereich, also steht seiner Verwendung im Rahmen eines Quiche-Rezeptes nichts im Wege.

Süßer Mürbeteig mit Heidelbeeren

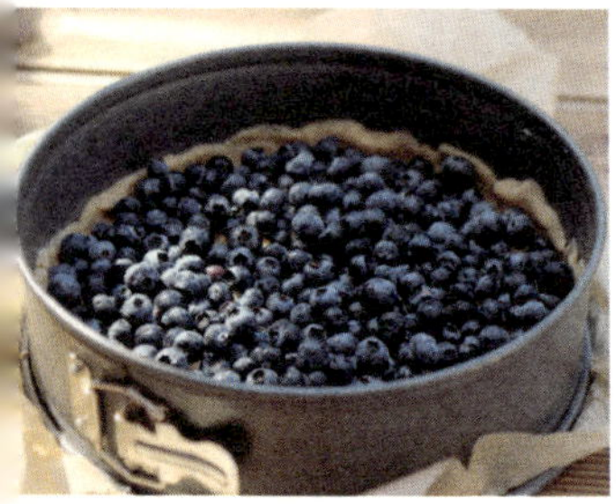

Natürlich kann man diesen schlichten Mürbeteig auch in Richtung süß weiterverarbeiten, z. B. vor dem Backen gleichmäßig mit Heidelbeeren (Tiefkühl) belegen, dünn mit Kokosblütenzucker bestreuen und mit Mandelblättchen belegt backen. Oder – für eine noch frischere Variante – den Teig unter Zuhilfenahme von Backpapier mit Erbsen beschwert blind backen und nach dem Backen mit frischen Bananen und frischen Heidelbeeren belegen und das frische Obst ggf. mit einem klaren Tortenguss fixieren. Wem übrigens der klassische Paté-brisée-Teig zu »staubig« ist, der kann – falls nicht vegan – ihn im Sinne eines klassischen Mürbeteigs aufwerten, einfach durch Zugabe von ein oder zwei Eigelb.

Clean Baking

Und wo wir schon gleich bei Kuchen sind: Die britische Konditorin Henrietta Inman (siehe Buchverzeichnis) stellt folgendes Mürbeteig-Grundrezept vor, für das man auch nur ein bisschen mehr experimentierfreudig sein muss. Zum Lohn dafür hat man damit ein Basisrezept für Kuchen aller Art zur Hand, das nicht nur weitestgehend im grünen Bereich ist, sondern im Grunde einen »Superfood-Teig« darstellt. Denn verbacken sind darin »8 Kostbarkeiten«, nicht mal so sehr von Seiten des Preises, aber umso mehr von Seiten der Nährstoffe und der Vital-Qualität, mit denen uns diese Zutaten versorgen:

Mürbeteig – ein Grundrezept aus acht Kostbarkeiten

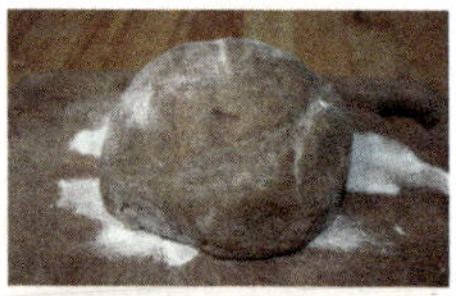

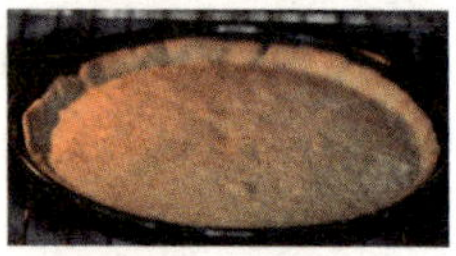

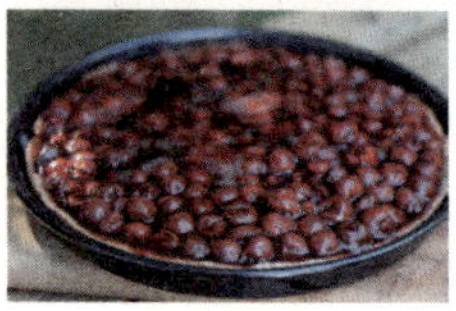

→ **150 g Buchweizenmehl**	mit
150 g Mandeln	gemahlen, alternativ auch Haselnüsse oder Pekanüsse
60 g Kokosblütenzucker	und
20 g Pfeilwurzstärke	und
1/2 EL Himalayasalz	zusammenrühren und mit dem
Abrieb von 1 Bio-Zitrone	mischen, dann
100 g natives Kokosöl	wärmen und flüssig nach und nach zu den trockenen Zutaten gießen, dann
70 ml kaltes Wasser	zufügen. Dabei ständig rühren, bis alle Zutaten gut verbunden sind. (Jetzt könnte der Teig auch in Frischhaltefolie gewickelt und maximal einen Monat eingefroren werden. Im Kühlschrank hält er sich 5 Tage.)

Zur weiteren Verarbeitung den Teig halbieren (die Menge ergibt zwei Kuchen-Böden) und je eine Hälfte auf leicht mit Buchweizenmehl bemehlter Arbeitsfläche zwischen zwei Backpapieren zu einem 1 cm dicken Kreis flach ausrollen. Auf ein Backblech legen und 10 Minuten kalt stellen. Dann aus dem Kühlschrank nehmen, das obere Backpapier abziehen und den Teig in eine Tarte-Form stürzen und behutsam in die Form drücken. Dann den Teig erneut mit einem Backpapier belegen und dieses mit getrockneten Hülsenfrüchten oder Reis abdecken und alles bei 170°C 10 Minuten »blind« backen. Anschließend das Backpapier mit den Hülsenfrüchten entfernen und noch 10 Minuten weiter backen. Die Backzeit kann leicht variieren, je nachdem, wie man mit dem Teig weiter verfährt, sprich womit er belegt wird. Auch dieser Teig eignet sich für süße wie auch wie auch – mit weniger Kokosblütenzucker und mehr Mandelmehl – für herzhafte Back-Variationen aller Art. Das hier ist in jedem Fall Genuss ohne Reue.

Möchte man den Mürbeteigboden mit Obst belegen, tauscht man einfach das Buchweizenmehl aus gegen Kichererbsenmehl, Kokosmehl oder Sojamehl

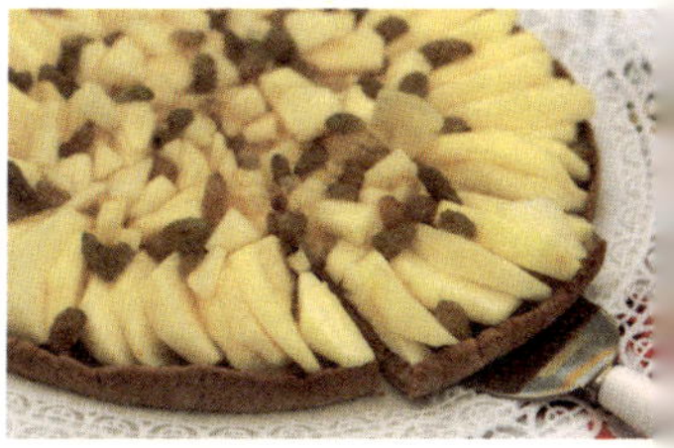

Ein Wort zu den Hülsenfrüchten

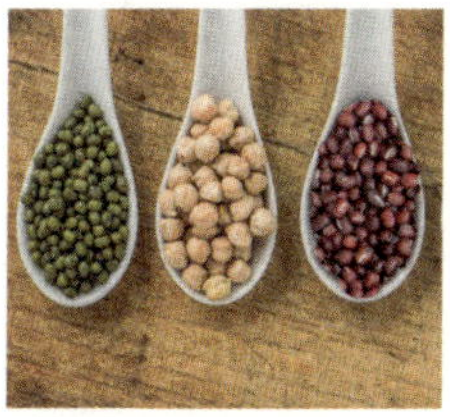

Mit Mungbohnen, Kichererbsen und Azukibohnen beginnen

Wer mit der Umstellung auf **ESS KULTUR PUR** *auch abnehmen oder entgiften möchte oder noch andere gesundheitliche Ziele ansteuert, dem empfehle ich für den Anfang einen moderaten Umgang mit den Hülsenfrüchten. Besonders die erste Zeit der Umstellung dient immer auch gleichzeitig der Entgiftung – da ist leichte Kost angesagt.*

Auf Dauer sind Hülsenfrüchte aber dann u. U. doch unverzichtbar, insbesondere für alle, die ihren Fleischanteil bewusst reduzieren wollen, denn sie sind hochwertige pflanzliche Eiweißlieferanten mit einem Eiweißanteil von teilweise bis zu 20 %. Bewährt und sehr gut verdaulich sind die Kichererbsen, die Azukibohnen und die Mungbohnen. Ihnen sollte nach Möglichkeit immer der Vorzug gegeben werden. Allein schon die Kichererbsen lassen sich zu dutzenden schmackhafter Mahlzeiten verarbeiten. Azukibohnen ersetzen uns so oft als möglich die nur etwas größeren Kidneybohnen. Mungbohnen können in vielen Mahlzeiten die Linsen ersetzen.

Auf Dauer dürfen aber auch rote und schwarze Linsen, Trockenspeiseerbsen, weiße Bohnen und Kidneybohnen wieder ihren Platz am Esstisch einnehmen. Voraussetzung ist eine lange Einweichzeit (am besten mit eine Teelöffel Natron im Einweichwasser) und ein langes Kochen. Eine Zubereitung im Slowcooker – oder alternativ punktgenau im Schnellkochtopf – reduziert die für uns kritische Phytinsäure der Hülsenfrüchte. Der lange bzw. intensive Kochvorgang verbessert also die Verträglichkeit. Dann ist gegen eine gelegentliche Mahlzeit aus dem Bereich der Hülsenfrüchte nichts einzuwenden. Achten Sie einfach selber darauf, wie stark Ihr Verdauungssystem schon wieder ist und wie gut Sie die Hülsenfrüchte vertragen. Solange noch »jedes Böhnchen ein Tönchen« gibt oder Sie sich nach der Mahlzeit schwer und/oder müde fühlen, sollten Sie die Hülsenfrüchte mindestens besser und länger kauen, den Anteil an der Gesamtmahlzeit reduzieren oder sie eben doch einfach noch ganz weglassen. Eine gute Alternative ist die »Hülsenfrucht-Frischkost«, sprich eine Mahlzeit mit Tiefkühlerbsen oder sogar mit frischen Erbsen aus Markt oder Garten. Auch z. B. frische dicke Bohnen aus Markt, Garten oder Tiefkühltruhe sind für unseren Körper allemal die leichter verdauliche Kost.

Salatsoßen

Vorsicht Falle. Auch sehr erfahrene Anwender der Lebensmittelharmonie brauchen gelegentlich ihre Zeit, bis sie merken, dass auch die Salatsoße zum Gesamtkonzept der Mahlzeit gehört. Und was nützt das schönste Essen aus dem roten Bereich, wenn ich das optimale Vorverdauen der Kohlenhydrate im Mund durch den Essig der Salatsoße unterlaufe. Deshalb hier schon mal ein paar Anregungen

Salatsoßen sauer

→ die klassische Essig-Öl-Vinaigrette:
Olivenöl, Essig, Salz, Pfeffer, ggf. etwas Birnen- oder Apfeldicksaft oder Honig zum Süßen, gerne viele frische oder getrocknete Kräuter, ggf. Knoblauch oder ein Teelöffel Senf

Essig war immer schon Heilmittel – richtige Reifung vorausgesetzt

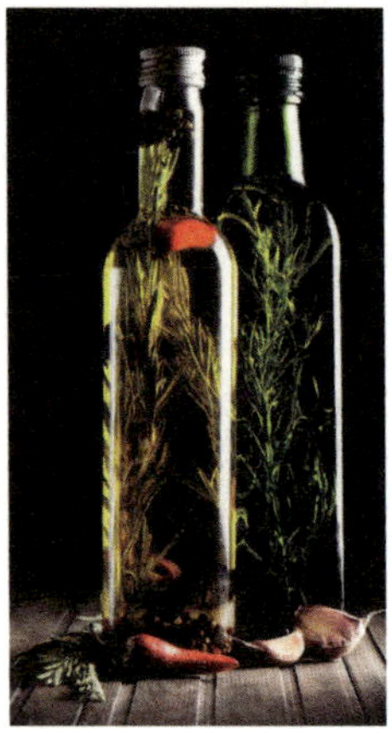

Achten Sie dabei auf erstklassigen, langsam gereiften Essig aus erster Hand. Auch Bio-Essige werden heute der Schnellreifung unterzogen oder nach Herstellung sterilisiert und verlieren dabei den eigentlich Heileffekt, für den Essig seit alters her bekannt ist. Ein ausreichend hoher Anteil an Essigsäurebakterien der Gattung »Acetum bacter«, die in klassischen und über mehrere Jahre gereiften Essigen enthalten sind, wirkt in unserem Körper antibakteriell, allgemein infektprophylaktisch und antimykotisch – also gegen Pilzbefall. Er fördert die Verdauung, verbessert die Zellatmung, aktiviert den Energiestoffwechsel und senkt das Diabetes-Risiko. Warum sollten wir uns diese kleine »Arzneidosis« nebenbei in unserem Salat entgehen lassen, zumal sie dazu auch noch so gut schmeckt. Und wenn man den Essig schon mal im Schrank hat, ist er auch das Erste-Hilfe-Mittel Nummer eins, wenn einen doch mal Halsschmerzen erwischt haben. 1 EL Honig und 1 TL Essig in einem halben Glas warmen Wasser auflösen und damit gurgeln. Befreit sofort vom Schmerz und wirkt Wunder.

Fruchtsaft-Salatsoße

→ Doch es muss nicht immer Essig sein. Die einfachste Alternative zu Öl-Essig ist, die Salatsoße mit frischem Zitronensaft anzusäuern, statt mit Essig. Noch interessanter und leckerer ist, wenn Saft die Flüssigkeitsbasis darstellt. Dazu nimmt man dann mehr Saft als Olivenöl, z. B. 150 ml frisch gepressten Orangensaft und 100 ml Olivenöl, dazu Salz, Pfeffer, eine durch die Presse gedrückte Knoblauchzehe und ganz fein geschnittene Zwiebel oder noch feiner geschnittene Chili.

Saaten und Nüsse als Cremebasis – im Hochleistungsmixer verarbeitet

Eine weitere, sehr gute Salatgrundlage sind im Hochleistungsmixer pürierte Sonnenblumenkerne, heimische Nüsse oder auch mal Cashewkerne. Zusammen mit Leinöl oder Olivenöl, etwas Obst, Salz, Pfeffer und frischen Kräutern ergeben sie eine cremige Salatsoße, die man mit Wasser beliebig dick oder dünn gestalten kann, je nach Feinheit der Gemüse, über die sie dann gegeben werden sollen. Bei Blattgemüsen würde man eher eine dünnere Konsistenz wählen, bei rohen oder gedünsteten festen Gemüsen eher eine dickere Konsistenz. Mit diesen Salatsoßen kann man »spielen«. Je nachdem, was man so da hat an Obst oder an Nüssen, fällt der Geschmack jedes Mal etwas anders aus und jedes Mal köstlich. Man hat damit eine echte Alternative zu der in vielen Haushalten häufigen, immer gleichen Olivenöl-Balsamico-Variante. Zum Beispiel so:

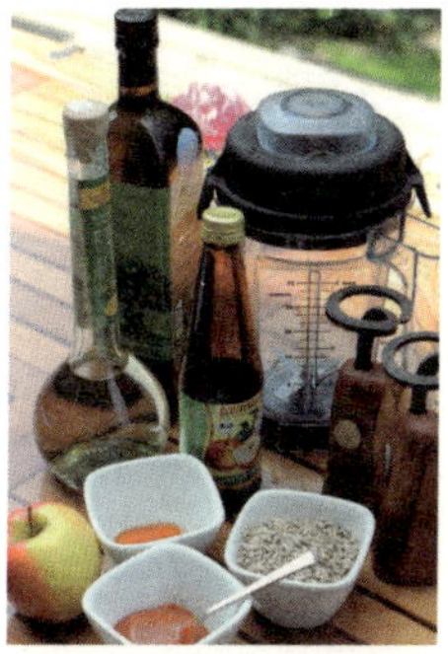

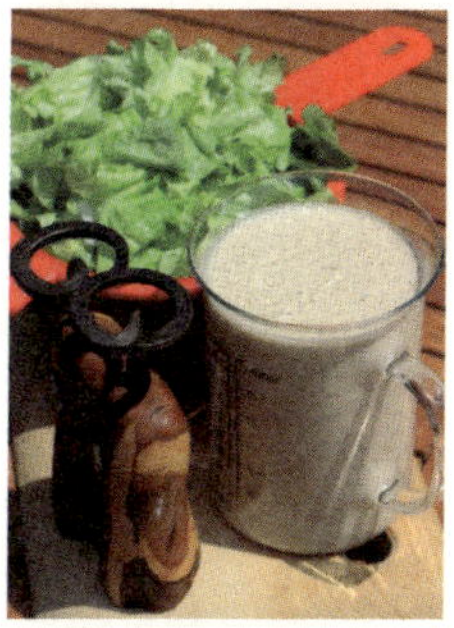

Sonnenblumenkern-Salatsoße

→ 5 EL Sonnenblumenkerne, 1 in Stücke geschnittener und vom Kerngehäuse befreiter Apfel, 3 EL Olivenöl, 1 EL Balsamico-Essig, Hagebuttenmark, Pfeffer, Salz, reichlich Wasser und nach Geschmack noch etwas Birnendicksaft, . Alle Zutaten gleichzeitig im Hochleistungsmixer zu cremiger Konsistenz pürieren.

→ 3 Handvoll Haselnüsse, 3 EL Olivenöl, 1 EL Apfelessig, 1 EL Zitronensaft, 3 TL Senf, 1 ganze geschälte Orange (das weiße dran lassen), Pfeffer, Salz, ggf. Wasser, nach Geschmack noch etwas Birnendicksaft

Zwei meiner Lieblings-Salatsoßen habe ich 2014 bei der *Keimling-Rohkostakademie* von Andreas Sievers und Kerstin Schulze gelernt und sie begeistern mich noch immer:

das Frühlingszwiebeldressing

→ 3 Frühlingszwiebeln, 100 ml Leinöl, 100 ml Olivenöl, 4 EL Apfelessig, 2–3 EL Apfeldicksaft, 1 TLSalz
– alle Zutaten im Hochleistungsmixer pürieren, fertig.

die Asia-Vinaigrette

→ 2 EL Tamari, 80 ml Erdnussöl, 1 Scheibe Ingwer, 60–80 ml Wasser, 2 EL Zitronensaft, 1 EL Birnendicksaft, 1 Knoblauchzehe, Salz
– alle Zutaten im Hochleistungsmixer pürieren, fertig.

Eine Auswahl von Früchten und Nüssen in Rohkostqualität finden Sie hier.

Der Hochleistungsmixer erlaubt uns, bei Salatsoßen unendlich kreativ zu werden. Alle frischen Kräuter, viele wasserhaltige Gemüse- oder Obstsorten, alle Sorten Öle, verschiedene Sorten von Sojasauce oder traditionellen Gewürzpasten wie Senf oder Mojo, getrocknete (eingeweichte) Tomaten, getrocknete (kurz eingeweichte) Früchte, Mandelmus oder Nussmuse, frischer Meerrettich und vieles mehr können unsere Salatsoßen zu echten Wow-Erlebnissen machen. Werden Sie ruhig ein bisschen mutig.

Salatsoßen ohne sauer

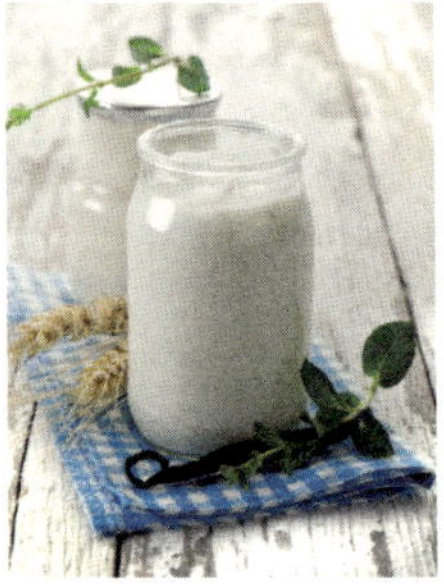

Das Einfachste, um Salatsoßen für Mahlzeiten aus dem roten Bereich zu kreieren, ist, sich die Vorteile der Milchsäuregärung zunutze zu machen. Alle Sauermilchprodukte wie Joghurt, Quark, Buttermilch, Kefir, Dickmilch, Kumys (ein milchsauer vergorenes Getränk aus Stutenmilch), aber übrigens auch Sauerkraut, milchsaure Gurken und anderes milchsauer eingelegtes Gemüse haben dieses uralte, traditionelle Fermentationsverfahren durchlaufen. Dabei übernehmen Milchsäurebakterien u.a. die Spaltung und Auflösung der Milchbestandteile, wie sie sonst durch unseren Magensaft erfolgen würde. Deshalb sind milchsaure Milchprodukte von der Zuordnung her für uns im grünen Bereich. Die Haltbarkeit des milchsauren Produkts gegenüber der Frischmilch ist entschieden verlängert, die Verderbnisbakterien werden ganz oder überwiegend ausgeschaltet und die wichtigste Sache an den milchsauren Produkten ist ihr überwältigend positiver Einfluss auf unsere Darmflora. Insbesondere die immer wieder aktualisierte Zufuhr von Laktobazillen ist für unsere gesunde Darmflora nahezu unverzichtbar. (Veganer können sich übrigens auch aus Nussmilch unter Zugabe der passenden Bakterienkulturen ganz leicht vegane Joghurts selber herstellen und damit einen vergleichbaren Effekt erzielen.) Milchsäurebakterien sind außerdem entscheidend für die Schleimhautgesundheit an allen (!) Stellen. Deshalb werden sie auch von der Mundflora nicht nur toleriert, sondern benötigt. Das gibt uns große Freiheiten in den Kombinationen, denn wir können milchsaure Speisen schlicht mit allem kombinieren, was uns wünschenswert erscheint.

Auch aus Nussmilch lässt sich einfach Joghurt herstellen

Das Wissen um die Milchsäuregärung ist übrigens erwiesenermaßen weit über 1000 Jahre alt. Nur ist es leider in unser homogenisierten und pasteurisierten Fertigjoghurt-Kultur vorübergehend untergegangen und dann wieder vorgeholt und zum Geschäftsmodell aufgewertet worden, so als sei »probiotischer Joghurt« etwas Besonderes. Versteht sich von selbst, dass der selbstgemachte Joghurt oder Kefir aus Milch vom Biobauernhof Ihres Vertrauens die erste Wahl ist. Aber wenn das nicht verfügbar ist, kann jeder gute (weiße, ungesüßte.) Bio-Joghurt oder Bio-Quark etc. angemessenen Ersatz leisten. Durch die Milchsäurefermentation kommen genug »gute Bakterien« wieder in die Milch hinein und werten das auf, was vorher durch die bei uns vorgeschriebenen Verfahren der Milchbehandlung verloren gegangen ist.

Ein Blick in die Kulturen lehrt uns, dass es kulturübergreifende Wahrheiten zur Ernährung gibt, die über Jahrhunderte bis -tausende von vielen Völkern auf der Welt praktiziert wurden. Menschen von Indien bis Japan, vom Balkan bis in die Mongolei lebten und leben – auch, aber nicht nur in Krisenzeiten – von der fermentierten Milch ihrer Tiere (dort vor allem von Stuten, Schafen und Kamelen) im Sinne eines Grundnahrungsmittels. Oft sind gerade dies die zähesten und langlebigsten Völker der Welt. Salate sind für unsere Kultur nicht die einzige, aber eine hervorragende »Gelegenheit«, diese kostbaren Gesundheitshelfer der Milchsäurebakterien in unseren Alltag zu integrieren. Wie immer, liebe ich es dabei einfach, z. B. so:

Kohlrabisalat mit Joghurtsoße

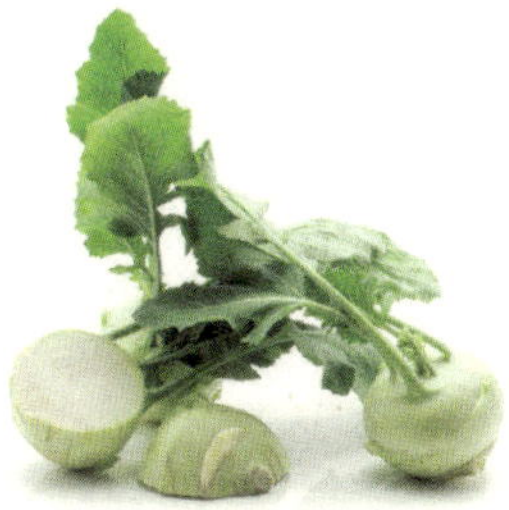

→ Kohlrabi mit dem Hobel oder dem Kartoffelschneider hauchdünn in Scheiben schneiden. Frischen Biojoghurt mit einem Schuss Öl, ein TL kalt löslicher Gemüsebrühe, einer Prise Salz und Pfeffer und – falls möglich – mit reichlich frischen Kräutern aus dem Garten mischen und vorsichtig unter die fein geschnittenen Kohlrabischeiben heben. Mehr braucht man nicht.

Solche oder ähnliche eher sämig-dickflüssige Joghurt-Salatsoßen bieten sich vor allem für fein geschnittenes Wurzelgemüse an, also für feste Salate, die etwas mehr Beißaktivität benötigen, als die leichten Blattsalate. Sie harmonieren also z. B. auch mit fein oder grob geschnittenem oder geraspeltem Rettich, mit Pastinaken, Petersilienwurzel, Möhren, Staudensellerie, etc.

Das Pendant zu unserem Frühstück in der Lebensmittelharmonie ist die Salatsoße auf Leinölbasis, die gleichfalls inspiriert ist von Johanna Budwig und ihrer Öl-Eiweiß-Kost. Im Unterschied zu ihrem Originalrezept bevorzuge ich für die Lebensmittelharmonie eine Variante ohne Frischmilch, etwa so:

Salatsoße in Anlehnung an die Öl-Eiweiß-Kost

→ **3 EL Leinöl**
3 EL Bio-Buttermilch
3 EL Bio-Magerquark
1/2 TL Salz
Pfeffer
ggf. je nach »Flüssigwunsch« noch weiter verdünnen mit frischem Quellwasser oder mit noch etwas mehr Buttermilch.

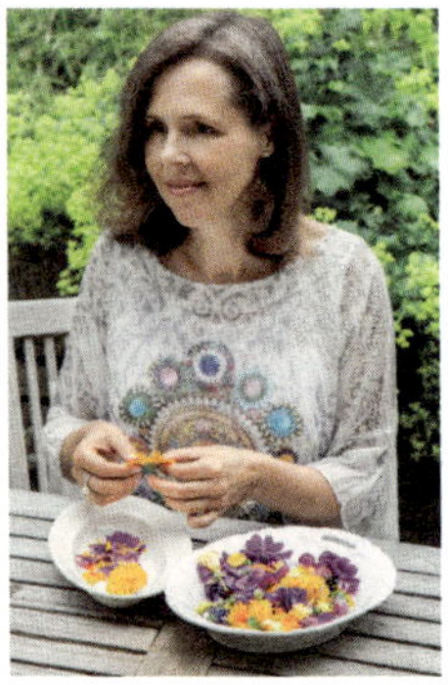

Auch Blütenblätter bringen Leben in jeden Salat

Dieses Grundrezept – bei dem die Buttermilch die milde Säuerungsaufgabe übernimmt – kann nun nach Belieben passend zum Salat variiert werden, etwa mit frischen oder getrockneten Kräutern, mit Curry, mit Würfelchen milchsaurer Gurken, mit Kümmel, mit klein geschnittenen Zwiebeln, mit Knoblauch, mit geraspeltem schwarzem Rettich, mit gehackten Walnüssen, mit einem TL Honig, mit fein gewürfelten frischen Gurken oder feinen Paprikawürfeln, mit Chili, usw.

Egal, ob wir die Quark-Leinöl-Mischung süß für unser Frühstück gestalten oder herzhaft für unseren Salat – in beiden Fällen verbinden wir durch Quark und Leinöl schwefelhaltige Eiweiße mit mehrfach ungesättigten Fettsäuren. Alle Membranen in unserem Körper sind aus Fett und Eiweiß aufgebaut und intakte Membranen sind eine wesentliche Voraussetzung für jede Art von gesunder Zellfunktion. Die Kombi Quark-Leinöl ist einfach eine bewährte Form, diesen wichtigen Strukturen ihre Substanz so zur Verfügung zu stellen, dass sie bis auf Zellebene auch wirklich ankommt. Dies erst recht im Verbund mit einer insgesamt auf vitale Frischkost umgestellten Lebensmittelharmonie. Hier bietet sich also eine der vielen idealen Gelegenheiten, das Gute mit dem Nützlichen zu verbinden bzw. das Schmackhafte mit dem Sinnvollen.

Leichte Mayonnaise-Joghurt-Soße, z. B. zu warmem Gemüse

→ Eine gute Variante zur klassischen fetten Mayonnaise-Soße ist die Kombination von 125 g weißem Bio-Joghurt mit 3 EL einer guten Bio-Mayonnaise, einem Schuss gutem Olivenöl plus einer Prise Salz, Pfeffer, einer halben, fein gewürfelten Zwiebel, Gewürzen und Frischkräutern nach Wahl. Diese Soße ist unser persönlicher Favorit zu ganz kurz gedünsteten, noch bissfesten Blumenkohlröschen, die noch warm mit der kalten Soße gereicht werden. Sie harmoniert auch sehr gut mit ebenfalls kurz gedünsteten, noch heißen, grünen Bohnen.

Sojasoße anstelle von Essig

→ Neben den »milchigen« Salatsoßen ohne Essig gibt es alternativ auch die vegane Variante, die Olivenöl basiert bleibt. Dazu einfach klassisch die Vinaigrette mit Olivenöl plus einem kleinen Schuss Sojasoße (statt Olivenöl plus Essig) zubereiten. Knoblauch, Honig, frische Kräuter runden die Kombination ab.

Mandelmus als Grundlage

→ Besonders gut zu Salaten mit hohem Bitterwert – Rucola, Radicchio, Chicorée, … – passt eine Salatsoße auf Mandelmus-Basis. Dazu einfach 2–3 EL Mandelmus mit Wasser verdünnt aufschlagen und mit Sojasoße und Gewürzen und/oder frischen Kräutern nach Wahl abschmecken.

Kombucha – der ultimative »Essig-Ersatz«

→ Die vielleicht genialste Lösung für den »Essig-Ersatz« ist allerdings Kombucha. Wer ein halbwegs regelmäßiges Leben führt und nicht andauernd tagelang verreist ist, für den wird es ein Leichtes sein, selbst einen Kombucha-Pilz zu pflegen und sich damit ständig mit frischem Kombucha zu versorgen. Man braucht dazu ein Glas mit großer Öffnung, biologischen Grün- und Schwarztee und – ja richtig gelesen – hellen Rohrohrzucker. Eine Kombucha-Starter-Kultur in Bio-Qualität inklusive Anleitung gibt's im Internet für wenig Geld zu kaufen. Bei angemessener Pflege hält eine »Kombucha-Mutter« ein Leben lang und produziert alle 10–14 Tage neu je nach Ansatzgröße z. B. einen Liter des kostbaren Enzymgetränks, das biologisch deutlich aktiver ist, als das entsprechende Fertigprodukt aus dem Supermarkt. Lässt man den Ansatz 20 Tage oder länger stehen, arbeiten die Kombucha-Bakterien den Teeansatz noch stärker durch und es entsteht ein biologisch hoch aktiver – durch die Fermentation aber für uns grün einzuschätzender – Essig. Wer Lust hat, kann in den fertigen – und schon von der »Kombucha-Mutter« abgeschütteten – Kombucha Essig noch alle Gartenkräuter dieser Welt geben, oder auch je eine Handvoll Himbeeren, Erdbeeren oder andere Früchte nach Wahl und mit diesen Zutaten fermentiert der Kombucha dann immer noch weiter durch und nimmt die köstlichen Aromen ganz intensiv auf. Damit können Sie dann die klassischen Salatsoßen zubereiten, für die man sonst Himbeeressig, Erdbeeressig oder Balsamico verwenden würde, bleiben aber eben weiterhin im grünen Bereich. Wer eine Kombucha-Station im Haus hat, braucht nie wieder Essig kaufen. Und keine Sorge um den Zucker. Hier ist er endlich mal gut aufgehoben und wird von den Mikroorganismen, die die Fermentation des Kombuchas bewältigen, restlos, wirklich restlos aufgefuttert. Das schmeckt man unter anderem daran, dass ein durchgereifter Kombucha ebenso sauer wie ein Essig ist – wunderbarerweise können wir ihn trotzdem im grünen Bereich einsetzen, denn abgesehen davon, dass der Kombucha in unserem Körper stark basenbildend wirkt, ist sein Beitrag zur Stärkung der Mund-Magen-Darm-und-überhaupt-Schleimhaut-Flora so überzeugend, dass dieser Effekt die kurzfristige Säuerung der Mundflora bei Genuss einfach überwiegt. Und vor allem ist er ja tatsächlich schon durchfermentiert, braucht also in unserem Körper einfach keine Vorverdauung mehr. Wer Lust auf mehr Info zum Thema hat, kann sich ein bisschen einlesen, denn Kombucha-Essig ist wahrlich nicht die einzige sinnvolle kulinarische Anwendungsmöglichkeit dieses Zaubergetränks. Spritzig und fürs Praktische ausreichend informativ ist z. B. das gleichnamige Buch zum Getränk von Eric und Jessica Childs.

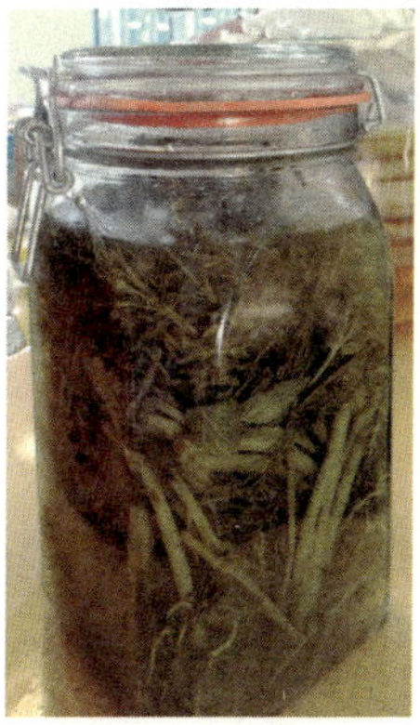

Kombucha mit Gartenkräutern oder Erdbeeren

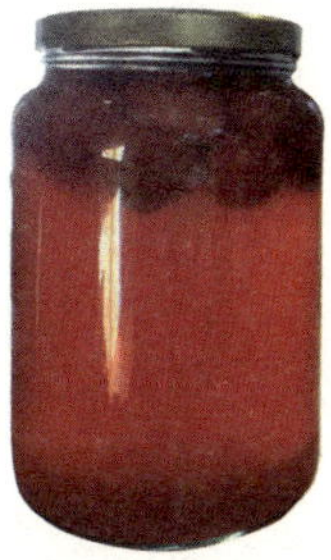

➙ Und last, not least – wagen Sie mal den Versuch, den Salat einfach mit Olivenöl anzurichten. Sie werden erstaunt sein, dass es das Olivenöl ist und nicht der Essig, der den eigentlichen Wow-Effekt der Frischkost ausmacht. Zusammen mit reichlich frisch geschnittenen Gartenkräutern und ein wenig Salz und Pfeffer schmeckt eine Rohkost oder ein frischer Salat so pur einfach super.

Olivenöl pur

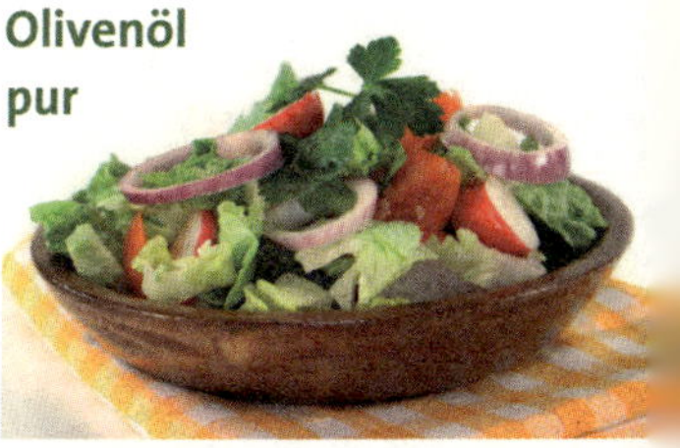

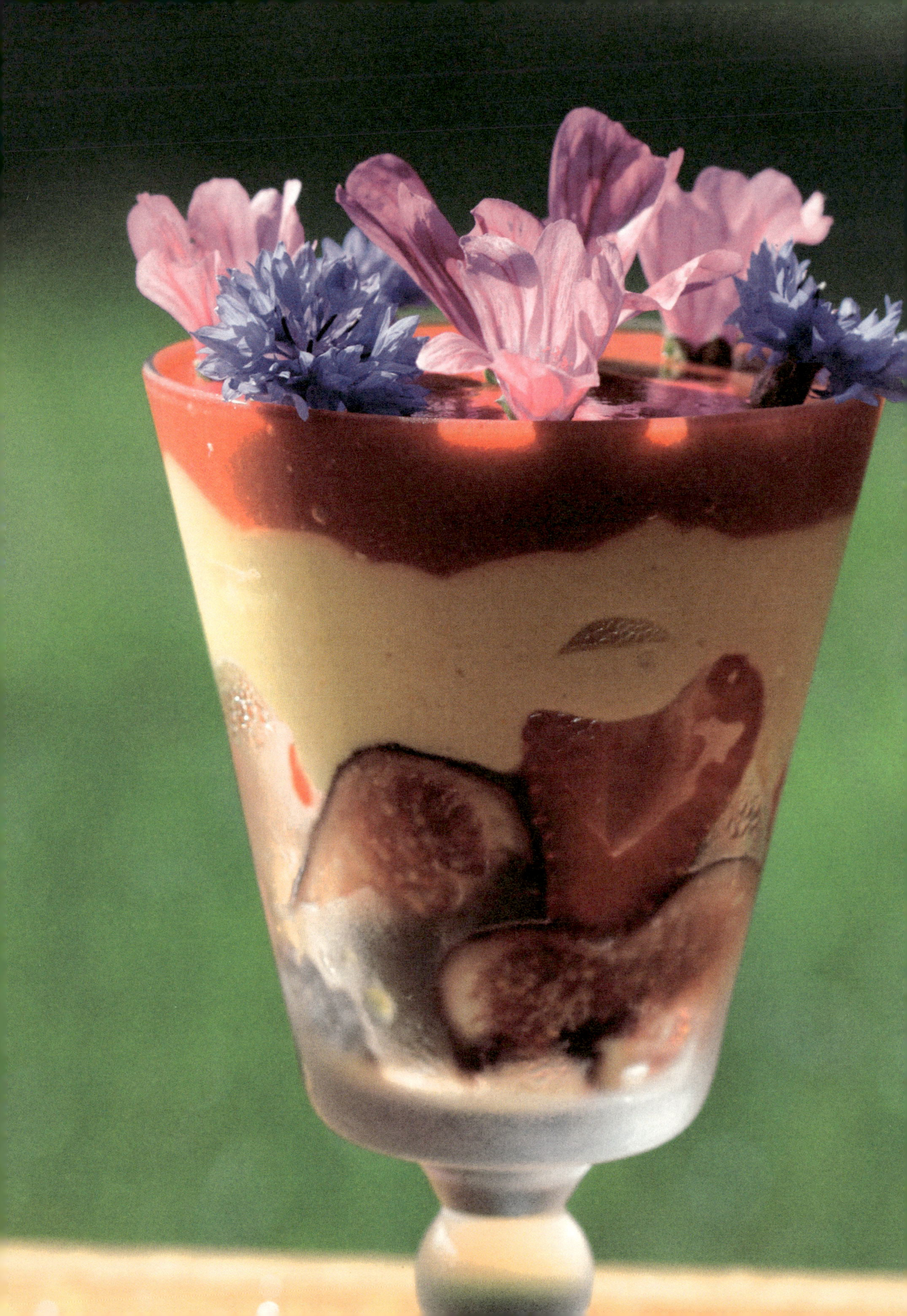

Desserts und anderes Süßes ohne Sünde

Um es gleich vorweg zu sagen – nicht immer, wenn wir diese bestimmten Gelüste entwickeln, ist es wirklich das Süße, das wir brauchen. Oft ist es nur unsere unzureichende »Übersetzung« der Bedürfnisse unseres Körpers, der nach *etwas* verlangt, das wir nicht näher bestimmen können, weil er noch mit Vitalstoffen unterversorgt ist. Das Süße ist dann immer das Griffbereiteste. Eine Tafel Schokolade ist schneller aufgeknackt als eine vitalstoffreiche Mahlzeit auf den Tisch gebracht ist. Wem das klar ist, der nimmt sich vielleicht den Wimpernschlag lang Zeit, eine Alternative zu erwägen, ehe der halb unbewusste Griff zum Süßen oder gar zum Zuckrigen fast automatisiert zugelassen wird.

Grundsätzlich schmilzt die Gier nach Süßem und auch die Neigung zu Heißhungeranfällen unter der konsequenten Anwendung des **ESS KULTUR PUR Konzepts** ohnehin wie Schnee vor der Sonne. Meine erstaunten Teilnehmer berichten mir zumeist bereits ein bis zwei Wochen nach der Umstellung, dass sie zum ersten Mal in ihrem Leben entspannt am Süßigkeitenregal im Supermarkt vorbeigehen können, weil es sie nicht mehr interessiert. Die Süßigkeitenschublade zuhause kann geschlossen bleiben. Sie überstehen die Abende zuhause, ohne nochmal zu Naschereien zu greifen – und das alles nicht durch Willenskraft oder mentalen Entschluss, sondern weil es sich »erledigt« hat.

Dieser Effekt ist im Wesentlichen der starken Yang-Wertigkeit des **ESS KULTUR PUR Konzepts** zu verdanken, wie im Kapitel darüber bereits ausgeführt. Zu erleben, nicht mehr »an der Nadel« des Süßen – vor allem des Zuckers – zu hängen, ist für alle, die diese Erfahrung machen, zunächst mal eine große Befreiung. Und dabei ist dies keineswegs gleichbedeutend damit, das Süße aus unserem Leben zu verbannen. Es geht mehr darum, dafür in unserem Leben eine gute Form und einen guten Platz zu finden. Das Süße steht ja auch stellvertretend für die Zärtlichkeit, für die Liebe, für den Genuss schlechthin, für die Fülle, für die Freude, für die Lebensqualität jenseits von Leistung und Anstrengung, für das Verwöhnen, für das Belohnen, für die Sinnlichkeit und für jede Form von Feier oder Festlichkeit.

An der Frage, wie wir mit dem Verlangen nach Süßem umgehen – sei es nun nach direkten Süßigkeiten oder mit der Bewusstheit für die zahllosen versteckten Zuckerattacken, die in scheinbar herzhaften Lebensmitteln industriell eingemogelt daherkommen – entscheidet sich zu einem guten Stück, wie erfolgreich wir für uns persönlich mit dem **ESS KULTUR PUR Konzept** für unsere Gesundheit und unser Wohlbefinden sein werden. Deshalb lohnt es, sich für die bewusste Suche nach Alternativen etwas mehr Zeit und Aufmerksamkeit einzuräumen.

Nun möchte ich Sie vertraut machen mit einer ersten Auswahl von süßen Genüssen, die für die besonderen Momente im Leben, für die Bewirtung von Gästen, für das Glücklich-Machen von Kindern, als Nachtisch oder tatsächlich mal als Belohnung für das Erreichen von Etappenzielen geeignet sind. Kleine Kostbarkeiten, die einfach nur Freude machen und nicht das saure Gefühl hinterlassen, wiedermal etwas falsch gemacht zu haben …

Wenn wir auf der Ebene der natürlichen Zutaten bleiben und gleichzeitig daran denken, die gewählte Zwischenmahlzeit oder das gewählte Dessert in die Ordnung der Lebensmittelharmonie des jeweiligen Tages einzufügen, dann gibt es eine reiche Fülle von Möglichkeiten, den »süßen Zahn« zu befriedigen. Im Folgenden gebe ich eine kleine Auswahl von möglichst einfachen Anregungen.

grüner Bereich

eine Handvoll Nüsse Haselnüsse, Walnüsse, Macadamia-, Paranüsse, … Erdnüsse hingegen sind botanisch gesehen keine Nüsse, sondern Hülsenfrüchte und ebenso wie die meisten anderen Hülsenfrüchte eher schwer verdaulich. Daher zählen sie nicht dazu und sind nicht empfehlenswert. Außerdem enthalten Erdnüsse sehr oft Aflatoxine, natürlich vorkommende Pilzgifte, die lebertoxisch und karzinogen wirken. Muss ja nicht sein … Gleiches gilt übrigens natürlich auch für Erdnussmus.

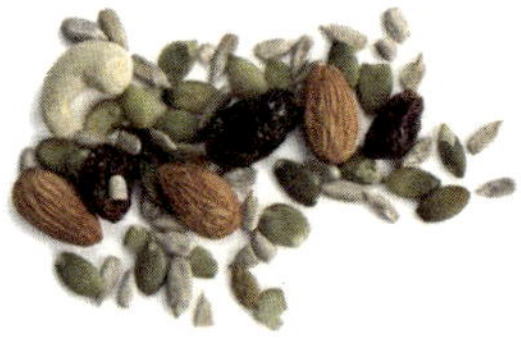

Mandeln oder auch mal ein Löffel Mandelmus

Rosinen und dann das ganze kombiniert in Form von

Studentenfutter ein echter Klassiker. Man muss nur ein bisschen aufpassen, dass man nicht zu viel davon isst, denn natürlich ist Studentenfutter kalorisch betrachtet sehr gehaltvoll.

Sonnenblumenkerne eine von meinen Teilnehmern geschätzte Variante, wenn man süß essen möchte, aber nicht will ☺, sind in der Pfanne kurz angeröstete Sonnenblumenkerne mit einem Schuss Sojasoße. Man kann sie sich gut auf Vorrat zubereiten und im Bedarfsfall eine Handvoll davon gut kauen und langsam essen. Sie stillen übermäßiges Süßverlangen sofort. Und dann ist das Kauen von Sonnenblumenkernen auch noch äußerst gut für unsere Zähne und den gesamten Kauapparat. Genauso wie Sonnenblumenöl, das man sich zur Mundpflege als Ölziehkur durch die Zähne zieht. Sie sind also ein super Kontrast-Programm zu den süchtig machenden und zahnzerstörenden zuckrigen Versuchungen dieser Welt.

Kokos-Chips/-Flocken können auch pur genascht werden, erst Recht natürlich Kokosfruchtfleisch frisch aus Bio-Trink-Kokosnüssen oder auch die harten, frischen – aber alten – Kokosnüsse, die man manchmal auf Jahrmärkten oder in türkischen Geschäften in Stücken kaufen kann.

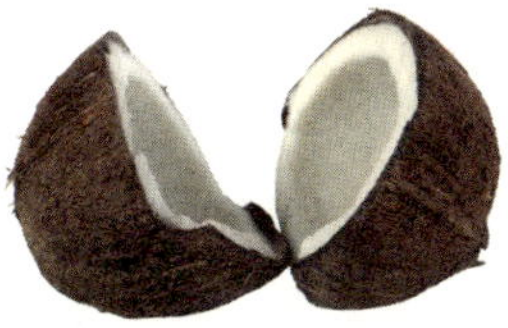

weißer Joghurt zum Beispiel mit Kokosflocken und Rosinen

Melone zum Beispiel auch herzhaft mit einer Scheibe Schinken

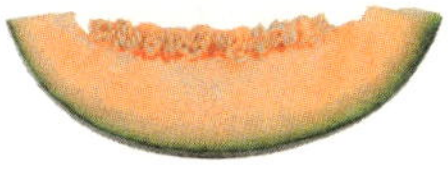

Papaya die Kerne übrigens bitte nicht wegwerfen, sondern trocknen und in eine Pfeffermühle geben, dann über's Müsli mahlen oder über Gemüse – sie sind das Beste an der ganzen Frucht, enthalten auch die Hauptmenge des Enzyms Papain und wirken gegen Parasiten, antibakteriell, immunstimulierend, sowie regenerativ auf unsere Leber. Nur Vorsicht bei Kinderwunsch, Naturvölker verhüten mit Papayakernen.

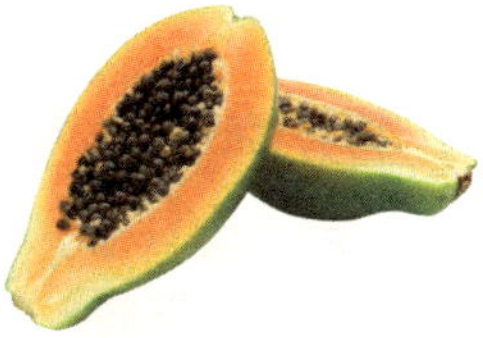

Wenn wir im grünen Bereich bleiben wollen und es weniger darum geht, den Süßhunger zu befriedigen, sondern ihn einzudämmen, dann hilft auch das Bittere. Die Geschmacksrichtung bitter hält das Süße im Zaum. Je mehr Bitterstoffe wir am Tag zu uns nehmen (z. B. durch Chicorée oder Radicchio im Frischkostglas), desto weniger wird uns der Süßhunger einholen. Wenn er aber doch kommt und nicht erwünscht ist, hilft z. B. auch eine heiße Tasse Schwarztee, ggf. mit etwas Honig und einem Schuss Sahne. Die Kombination aus warm, bitter, nährend und nur ganz zart gesüßt stillt auf einer tiefen Ebene das Bedürfnis nach »mehr«.

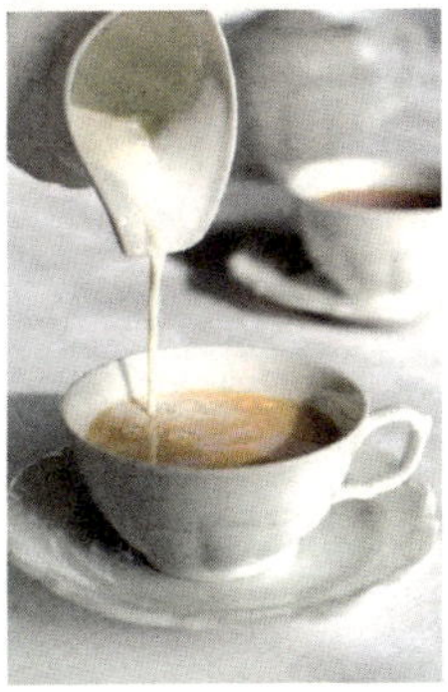

blauer Bereich

Nach den grünen Möglichkeiten kommen aus dem blauen Bereich die nächst sinnvollen Alternativen, um den süßen Hunger zu stillen. Die Lebensmittel, die hier in Frage kommen, werden alle nicht oder nur geringgradig über den Insulin-Weg verstoffwechselt und bewahren uns daher davor, in die Spirale von immer wieder neu aufflackerndem Süßhunger einzusteigen, die so typisch ist für den Verzehr von konzentrierten Kohlenhydraten. Hier kämen zum Beispiel in Frage:

blauer Bereich

Obstsalat aromaintensive Früchte

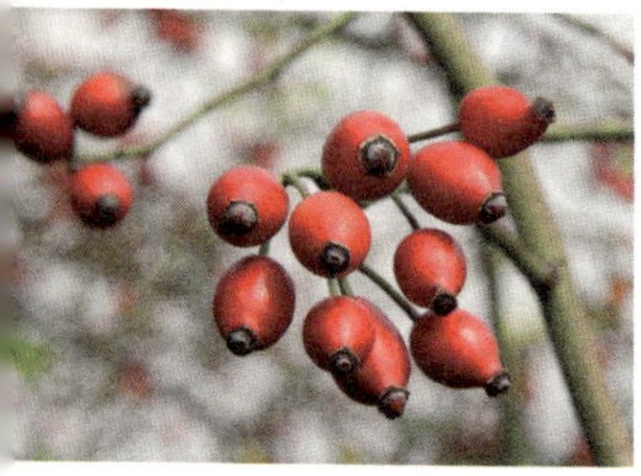

ggf. mit einem Klecks Schlagsahne
Immer wieder bedenken: Wir sättigen uns nicht nur an den Kalorien, sondern auch an der Fülle der Aromen und Geschmackskomponenten echter Lebensmittel, die Ausdruck ihrer Lebenskraft sind. Beobachten Sie unter diesen Aspekten den Effekt aromaintensiver Früchte auf Ihr Verlangen, z. B. Hagebutten(-mus), Schlehen(-marmelade), Sanddorn-Elixier, aber auch die Südfrüchte wie Ananas oder Mango tun uns deswegen von Zeit zu Zeit so besonders gut.

weißer Joghurt

mit Fruchtdicksaft, z. B. Apfel- oder Birnendicksaft und mit frisch aufgeschnittenen oder pürierten Früchten

Trockenfrüchte

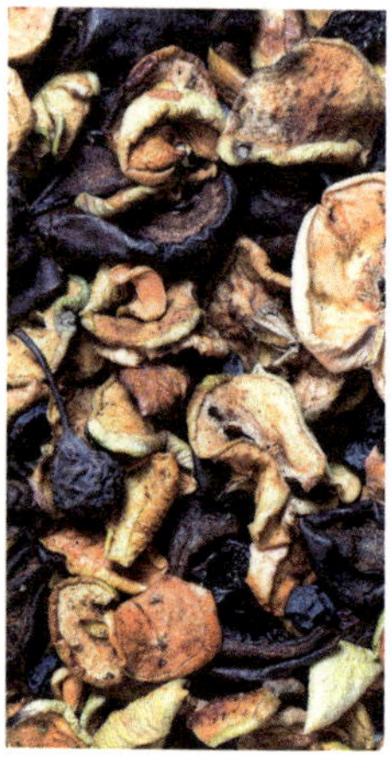

aller Sorten, außer Bananen, Datteln, Feigen. Trockenfrüchte zu kaufen ist übrigens teuer und nicht selten sind sie geschwefelt. Wie viel einfacher ist selber machen. Im Spätsommer stehen landauf landab Apfelbäume, für die sich niemand interessiert, in Gärten wie auch in Landschaften. Fragen Sie nach. Oft sind die Eigentümer froh, wenn jemand die Früchte haben will. Auch jeder Ernteüberschuss aus dem eigenen Garten kann in den Dörrapparat gelegt werden. Einfach das Obst in dünne Scheiben schneiden, über Nacht ins Dörrgerät, und wir haben in null-komma-nix einen ganzen Wintervorrat an Trockenfrüchten. Diese kann man nicht nur pur essen, sondern auch – kurz eingeweicht – für Smoothies, Rohkostkuchen oder Desserts verwenden.

Fruchtleder

sind die Gummibärchen der Rohkost-Dessert-Küche. Man braucht dafür ein Dörrgerät oder einen niedrig einstellbaren Backofen; die gut durchgereiften Früchte, z. B. Äpfel, Erdbeeren, Birnen oder Beerenfrüchte mit Flohsamenschalen (Mengenverhältnis ca. 400 g Frucht zu 10–15 g Flohsamen) im Hochleistungsmixer durchpürieren, ggf. kann man etwas Wasser zugeben, um eine gute streichfähige Konsistenz zu erreichen. Manche Obstsorten harmonieren gut mit einer kleinen Prise von Gewürzen: Erdbeeren z. B. mit Pfeffer, Pfirsiche z. B. mit Rosmarin, Mango z. B. mit Chili. Hier kann man kreativ werden. Gute Süßungsmittel sind an dieser Stelle reife Bananen, da sie dem Ganzen noch etwas mehr Haptik und Sämigkeit vermitteln (aufgrund des Hochleistungsmixers ist die Kombi ok), auch Apfel- oder Birnendicksaft eignen sich gut. Nach dem Mixvorgang die Masse nicht zu dünn auf den Dörrfolien bzw. auf dem Backblech ausstreichen und dann durchtrocknen lassen bei idealerweise 42° C zu eben »Leder«. Am besten ist es, wenn man nach einigen Stunden Dörrzeit die Dörrfolien abzieht und die Fruchtleder umdreht und auf den Dörrgittern liegend von beiden Seiten gut belüftet zu Ende trocknen lässt. Anschließend in Streifen schneiden und z. B. zu Röllchen formen. Zu gegebenem Anlass bestreicht man das Fruchtleder auch mit einer leckeren Cremevariante und schneidet es dann wie eine Biskuitrolle in Scheiben. Fruchtleder sieht gut aus, kommt optisch gut rüber und schmeckt einfach nur fein.

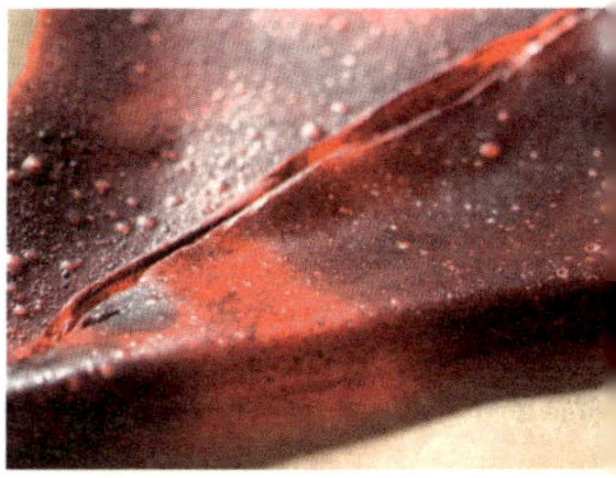

gebratenes Obst stillt das Süßverlangen besonders gut, denn hier verbindet sich die yin-wertige Süße mit der yang-wertigen Wärme und beides zusammen nährt uns nachhaltig auf verschiedenen Ebenen. Auch eine Prise Salz dazu macht Sinn und ist ok. Besonders empfehlenswert: frische Apfelringe oder Ananas. Die winterliche Variante von warmem Obst sind natürlich die …

Bratäpfel gefüllt mit Mandeln, Honigmarzipan und vielen wärmenden Gewürzen, wie z. B. Zimt, Kardamom, Ingwer oder Galgant. Die sommerliche Variante wäre z. B. frisch zubereitetes …

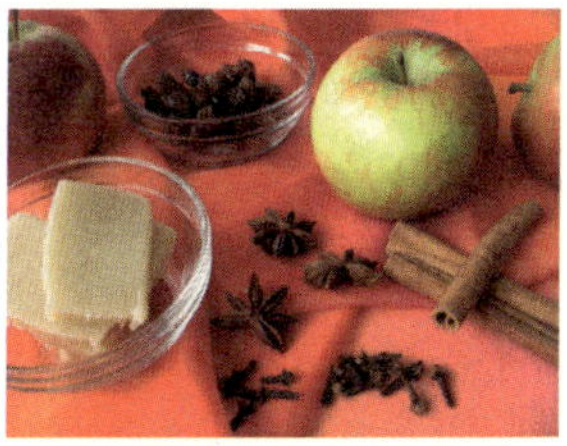

Apfelmus Apfel kleinschneiden, mit etwas Wasser in den Topf geben, kurz köcheln und pur direkt frisch und lauwarm essen, ggf. mit einem Klecks Joghurt oder Schlagsahne. Zur Not geht natürlich auch Apfelmark aus dem Glas (ohne Zucker).

Wackelpudding geht ganz einfach: Aus jedem guten Fruchtsaft wird unter Beigabe von Agar-Agar ganz schnell ein Wackelpudding. Es reicht dabei übrigens, wenn man nur das Agar-Agar in der für die Saftmenge vorgeschriebenen Grammzahl in ganz wenig Wasser auflöst und darin zum Kochen bringt, anschließend etwas abkühlt und dann dem Saft beigibt.

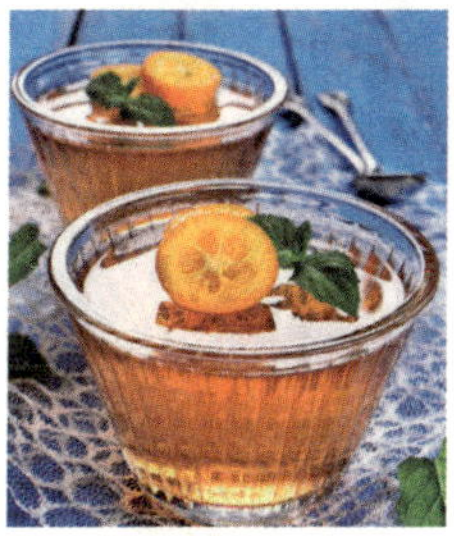

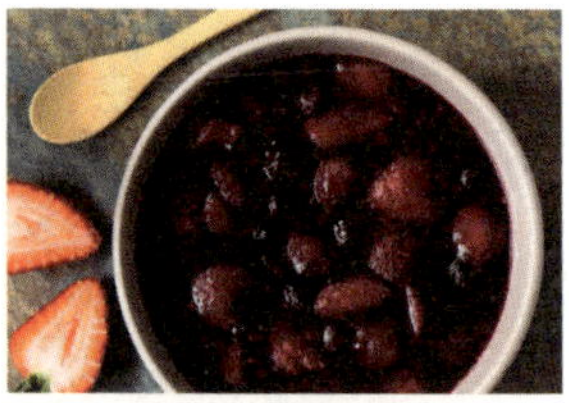

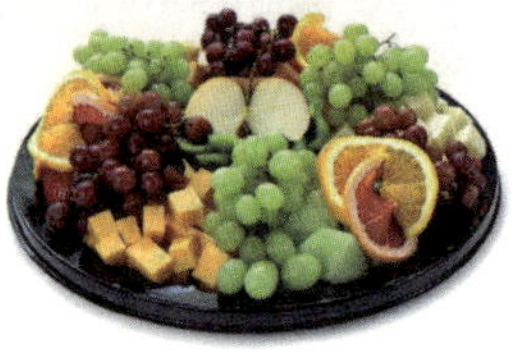

So bleibt die Rohkost-Qualität von frisch gepressten Säften erhalten und man kann sie trotzdem gelieren. Gibt man noch Beeren, Pflaumen und Kirschen vor dem Gelieren in z. B. einen Kirschsaft hinein, entsteht eine perfekte

rote Grütze ganz frei von Zusatzstoffen und vor allem von Zucker

Obst mit Käse diese Kombi von süß mit herzhaft begrenzt das Süßverlangen rasch. – Last, not least fehlen dann noch die …

Low Carb Brötchen zum Beispiel mit Butter und Fruchtaufstrich, damit kann man bestens ein Stück Kuchen ersetzen. Und für unterwegs helfen …

Knabberriegel die zuckerfrei aus Trockenfrüchten, Nüssen und ggf. Fruchtdicksäften zusammengesetzt sind. Die meisten Müsliriegel – auch in Bioladen und Reformhaus – sind leider mit Zucker hergestellt. Da gilt es, sorgfältig die Zutatenlisten zu studieren. Aber aus der *Raw-Food-Szene* gibt es in jüngerer Zeit Anbieter, die es auch ohne schaffen. Wer über ein Dörrgerät verfügt, kann sich die Wunsch-Riegel aus den Wunschzutaten natürlich auch leichter und wesentlich preiswerter selbst herstellen.

roter Bereich

Doch manchmal müssen es einfach die Kohlenhydrate sein … Sie sind die Essenz der Süße, die uns die Natur zur Verfügung stellt. Nach mehreren Generationen Zucker-Übersättigung sind sie auch so tief in unserem Bedürfnis-Muster verankert, dass es eine Weile braucht, um davon wirklich frei zu werden. Das darf so sein, denn auch für die Gruppe der Kohlenhydrate gibt es Optionen, die mit einer gesunden und vollwertigen Ernährung durchaus vereinbar sind. Zum Beispiel diese:

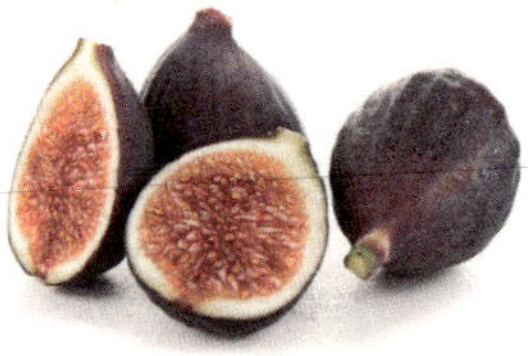

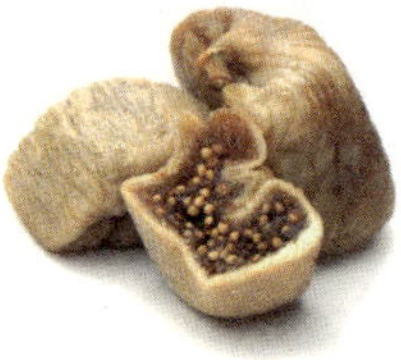

Feigen frische Feigen aus Bio-Qualität sind wirklich ein Hochgenuss. Mit ca. 12 g Kohlenhydraten pro 100 g im frischen Zustand und mit ca. 54 g Kohlenhydraten pro 100 g im getrockneten Zustand gehören sie mit zu den Top Ten der süßesten Früchte der Welt. Finger weg, denn Kohlenhydrate sind Kohlenhydrate, oder nicht? Nein. Die alles entscheidende Frage ist, in welchem Gewand die Zuckerverbindungen daherkommen. Bei der Feige kommt der im natürlichen Zusammenhang angebotene Zucker gleichzeitig an mit reichlich Ballaststoffen (z. B. die Kernchen quellen im Darm und putzen ihn), mit Biotin (Vitamin

B7), mit Mineralien, zum Beispiel Kalium und Kalzium und vor allem im Gewand einer ganz durchsonnten Pflanze, deren Wesensart es ist, die Kraft der Sonne in Süße zu verwandeln. Die Früchte sind das Geschenk einer Pflanze an Mensch und Tier und geben uns so viel mehr als nur Moleküle. Bedenken Sie auch, aus welchen Zusammenhängen Sie die Feige aus der Mythologie kennen. Pflanzen erzählen Geschichten ... Übrigens werden Feigen basisch verstoffwechselt und Symptome der Übersäuerung erfahren Linderung bei gelegentlichem, maßvollen Verzehr von Feigen.

Feigen werden basisch verstoffwechselt

Datteln übertreffen mit ca. 65 g Kohlenhydraten pro 100 g sogar noch die Feigen. Und ebenso wie diese sind sie ein Kraftpaket, das seinen Zucker »eingepackt« hat in eine satte Mitlieferung von Kalzium, Magnesium, Phosphor, Eisen, Vitamin B, A und C und reichlich Ballaststoffe. Kein Grund also für ein schlechtes Gewissen beim Datteln-Essen.

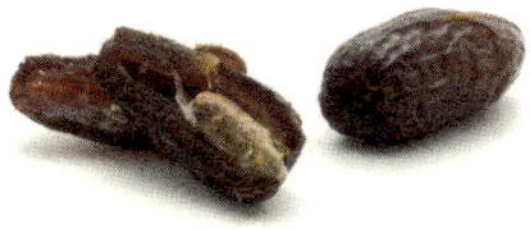

Anmerkung

Übrigens auch bei der Dattel gilt, dass wir es mit einer Wüstenpflanze zu tun haben, die wie wenige andere sich ganz und gar der Sonne hinzugeben versteht und Sonnenkraft in Lebenskraft, in für uns greifbare Energie zu verwandeln versteht. Und genau das ist es, was wir oft brauchen, wenn uns der süße Hunger erwischt, wenn das Leben mal wieder zu anstrengend ist oder frustrierend, wenn wir traurig sind oder einsam – dann brauchen wir neue Lebenskraft. Sonnenkraft und Lebenskraft, um die Leuchtkraft in unserem eigenen Innern wieder neu zu entzünden und um erneut auf die Welt und auf die Menschen zugehen zu können. Wenn wir in diesen Augenblicken des Verlangens nach der Süße des Lebens zu industriellen Fake-Produkten oder zu Industriezucker-Zubereitungen greifen, erweisen wir uns mehr als einen Bärendienst. Statt uns Energie zu geben, nehmen sie uns von unserem ohnehin reduzierten Energiepegel noch mehr weg, weshalb wir dann wieder danach greifen, und dann wieder und dann wieder ... . Das darf man wohl wirklich einen Teufelskreis nennen.

Sonnenkraft und Lebenskraft machen den Unterschied

Raus! Es ist nicht mehr als eine Entscheidung. Und hinter dieser Entscheidung wartet ein Kosmos an Möglichkeiten auf uns, wie wir sehr wohl auf eine nachhaltige und wirksame Weise uns mit dem Königreich des Genusses wieder verbinden können – und gleichzeitig mit der Kraft der Sonne, mit der Kraft des Lebens. Die Dattel ist nur eine von tausenden Möglichkeiten, unseren berechtigten ständigen Hunger nach Lebenskraft, nach einer immer wieder erneuerten Verbindung mit dem Leben, zu befriedigen.

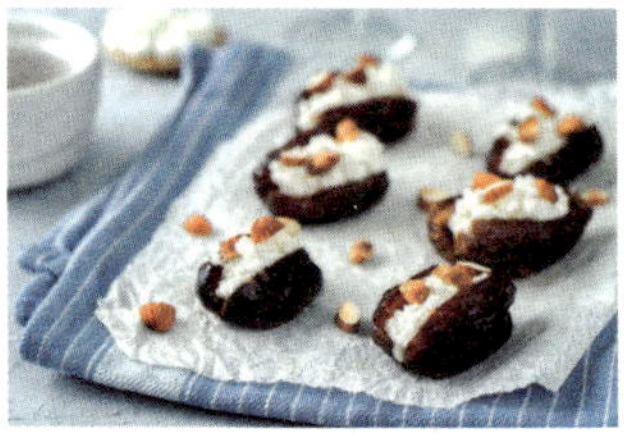

Dattel pur ist übrigens vielen Menschen tatsächlich zu süß; sie empfiehlt sich daher im Unterschied zur Feige eher in Kombinationen. Besonders köstlich ist die aufgeschnittene Dattel, wenn sie z. B. mit Ziegenfrischkäse gefüllt wird, oder mit einer Frischkäse-Feta-Zubereitung plus z. B. einer rohen Kakaobohne, oder einer Walnusshälfte, mit Curry, mit Schwarzkümmelsamen, mit rohem Schinken umwickelt … Oder wir verwenden sie als Süßungsmittel, vorzugsweise in Smoothies und rohköstlichen Dessert-Varianten, wozu die Datteln dann mit in den Hochleistungsmixer gegeben werden. Dattel mit verschiedenen Nuss-Sorten grob geraspelt ist eine phantastische Grundlage für rohköstliche Tortenböden. Dattel gefüllt mit Honigmarzipan und dazu eine Creme mit Lebkuchengewürz ist eine tolle Weihnachts-Nachspeise. Auch hier gilt – der Phantasie sind keine Grenzen gesetzt.

Lebensmittel-harmonie »to go«

süße Riegel

OK, es ist eine halbe Stunde Arbeit, aber danach hat man eine Blechdose voll süßer Riegel aus den herrlichsten Zutaten für einen kleinen Preis – kein Vergleich mit den teuren Dingern, die man einzeln und von Plastik umhüllt im Bioladen kaufen kann. Süße Riegel sind das Futter »to go«. Wenn uns mal unterwegs der süße Hunger packt, sind sie immer noch besser als alle käuflichen süßen Fast-Food-Alternativen. Es gibt sie in tausend Varianten, schauen Sie sich ein bisschen um in Vegan- und Rohkost-Kochbüchern. Geeignete Zutaten für rote Riegel sind z. B. gepuffter Vollkornreis oder gepoppter Amaranth, Nussmus, Kakaobutter, Kakaopulver, Vanille, Agavendicksaft, Reissirup, Ahornsirup, Haselnüsse, Walnüsse, Pekanüsse, Paranüsse, Cashewkerne, Erdmandeln, Haferflocken, Kokosflocken, Kokosöl, Rosinen, Bananen, Datteln, Feigen, Gewürze …

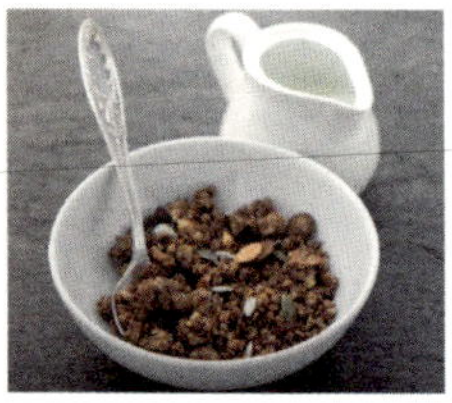

Granola

ist im Grunde eine Müsli-Variation, hergestellt aus Zutaten wie Haferflocken, Nüssen, Leinsamen, Mandeln oder Buchweizen, die mit Süße (nicht mit Zucker) überzogen und dann gedörrt wurden. Zum Beispiel so: 100 g Mandeln, 100 g Walnüsse, 100 g Buchweizen, 2 EL geschroteten Leinsamen. Alles zusammen in der Küchenmaschine grob zerkleinern. Dann z. B. aus 1 Banane, 4 Datteln, einer Prise Zimt, Galgant oder Kardamom, 1 EL rohem Kakaopulver und 2 EL Ahornsirup im Mixer eine Creme herstellen. Diese mit der Nuss-Buchweizen-Mandel-Mischung gut vermischen und alles zusammen im Dörrgerät 24 Stunden gut durchtrocknen. Danach lässt sich das Granola nahezu beliebig lange aufbewahren, deshalb besser gleich große Mengen machen. Granola eignet sich – z. B. mit Hafermilch und frischer Banane – als Müsli für zwischendurch. Es kann aber auch als Topping für süße Joghurts (s.u.) oder auch pur als kleine Handvoll Nascherei zwischendurch zum Einsatz kommen. Besonders lecker ist es als Topping bei Salaten. Nur Vorsicht – wir sind damit im roten Bereich. Also die Salatsoße entsprechend wählen.

Vollkornkekse auch hier gilt – selber backen ist einfach die bessere Lösung gegenüber allem, was es zu kaufen gibt. Mein Favorit sind die Hildegard-Kekse nach Hildegard von Bingen auf der Basis von 1050-er Dinkelvollkornmehl, Butter, flüssigem Honig, und reichlich wärmenden und stärkenden Gewürzen, wie z. B. Muskat, Piment oder Zimt oder gleich allen dreien gemeinsam. Sie geben nicht nur Kohlenhydrate für den Serotoninspiegel, sondern die Gewürze nähren und wärmen zusätzlich die Seele.

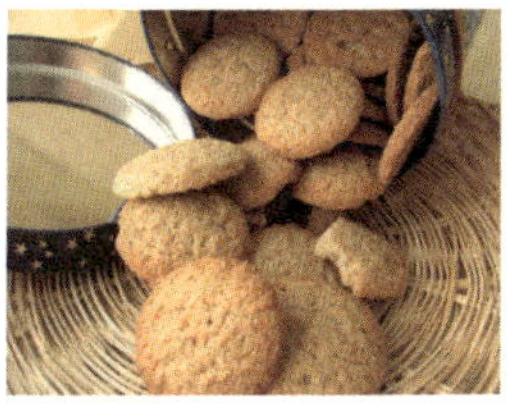

Dinkelkekse

Bananenchips ja, ich weiß schon – man kann nicht alles selber machen, aber mit Dörrgerät ausgestattet geht es preiswerter und schneller nun wirklich nicht. Die Bananen dafür bekommen Sie wahrscheinlich sogar geschenkt, denn hierfür nimmt man am besten die überreifen aus dem Bioladen, die keiner mehr haben will.

gebratene Banane in Kokosöl anbraten und eine Prise Salz drauf geben, gerne auch kombinieren mit einem Klecks Sahne mit Reissirup oder Ahornsirup plus eine Messerspitze echter Bourbonvanille. Gebratene Banane wärmt und nährt nachhaltig, besonders an Wintertagen der Jahreszeit oder der Seele …

Bananenfruchtleder gefüllt mit Cashewcreme

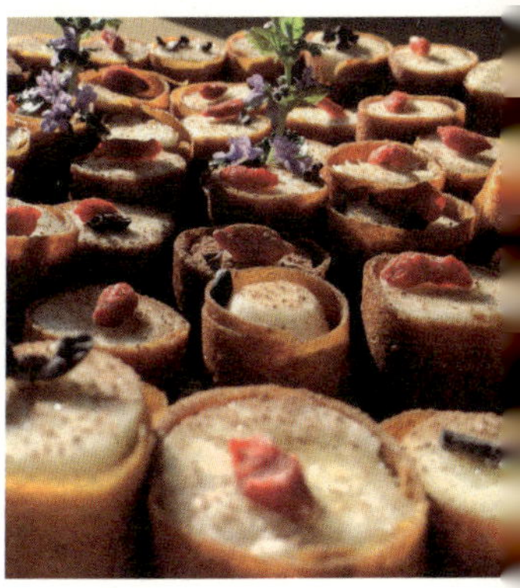

Bananen-Fruchtleder bei Bananen, die man wie oben beschrieben zu Fruchtleder verarbeitet, braucht man keine Flohsamenschalen zugeben, da sie von sich aus sämig genug sind. Aber das Fruchtleder erhält eine schönere Farbe, wenn man der Masse ein wenig Kurkuma beigibt. Und Bananenfruchtleder lassen sich gut würzen, z. B. mit Zimt, Kardamom, Bourbonvanille, …

Schwarzbrot mit Banane Ja, die Banane ist ein Tausendsassa aus dem roten Bereich. Auch in dieser Kombination bewährt sie sich als Energie gebender Snack oder gleich als ganze Mahlzeit. Die Kombination von süß und herzhaft befriedigt und begrenzt das süße Verlangen gleichermaßen.

Knäckebrot geht auch, man bedenke jedoch: es wirkt leider stark yin-wertig – schnell isst man eins nach dem anderen …

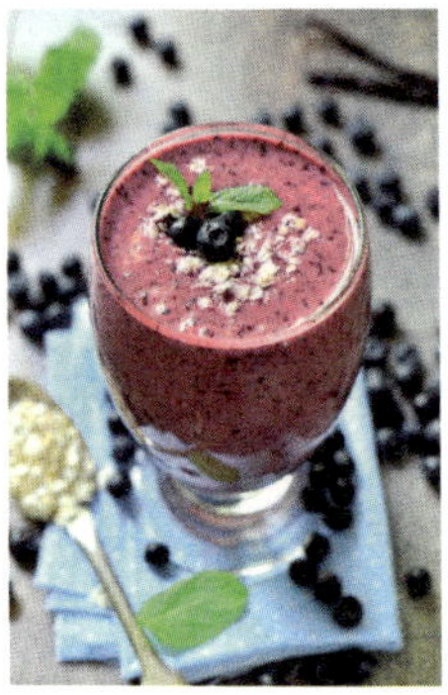

Vollkorn-Knäckebrot z. B. mit Honig, Rübenkraut, Mandelmus, Nussmus, Schokoladen-Aufstrich, Heidelbeer-Fruchtaufstrich oder vielleicht auch aus südlichen Gefilden mitgebrachter Dattelmarmelade.

Hafermilch-Shakes z. B. so: 2 Cup Hafermilch (1 Cup = 240 ml), 2 EL Mandelmus, 1 Banane, 1 EL Süßungsmittel, z. B. Ahornsirup oder Honig, 1 Prise Bourbonvanille, 2 gehäufte EL reines Bio-Kakaopulver, 1/2 TL Matcha-Teepulver. Diese Mischung kann auch als volle Hauptmahlzeit durchgehen, oder man verteilt sie auf mehrere Leute oder auf zwei Tage, denn davon wird man richtig satt. Und man schlägt mehrere »Fliegen« mit einer Klappe: unser Bedürfnis nach Schokolade mit dem Kakaopulver, den Bedarf unseres Körpers nach Antioxidantien mit dem Matcha Tee, und unser Bedürfnis nach Kohlenhydraten im gesunden Gewand mit Hafermilch und Banane. Mehr braucht man nicht. Natürlich geht auch Mandelmilch oder Reismilch oder ein anderes Nussmus oder statt Vanille lieber Zimt oder ohne Kakao oder ohne extra Süßungsmittel, nur mit der Banane …

Joghurt süß weißen Biojoghurt selber zum süßen Fruchtjoghurt machen, z. B. mit Ahornsirup und Heidelbeeren, Papaya oder Melone

Schokolade *Chocolate doesn't ask silly questions, chocolate understands.* – So isses nun mal. Was wäre ein Leben ohne Schokolade, gar nicht auszudenken. Wenn es denn Schokolade sein muss, dann gönnen Sie sich wenigstens die Gute aus dem Bioladen, frei von Gentechnik, aus der Milch von glücklichen Bio-Kühen, mit Roh-Rohrzucker statt mit weißem Rübenzucker und eben mit unter biologischen Bedingungen angebautem Kakao. Und je höher der Bitter-Grad desto geringer der Hype. Vor dem zu viel Essen bewahrt man sich also am besten, wenn man den höchsten Bitter-Grad wählt, der einem noch schmeckt. Wer sich inzwischen dran gewöhnt hat, sein Essen wieder selber zu machen, der zieht vielleicht auch das Selbermachen von Schokolade wieder in Betracht … Die Rezepte zum Selbermachen gibt's ab Seite 152. Alternativ erreichen aktuell auch immer mehr wirklich gute Rohkost-Schokoladen-Sorten den Handel und die Bioläden. Sie sind so gesund wie genial – und man kann sie kaufen und damit das eigene Zeitkontingent schonen.

Milch und Zucker – Sie wissen schon: keine gute Kombi. Rohkost-Schokolade ist die perfekte Alternative

In ESS KULTUR PUR Interpretation

Dessert-Klassiker

Das geliebte Eis

Klar, die Italiener können es am besten … Aber wer ein bisschen hinter die Kulissen schaut, der merkt leider, dass in den Gefrierküchen der Eisdielen landauf landab längst die Food-Industrie Einzug gehalten hat. Meist reicht ein Blick auf die Eis-Auslage, um Bescheid zu wissen. So grün ist halt kein Pfefferminzeis von Natur aus, so leuchtend rosa ist ein Erdbeereis nicht von alleine. In vielen Eissorten ist gar kein Milchfett mehr enthalten, sondern Pflanzenfett – das ist billiger im Einkauf und macht das Eis cremiger. Der Geschmack kommt nicht selten gar nicht mehr aus den Inhaltsstoffen, sondern aus dem zugefügten Aroma. Von der Zuckermenge pro Eiskugel mal ganz zu schweigen … . Zum Glück gibt's inzwischen ein paar Bio-Eisdielen, in Großstädten schon mehr als auf dem Land. Die arbeiten zwar auch mit Zucker, aber wenigstens mit Milch von glücklichen Kühen und ohne Zusatzstoffe. *Das* Eis liegt erstaunlicherweise sogar noch um Welten über dem Genuss der konventionellen »Eispampe«, obwohl es ohne Farbstoffe und Zusatzstoffe auskommt. Das Echte kann eben immer auch alleine überzeugen – vielleicht nicht in der Leuchtkraft, aber ganz sicher im Geschmack. Aber da wir nicht alle vor den Toren einer echten Bio-Eisdiele wohnen, wollen wir vielleicht eine Alternative haben, um nicht für jede Eiskugel eine halbe Stunde fahren zu müssen. Und hier sind sie:

Fruchteis

Eiszubereitung im Hochleistungsmixer

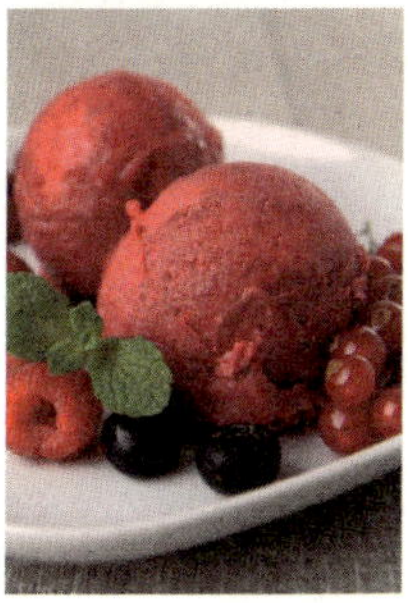

Früchte nach Wahl tiefgefrieren – dabei nur darauf achten, dass sie stückig bleiben und nicht mit ihrem Saft zu einem »Block« verschmelzen. Dann ca. 300 g tiefgefrorene Früchte (Himbeeren, Brombeeren, Erdbeeren, Mirabellen, Kirschen, …) mit 1–2 EL Süße (Birnen- oder Apfeldicksaft oder Honig), 2–3 EL Mandelmus und einem Schuss Zitronensaft in den Hochleistungsmixer geben und zügig durchpürieren. Man braucht dazu den Stopfer des Hochleistungsmixers, um die gefrorene Früchte aktiv ins Messer runter zu drücken, dann geht es schneller und alle Fruchtteile werden zügig von den Messern erreicht. Nach weniger als einer Minute hat man ein geniales Eis, cremig, voll fruchtig und nur aus besten Zutaten.

Alternativ zu Mandelmus geht auch die nicht vegane Variante mit ca. 100 g flüssiger Schlagsahne (kühlschrankkalt oder zu Eiswürfeln gefroren beigeben).

Dieses einfache Eisrezept ist zum sofortigen Verzehr vorgesehen. Gibt man es erst ins Tiefkühlfach und lässt es dort zu lange drin, verliert es die schöne cremige Streichfähigkeit und wird für den Genuss zu fest.

Bei Eis aus dem Hochleistungsmixer gilt übrigens bezüglich der Frucht-Kombinationen das Smoothie-Prinzip – die Zutaten werden durch den Mixprozess so intensiv aufgeschlossen, dass ein Sortieren nach den Gruppen der Lebensmittelharmonie nicht mehr notwendig ist. Deshalb kann man z. B. auch mit der Beigabe einer gefrorenen Banane in Stücken die Gesamteismenge noch cremiger machen oder auch die oben genannten Süßungsmittel durch Beigabe von gefrorener Banane oder durch Datteln ersetzen.

Joghurt-Frucht-Eis

Für Nicht-Veganer gibt es eine weitere Alternative, sich die schon beschriebenen Vorzüge der Sauermilch-Produkte zunutze zu machen: die Joghurt-Frucht-Eis-Variante. Dazu können wir die gewählten Früchte, z. B. Erdbeeren, tiefgefrieren. Dann im tiefgefrorenen Zustand im Hochleistungsmixer pürieren und etwa zu gleichen Gewichtsanteilen weißen Bio-Joghurt hinzufügen und nochmal kurz weiter mixen. Gesüßt wird nach Wunsch, z. B. mit Birnen- oder Apfeldicksaft oder auch mit Xylit. Wer mag, kann kurz vor dem Servieren auch noch klein geschnittene Früchte unter das Eis geben. Fruchteis mit »Stückchen« also. Sehr lecker. Dieses Eis kann man auch einige Stunden vor dem Servieren zubereiten und im Tiefkühlfach unter gelegentlichem Rühren aufbewahren, anfangs ca. alle halbe Stunde, danach einmal die Stunde. Es bleibt dann schön cremig.

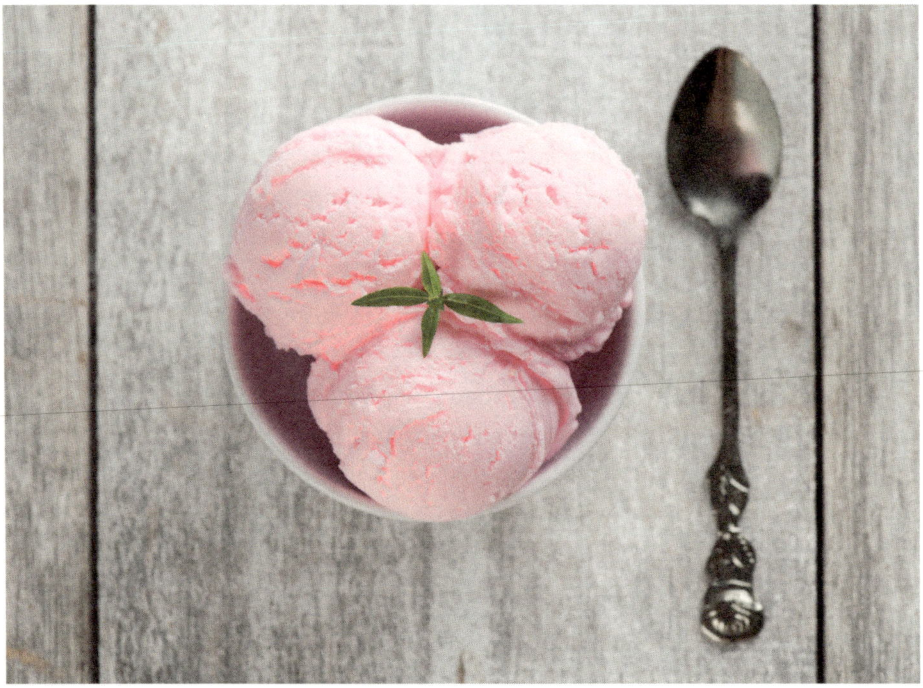

Eis vom Feinsten – nur wer's selbst hergestellt hat, weiß wirklich, was alles drin ist.

Eiszubereitung in der Eismaschine

Für noch mehr Flexibilität in der Eisbereitung und für ein Höchstmaß an Cremigkeit empfiehlt sich die Kombination von Hochleistungsmixer und Eismaschine. Die gibt's schon für kleines Geld, dann allerdings mit Gefrierakku, den man im Tiefkühlfach vorgefrieren muss. Eis »in Kette« produzieren, z. B. auf einem Fest, geht damit nicht. Trotzdem ist diese Variante – gemessen am Preis – für den Hausgebrauch komplett ok. Professioneller, aber unendlich viel teurer sind die Kompressor-Maschinen, die die Eismasse selber runterkühlen. Damit kann man auch Eis mit einem höheren Wasseranteil herstellen, denn durch den gleichmäßigen und kräftigen Rührprozess verhindern sie weitgehend die Auskristallisation des Wassers. Das bedeutet für die Rezepturen noch mehr Möglichkeiten und Flexibilität. Zum Beispiel so:

Vanille-Eis

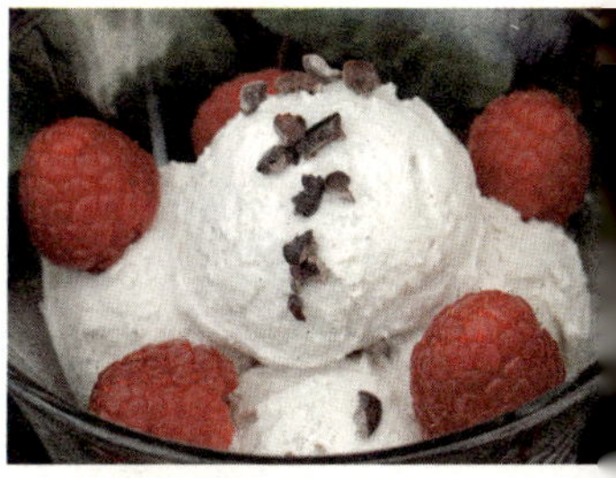

→ **120 g Cashewkerne**	1 Stunde einweichen
2 EL Kokosöl	im Dörrgerät oder Wasserbad schmelzen. Dann die **Cashewkerne** abschütten und sie zusammen mit
3 TL Xylit (Birkenzucker)	und
2 EL Agavendicksaft	oder einem anderen Süßungsmittel nach Wahl, plus
1/4 TL Bourbonvanillepulver	
2–4 Tropfen Bio-Vanilleextrakt und	
240 ml Wasser	im Hochleistungsmixer glatt und cremig mixen. Zum Schluss das geschmolzene **Kokosöl** dazugeben und nochmal kurz durchmixen. Dann die Eismasse im Kühlschrank schon mal auf 6–8 °C runterkühlen und anschließend in die Eismaschine geben.

Nach ca. 30 Minuten ist ein herrliches Vanille-Eis fertig. Durch den guten Rührprozess kann es auch einige Tage – nicht Wochen – im Gefrierfach aufbewahrt werden, wenn man es vor dem Servieren kurz antauen lässt.

Und weil man nie auslernt, hier noch ein Tipp

→ Jedes Eisrezept profitiert an Cremigkeit und Weiterverwendbarkeit nach dem Tiefgefrieren davon, wenn es mit »Eischnee« aufgeplustert wird. Zum Glück für die Veganer müssen wir dafür nicht notwendigerweise auf Eier zurückgreifen, sondern die vegane Variante heißt Aquafaba. *Wikipedia* belehrt uns: »*Aquafaba (von lat.* aqua *»Wasser« und* faba *»Bohne«) ist eine Bezeichnung für die Kochflüssigkeit oder das Einweichwasser von Kichererbsen, Bohnen und anderen Hülsenfrüchten. Aufgrund seiner Eigenschaften als Emulgator, Backtriebmittel und Schaummittel wird Aquafaba als Eiklar-Ersatz für*

Eischnee zur Herstellung von Baiser, Makronen, Nougat und anderer Produkte verwendet und hat damit speziell für Menschen mit Hühnereiweißallergie sowie in der veganen Küche Bedeutung erlangt.« (Wikipedia Abruf Stichwort »aquafaba« am 21. 03. 2018).

Für unsere Zwecke reicht es, für ca. 400 ml Eismasse
→ **100 ml Kichererbsenwasser** mit
1 TL Sahnesteif, Backpulver oder **Weinsteinbackpulver** aufzuschlagen und abschließend vorsichtig unter die Eismasse zu heben. Dann kommt das Eis auch nach mehreren Tagen Aufbewahrung noch cremig aus dem Froster.

Pudding und Cremespeisen

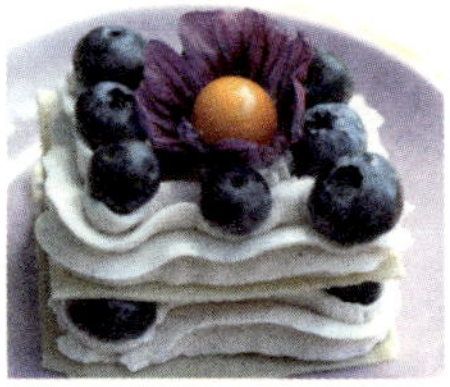

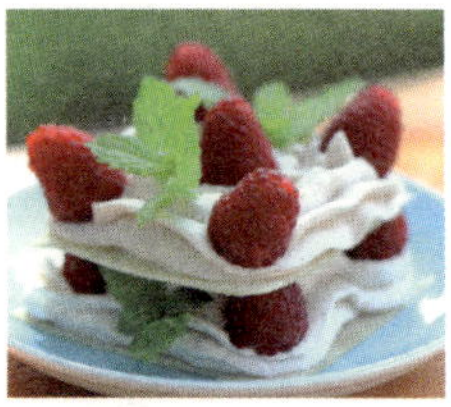

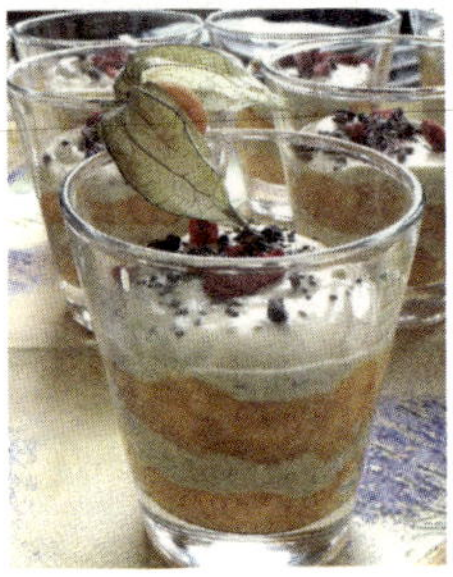

Dank der herrlichen Dessert-Werkstatt bei der rohköstlichen Gourmet-Köchin Gisela Bayer durfte ich mein Spektrum an Nachspeisen erheblich erweitern und verfeinern. Und ich kann Ihnen versichern – die Nachspeisen sind die hohe Kunst der ernährungsbewussten Küche. Allzu lange waren Kuchen, Torten, Pralinen, Pudding, Götterspeise und Mousse au chocolat die letzte Festung von Zucker, Weißmehl, Gelatine, Aroma- und Farbstoffen. Doch die Zeiten sind vorbei. Inzwischen gibt es genug bewährte Alternativen, die an Hochgenuss nichts zu wünschen übrig lassen und dabei nicht eine einzige Zutat enthalten, der man kritisch gegenüber stehen müsste.

Für den Einstieg hilft ein bisschen Warenkunde über Gelier- und Süßungsmittel, mit denen man bislang vielleicht noch nicht vertraut war – doch die Investition lohnt sich. Lernen Sie die Favoriten der rohköstlichen Dessertküche kennen, das sind z. B. Chiasamen, Irisch Moos, Flohsamenschalen oder Flohsamenschalenpulver, Kakaobutter, Mandelmus, Kokosöl und Agar-Agar auf der Seite der Konsistenzgeber. Und auf der Seite der Süßungsmittel sind es neben den schon bekannteren Komponenten wie Ahornsirup, Agaven-, Birnen- oder Apfeldicksaft z. B. auch Kokosblütennektar oder -zucker, Yacon-Sirup, Topinambur-Dicksaft oder Xylit.

Wer Lust hat, das Thema zu vertiefen, dem empfehle ich die kleinen *»taste-of-love«*-Bücher von Teresa-Maria Sura zum Thema Torten, Kekse, Kuchen, Eis oder noch besser gleich die Teilnahme an der Rohkost-Dessert-Schokoladen-oder-Torten-Werkstatt bei Gisela Bayer.

Danach kann man im Bereich der süßen Träume einfach nur noch zaubern. Mit freundlicher Genehmigung von Gisela hier drei Kostproben:

Mousse au chocolat

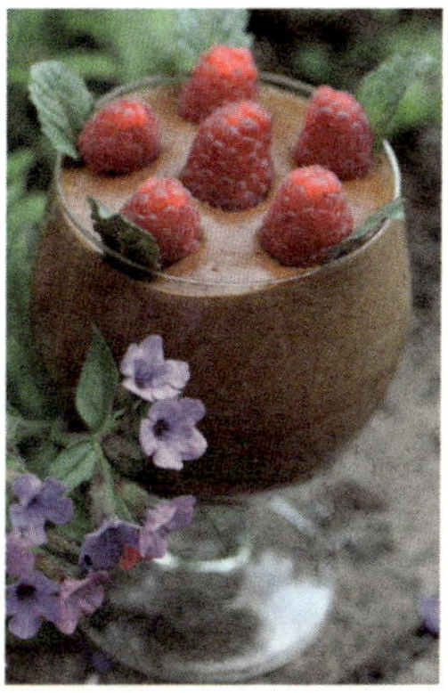

→ **4 EL Mandelmus** im Hochleistungsmixer mit
4 cup Wasser zu einer Mandelmilch verquirlen. Dann
6 EL Chiasamen einrühren und zum Quellen mindestens 2 Stunden stehen lassen. Dann
1/8 TL Salz
1/4 TL Zimt
1/2 TL Bourbonvanille in Pulverform
1/2 cup Kakaopulver in Bioqualität, versteht sich
1/3 cup Süßungsmittel z. B. Topinamburdicksaft, Yaconsirup, Agavensirup oder Kokosblütensirup dazugeben und alles zusammen zu einer glatten Mousse mixen. Zum Abschluss
1/4 cup Kakaobutter in flüssiger Form und
4 EL Kokosöl ebenfalls in flüssiger Form kurz mit untermixen. Dann mindestens 2 Stunden (am besten über Nacht) im Kühlschrank kühlen und fest werden lassen. Und vor dem Servieren unbedingt an eine schöne Dekoration, z. B. aus essbaren Blüten oder Pfefferminzblättchen denken.

Crème caramel

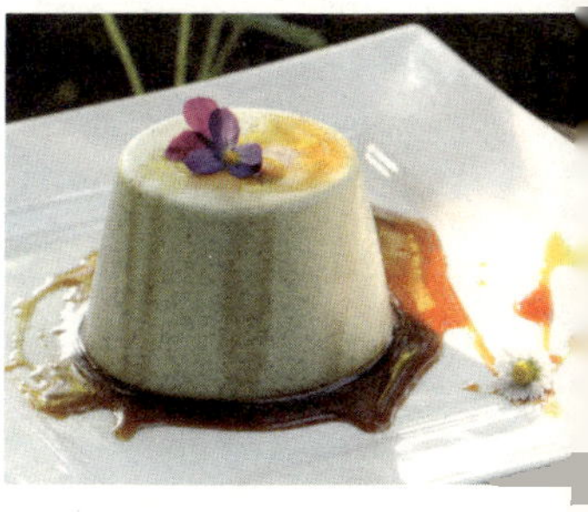

→ **1/3 cup Kokosflocken** im Hochleistungsmixer mit
2/3 cup Wasser zu Kokosmilch verquirlen, dann durch ein Nussmilchsäckchen filtrieren (Leinentuch tut's auch), dann mit
1 cup Macadamianüssen oder **Cashewkernen,**
4 TL Xylit
1 EL Yacondicksaft
3 EL Agavendicksaft
1 TL Vanilleextrakt
1/2 TL Vanillepulver
1/8 TL Salz
1/8 TL Kurkuma im Mixer glatt und cremig mixen. Dann separat
1 EL Kokosöl (vorher geschmolzen) kurz darunter mixen.
1/2 cup Wasser mit
1/2 TL Agar-Agar in einem separaten Topf verrühren und zum Kochen bringen und ca. 1–2 Minuten kochen, dann abkühlen lassen. Diese Mischung dann bei laufendem Mixer zu der Crème geben. Die Masse in stürzbare Förmchen aus Metall oder Silikon geben, im Kühlschrank fest werden lassen und kurz vor dem Servieren jede Portion mit
je 1 EL Yacondicksaft übergießen.

Vanillesoße – mal anders

→ **2 EL Mandelmus** mit
1 cup Wasser
3/4 cup frische Mango
1/8 TL Salz
1/8 TL Vanillepulver
1 TL Johannisbrotkernmehl (optional) zusammen im Mixer glatt und cremig verquirlen. Fertig. Der Bratapfel oder der rohköstliche Apfelstrudel warten schon.

Last, not least: Schokolade

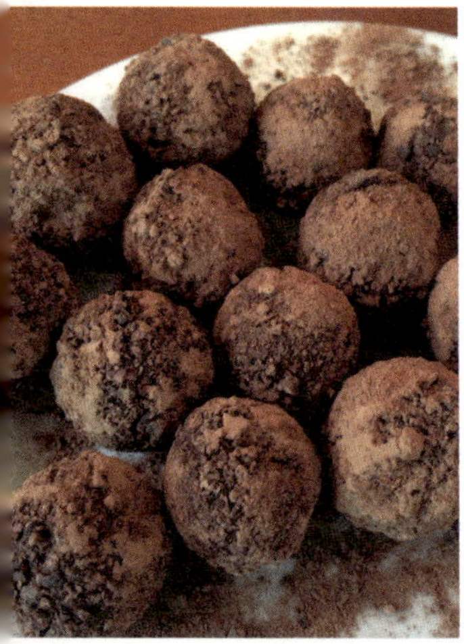

Rohkost-Trüffel

Wussten Sie schon, dass Kakao in seiner Heimat schon immer als heilige Pflanze bezeichnet und gesehen wurde? Sogar der wissenschaftliche Name spricht davon, denn *Theobroma kakao* heißt nichts anderes als »Götterspeise Kakao«. Wie viel Diätfrust hat hierzulande schon Schokolade ausgelöst, wenn es wieder mal die süße, dunkelbraune »Sünde« war, vor der man schwach geworden ist. Wie oft ist der Vorsatz, keinen Zucker mehr zu essen, an der Schokolade gescheitert, auf die man – wenn man sie einmal kennt – einfach nicht mehr lebenslang verzichten mag.

Und es ist etwas Wahres dran, an unserem Bedürfnis nach Schokolade. Unser Körper und unser Geist streben immer nach optimaler Gesundheit, Wachheit, Bewusstheit und Entwicklung. Intuitiv spüren wir, dass die Ursubstanz der Schokolade – der Kakao – zu unserer gesunden Entwicklung einen schier unvergleichlichen Beitrag leisten kann. Das Missverständnis liegt nicht in uns, die wir in der Lage sind oder wären, eine ganze Tafel Schokolade auf einmal zu verputzen. Das Dilemma begann, als der Gründer des heute größten Lebensmittelkonzerns der Welt, Henri Nestlé, um das Jahr 1875 auf die Idee kam, den Kakao, den seinerzeit die Seefahrer aus der Neuen Welt mitgebracht hatten, mit Milchpulver und Zucker zu vermischen. Geboren war die Schokolade in der Form, wie sie dann ihren Siegeszug um die Welt antrat. Gestorben war damit die Unmittelbarkeit und vor allem die Wirksamkeit des Roh-Kakaos, der in seiner aztekischen Heimat traditionell pur genossen wurde und seinerzeit dort als Zahlungsmittel gebraucht und als größter Schatz gehandelt wurde, wertvoller als Gold.

Kakao mit Zucker und Milch zu Schokolade zu vermischen, das hat ein Sucht- und Allergiemittel ersten Ranges hervorgebracht. So genial im Verkauf, wie es seine Erfinder vermutlich nicht mal selbst vorausgesehen haben. Wer einmal davon gekostet hat, will es wieder haben. Haben wir hierzulande nicht alle Schokolade in dieser Form kennengelernt, in Form der Weihnachts-

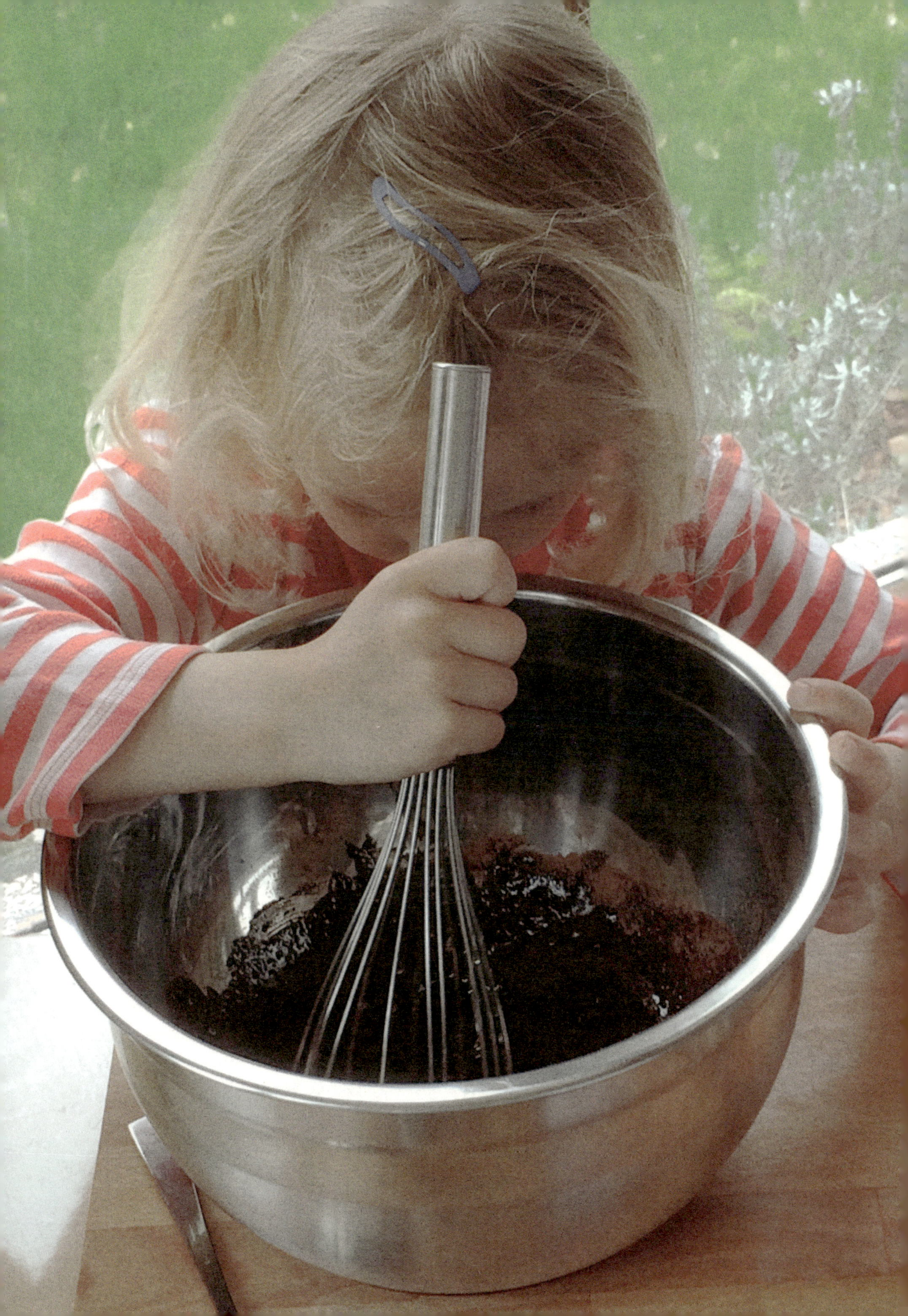

männer, Osterhasen und »Überraschungen«, mit denen seit frühester Kindheit wohlmeinende Eltern und Großeltern ihre Sprösslinge zu verwöhnen meinten. Doch mit dem ersten Schmelz dieser Mischung setzt auch die Sucht ein, die unstillbare Sucht nach mehr, die umtreibt, unruhig, fordernd und ggf. auch aggressiv und übergewichtig macht, die nebenbei auch noch Zähne verfaulen lässt und Allergien aller Art Vorschub leistet. Doch für all das ist nicht etwa die »Speise der Götter« zuständig, der Kakao, sondern eben das Hauptsuchtmittel aller Zeiten, der Zucker, und das im Verein mit einem der Hauptallergene der Gegenwart, der Kuhmilch.

Was ist so magisch am Kakao?

Nachdem wir alle in den letzten 3–4 Generationen die Effekte dieses falsch verstandenen Kakao-Einsatzes zur Genüge kennenlernen konnten, ist es vielleicht an der Zeit, zu den Wurzeln zurückzukehren und sich der geheimnisvollen und magischen Grundzutat der Schokolade zuzuwenden, dem Kakao, ohne den die uns bekannte Schokolade nicht mehr wäre, als eine uninteressante Milch-Zucker-Pampe.

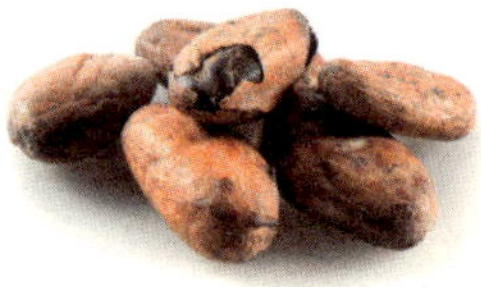

Kakaobohnen

Beginnen wir mit einer kleinen Reise durch die Inhaltsstoffe der Kakao-Pflanze, die vielleicht das erste heute sogenannte »Super-Food« war, das lange vor Erfindung dieses Begriffs die Welt erobert hat.

Da sind zunächst einmal die Antioxidantien, jene Stoffe, die eben die Oxidationsprozesse, also zu gut Deutsch den »Rost«, in unseren Gefäßen und Geweben verhindern und dazu beitragen, dass wir geschmeidig und gesund altern können. Kakaopulver enthält davon mehr als *alle* anderen uns bekannten Lebensmittel dieser Erde. Mehr also als alle anderen der im Zusammenhang mit Antioxidantien genannten Hit-Listen-Lebensmittel, als da wären z. B. Kurkuma, Matcha Tee, rote Trauben, Blaubeeren, Granatäpfel, Aronia-Beeren, Goji-Beeren oder Acai-Früchte. Wundert es Sie also, dass Ihr Körper instinktiv nach – eben – Kakao verlangt?

Antioxidantien, unser »Rostschutz«

Und weiter geht die Reise – Kakao ist ebenfalls der einzigartig allerbeste Magnesium-Lieferant. Mit ca. 400 mg pro 100 g liegt Kakaopulver vor den anderen für die Deckung des Magnesium-Bedarfs (300–400 mg bei Erwachsenen) empfohlenen Nahrungsmitteln, wie z. B. Vollkorn-Brot oder -Reis, Haferflocken, Sonnenblumenkerne, Mandeln oder Cashewkerne. Magnesium ist das Licht-Metall schlechthin, alles Grün dieser Erde geht auf seine Anwesenheit zurück, im grünen Pflanzenfarbstoff Chlorophyll ist es das Zentralatom und damit für die Pflanzen das Element, was unserem Blut das Eisen ist. Deshalb ist ja auch unser Bedarf nach grünem Essen so groß. Noch grüner als die grünen Blätter aber ist der Kakao, die Speise der Götter. Verbrennt man Magnesium, so tut es dies mit kometenhaft leuchtender, weißer Flamme. In unserem Körper

Magnesium, unser »Lichtmetall«

ist es zuständig für alle Prozesse, die mit der Einbindung des Phosphors in unser Stoffwechselgeschehen zusammenhängen, insbesondere mit der Bildung von ATP (Adenosin-Triphosphorsäure) und damit für die zentrale Energiespeicher- und Energiebereitstellungsform schlechthin. Ohne Magnesium geht uns buchstäblich »das Licht aus«. Die ersten Stationen, die unter Magnesium-Mangel leiden, sind Herz, Gehirn und Muskulatur, aber auch der Baustoffwechsel (Zahn- und Knochengesundheit), Nervensystem (Erschöpfbarkeit) und die allgemeine Leistungsfähigkeit stehen in engstem Zusammenhang mit der Anwesenheit von genügend Magnesium. Unser Körper ist kein Chemie-Labor, aber unser Instinkt weiß, in welchen Lebensmitteln sich die zentralen Baustoffe des Lebens finden. Wundert es Sie also, dass Ihr Körper nach – eben – Kakao – verlangt?

Man könnte ein ganzes Buch damit füllen, die Kakaopflanze zu preisen. Das will ich Ihnen an dieser Stelle ersparen, weil es hier um etwas anderes geht. Aber es muss gesagt werden, dass Kakao neben den Antioxidantien und dem Magnesium ebenfalls erstaunlich nährend ist in Hinblick auf Eisen (Blutbildung), Chrom (Blutzuckerspiegel), Zink (Enzymhaushalt, Immunsystem, Hormonsystem ...) und reich an den entzündungshemmenden Omega-3-Fettsäuren. Außerdem macht Schokolade deshalb so glücklich bzw. hilft bei Kummer, weil verschiedene Aminosäuren und Neurotransmitter im Kakao enthalten sind, die uns nachweislich auf Wolke Nummer sieben befördern, egal, ob die Lebensumstände das gerade hergeben, oder nicht. Das sind z. B. Serotonin und seine Vorstufe Tryptophan, sowie z. B. Dopamin und die Gruppe der Phenylethylamine. Die Namen müssen Sie sich nicht merken, denn es weiß sowieso jeder, dass Schokolade glücklich macht. Wie sie das anstellt, das durchzubuchstabieren, dürfen wir den Chemikern und Biologen überlassen. Für uns ist wichtig zu verstehen, dass es eine Heilreaktion ist, wenn wir in traurigen und depressiven Phasen instinktiv nach einem Lebensmittel greifen, dass uns hilft, uns aus unserem angeschlagenen Zustand herauszubewegen und erst mal kurzfristig zurückzufinden in ein Empfinden von Glück, Entspannung und Erfüllung – also in einen Zustand, von dem aus gesunde Entwicklung und Problemlösung sowieso nur möglich ist.

Bei Energiemangel instinktiv nach Kakao zu verlangen, ist eine Heilreaktion

Langer Rede, kurzer Sinn – Schokolade ist ok, aber bitte nicht die industrielle, ja nicht einmal die Bio-Version mit Bio-Milch und Rohrohrzucker, sondern die echte und möglichst unverarbeitete, aus fairem Handel, aus Nicht-Hybrid-Züchtungen, aus rohköstlicher Verarbeitung. Bezugsquellen dafür gibt es inzwischen zum Glück genügend, sowohl im Internet als auch in immer mehr gut sortierten Bioläden. Bevorraten Sie sich also zum Beispiel mit:

Schokolade ist ok, aber bitte nicht die industrielle

Kakao-Bohnen mit oder ohne Schale – 1 Stück pro 10 kg Körpergewicht am Tag ist eine gute Dosis; einfach mal so naschen, z. B. zum Wachbleiben bei Prüfungen oder in langen Sitzungen oder bei langen Autofahrten.

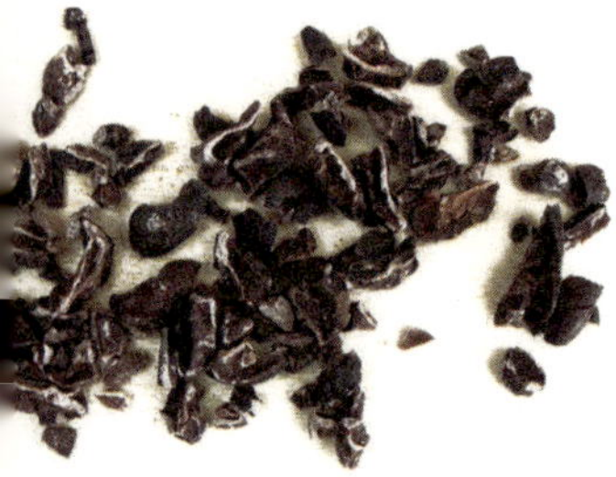

Kakao-Nibs – das ist Kakao-Bohnen-Bruch, also »echte« Schokoraspel, einfach einstreuen in Müslis, Fruchtsalate, Smoothies, …

Kakaopulver – pur, versteht sich (nicht die zahllosen Industriemischungen mit Zucker und Aromastoffen), möglichst roh und bio, perfekt auch in Mixgetränken und Desserts aller Art.

Kakaonibs und Kakaobutter

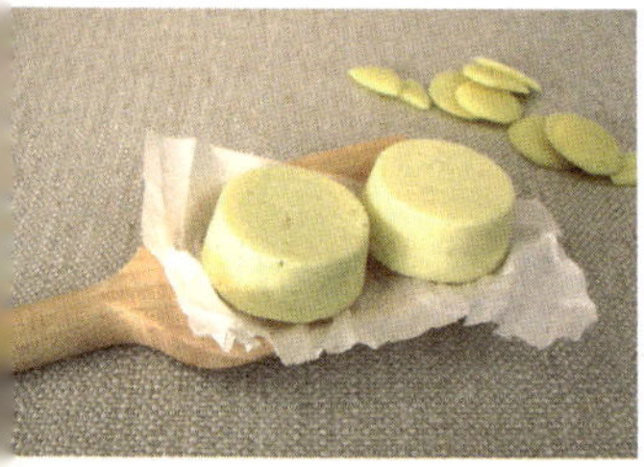

Kakaobutter – gelblich, in Perlen oder Blöcken erhältlich, wichtigste Grundzutat neben dem Kakaopulver für alle selbstgemachten Schokoladen-Kreationen. Und es muss nicht immer Schokolade sein: Geben Sie einen EL Kakaobutter doch einfach regelmäßig in Ihre Smoothies; das ist Kosmetik und Schönheitspflege von innen.

Sonnenblumenlezithin – macht Schokoladen einfach geschmeidiger und ist nebenbei noch gut für Gedächtnis und Fettstoffwechsel.

Mit diesen fünf Basis-Zutaten im Vorrat haben Sie alles, was Sie brauchen, um jederzeit aus dem Stehgreif ein Schoko-Getränk, ein Schoko-Dessert, eine Praline oder gleich eine eigene »echte« Schokolade herzustellen. Zugegeben, ein Mixer muss auch sein und für Pralinen oder Schokoladentafeln sind ein oder zwei Silikonformen hilfreich. Aber Schokobruch von Bachblech tut es für den Anfang auch. Schon bald gibt es kein Halten mehr. Kombiniert mit Nüssen, frischen oder trockenen Früchten und ein paar Gewürzen stellen Sie schnell alles in den Schatten, was die konventionellen Schoko-Produkte in den Regalen so hergeben. Ihr Körper sagt Dankeschön. Rezepte gibt es übrigens in reicher Zahl in den Rohkost-Szene-Kochbüchern und -foren, einfach mal googeln. Und wenn man wirklich die Zeit zum Selbermachen nicht findet, gibt es inzwischen auch genug Schoko-Zubereitungen zu kaufen, die dem hier gemeinten Qualitätsstandard entsprechen. Siehe Bezugsquellenverzeichnis. Doch vielleicht erst mal zum Ausprobieren hier meine – und meiner Tochter – vier bis fünf Favoriten:

schokolierte Früchte

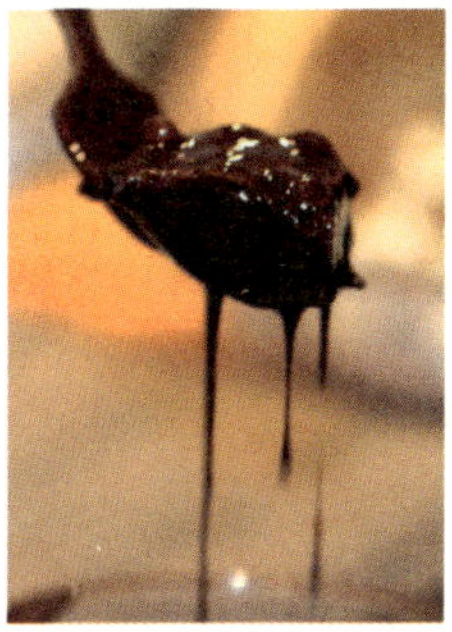

z. B. **Apfelringe** (gekauft oder selbst gedörrt) vorbereiten und parat stellen
200 g Kakaobutter, roh im Wasserbad oder im Dörrgerät schmelzen, mit
40–80 g Kakaopulver, roh und
1–3 EL Birnendicksaft (oder Apfeldicksaft) und mit
2 TL Sonnenblumenlezithin im Mixer zu flüssiger Schokolade verarbeiten.

Die Schokomasse leicht abkühlen lassen, bis sie annähernd zähflüssig wird. Falls vorhanden, mit einem Stab- oder Bratenthermometer die Abkühlung mitverfolgen, bis ca. 29° C erreicht sind. Dann die gedörrten Apfelringe zügig eintauchen und auf Backpapier ablegen. Wenn's schneller gehen soll, das Backblech danach kurz in Kühlschrank oder Gefrierfach schieben. Natürlich gehen auch alle anderen gedörrten Früchte, z. B. Ananas oder Mango. Oder – noch sinnlicher – Sie nehmen gleich frische Früchte, die dafür vorher kurz im Tiefkühler angefroren werden, z. B. Birnenspalten, Kirschen oder Erdbeeren …

Schoko-Wunsch-Punsch

1 kleine Banane
1 EL Mandelmus
1–2 EL Kakaopulver
1 EL Kokosöl
1 Prise Vanille
1 TL Leinöl
1–2 cups Reismilch

Alle Zutaten in den Mixer geben und kurz hochtourig zu einer sämigen Masse vermischen. Als Mahlzeitenalternative »to go«, als Antwort auf den kleinen Hunger irgendwann am Tag (cave: Tageszeit beachten, das hier gehört klar in den roten Bereich), oder auch mal als süßes Wunsch-Frühstück an besonderen Tagen … Übrigens kann man Kakaopulver hier auch mal durch Lucuma-Pulver ersetzen, dann erhält das Ganze eine vanillige Note. Wer's noch sättigender will oder braucht (Sportler, Handwerker, …) fügt kleinblättrige Haferflocken hinzu.

weiße Schoko-pralinen

200 g Kakaobutter, rohköstliche Qualität im Wasserbad oder im Dörrgerät schmelzen, dann im Mixer mit
2 EL Mandelmus und
1 Prise Bourbonvanille und
1–2 EL Kokosblütenzucker oder **Kokosblütensirup** mischen und durchmixen.

In eine Silikon-Pralinenform (siehe Bezugsquellenverzeichnis ab S. 179) einfüllen und rasch im Tiefkühlfach fest werden lassen. Hurra, diese Mischung ist im grünen Bereich und wir brauchen nie überlegen, wozu wir sie kombinieren können, denn die Antwort lautet – zu allem. Als Praline zum Nachmittagskaffee ist sie genauso gut geeignet wie als Deko auf einem Fruchtdessert oder auf einer Torte. Kommen noch 2 EL Kakaopulver dazu, wird braune Schokolade daraus, die natürlich immer noch im grünen Bereich ist.

Und jetzt kommt noch ein Rezept für die, die schon »Lunte gerochen« haben und etwas tiefer in die Welt der gesunden Süßigkeiten eintauchen wollen. Es ist schon etwas anspruchsvoller in der Zutatenauswahl (siehe Rohkostfachhandel-Bezugsadresse im Anhang), aber in der Zubereitung immer noch einfach und genial gut im Ergebnis – hier kommt nochmal ein Ausflug in die Rezeptwelt von Gisela Bayer – danke Gisela.

Kids-Chocolate

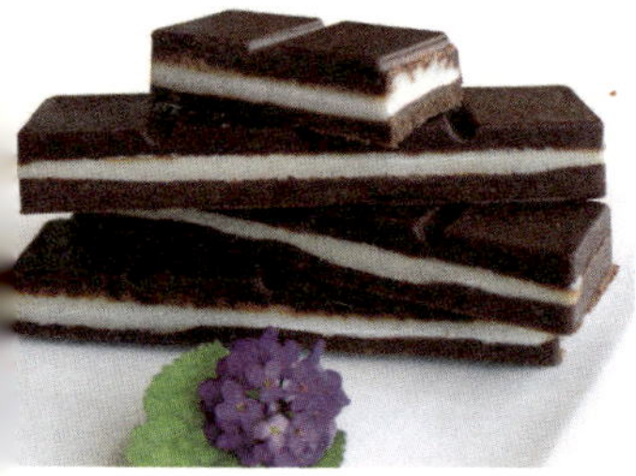

→ **160g Kakaobutter** im Wasserbad oder Dörrgerät langsam schmelzen, in einer Schüssel glatt verrühren mit
70 g Carob fein gesiebt und
2 TL Lucuma (siehe Rohkostfachhandel), fein gesiebt und
2 TL Mesquite (siehe Rohkostfachhandel), fein gesiebt und
1/8 TL Vanillepulver und mit vorher im Mixer fein gemahlenen
2 TL Kokosblütenzucker (so fein gemahlen wie Puderzucker). Eine dünne Schicht in eine Silikon-Form füllen und im Kühlschrank fest werden lassen. Dann für die Füllung
4 EL Kokosmus geschmolzen mit
1 EL Mandelmus verrühren und auf die erstarrte Schokoladenmasse geben und wiederum im Kühlschrank fest werden lassen. Restliche Schokomasse nochmal anschmelzen und oben drauf in die Form einfüllen. Wieder im Kühlschrank fest werden lassen und dann vorsichtig aus der Form nehmen. Im Kühlschrank aufbewahren und bei Bedarf kalt genießen.

Carob – die Schokolade der alten Welt

Übrigens – Carob ist das vermahlene Fruchtfleisch des Johannisbrotbaumes. Es wird auch »Schokolade der alten Welt« genannt, denn die Pflanze entstammt der arabischen Halbinsel und eroberte Europa lange bevor – durch die Entdeckung der neuen Welt – der Kakao bei uns Einzug hielt. Im Unterschied zum fetthaltigen Kakao ist Carobpulver sehr fettarm und enthält keine neurogen stimulierenden Substanzen wie Koffein oder Theobromin (deshalb besonders gut für Kinder). Stattdessen bringt es viel Kalzium und Eisen mit, sowie Ballaststoffe. Studien konnten zeigen, dass es die Fettverbrennung anregt und den Cholesterinspiegel senkt. Carobpulver kann Kakaopulver in allen Rezepten ersetzen. Andersrum natürlich auch.

Die vermahlenen Samen des Johannisbrotbaums liefern übrigens das gleichfalls beliebte Verdickungsmittel Johannisbrotkernmehl. Ökologisch ist der Johannisbrotbaum für die Mittelmeerregion von höchstem Wert, denn er ist robust und anspruchslos, auch bei starker Sonneneinstrahlung. Er spendet Schatten, verhindert Bodenerosion und ernährt Mensch und Tier. Viele gute Gründe also, statt zum Kakaopulver mal zum Carobpulver zu greifen.

heiße Schokolade Nr. 1 mit Milch

→ **1 cup gute Bio-Kuhmilch** oder **Sojamilch, Reismilch, Hafermilch** oder **Mandelmilch**	
ggf. 1 Schuss Schlagsahne	(nur bei der Kuhmilch-Variante) und
1-2 EL Kakaopulver	unter Rühren aufkochen und mit
1 EL Kokosblütenzucker	süßen, nach dem Umfüllen in einer Tasse mit
1 Prise Cayennepfeffer	bestäubt servieren

heiße Schokolade Nr. 2 mit Sahne

→ **1 cup Schlagsahne**	mit
2 cup Wasser	mischen und mit
4 EL Kakaopulver	unter Rühren aufkochen, kurz vor Schluss
1 Prise Vanille	zugeben und zum Beispiel mit
Ahornsirup	süßen – Menge nach Wunsch

heiße Schokolade Nr. 3 rohköstlich

→ **1 cup Cashewkerne**	2 Std. einweichen (je nach Vorliebe geht's auch mit Mandeln), dann mit
2 cup heißem Wasser	im Mixer zügig durchmixen, Temperatur checken (max. 42° C)
2 EL Kakaopulver, roh	und
2 EL Dattelsirup	zufügen und nochmal kurz mixen

So, das mag als Rezept-Anregung für den Anfang vielleicht erst mal reichen. Abschließend sei noch erwähnt, dass der Pro-Kopf-Verbrauch an Schokolade, bei dem Deutschland mit ca. 12 kg pro Jahr sogar noch die Schweiz überbietet, möglicherweise auch darauf zurückzuführen ist, dass Menschen nicht nur spüren, dass Kakao viele wertvolle Inhaltsstoffe hat, die uns nähren und gut tun. Hellfühlige Menschen können noch eine andere Eigenschaft der Schokolade spüren, die in unserer oft als so anstrengend und rationalen erlebten Zeit so gebraucht wird: es ist ihre herzöffnende Qualität. Ein guter Kakao wärmt das Herz, entspannt uns, zaubert ein Lächeln zurück auf unser Gesicht, lässt uns die Menschen in unserem Umfeld mit Freude oder auch mit Nachsicht betrachten und führt uns zurück zu dem Teil in uns, der unsere Bedürfnisse kennt und der uns ermöglicht, auch uns selbst liebevoll so zu nehmen, wie wir sind. Achten Sie mal drauf, wenn Sie das nächste Mal die »Götterspeise« genießen.

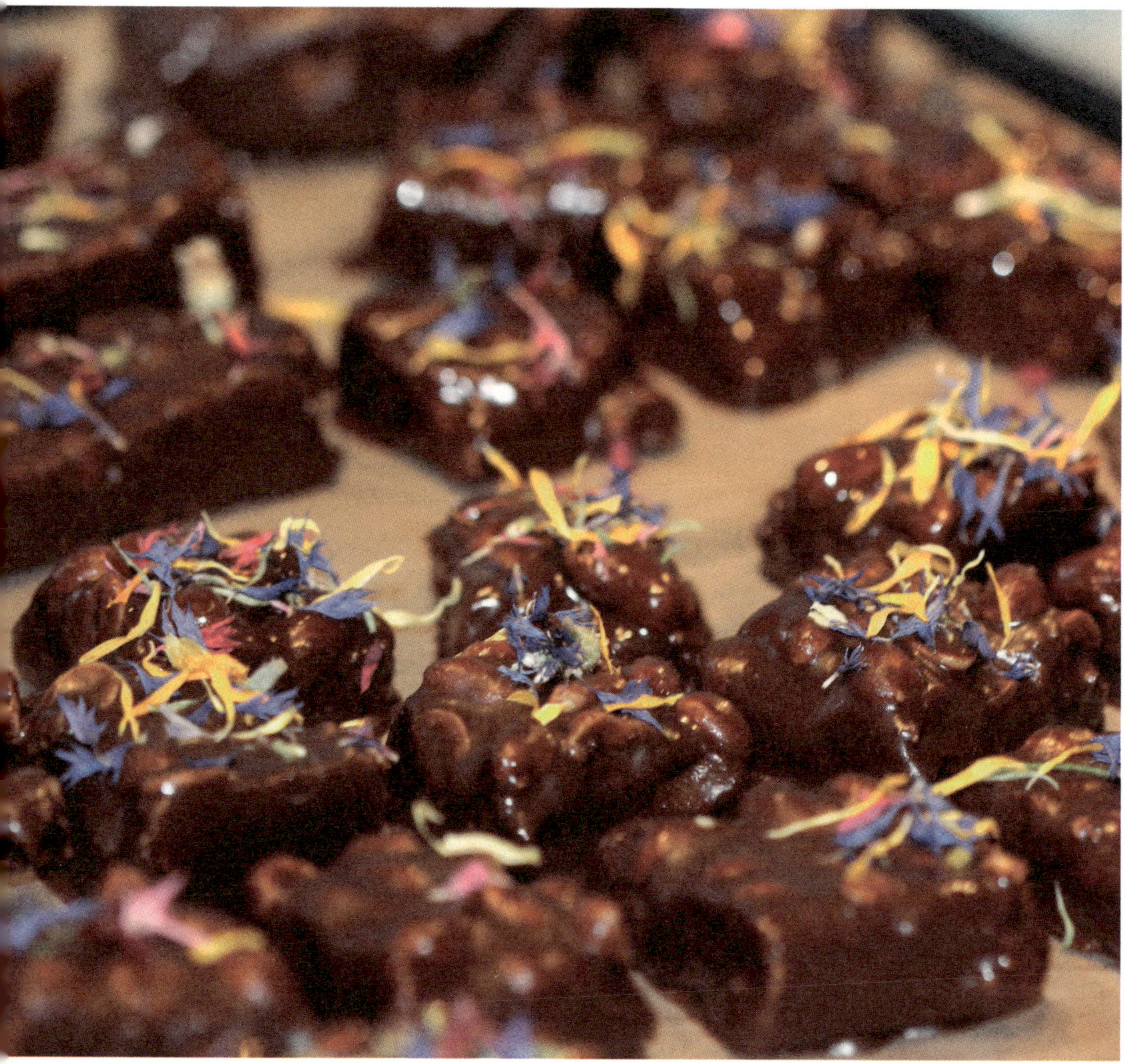

Ausnahmen?

Ganz klar: »Die Welt isst anders«, als wir im **ESS KULTUR PUR Konzept** essen. Wäre es nicht so, müsste man sich ja die ganze Arbeit nicht machen, nicht lernen, nicht Alternativen finden, nicht über die Frage der Konsequenz nachdenken. Wäre es anders, hätten wir es global mit einem anderen Planeten zu tun – vermutlich mit einem minimalistischen Prozentsatz chronischer Krankheiten, mit einer kerngesunden Landwirtschaft und mit einer großen Liebe zum Tier, zur Pflanze, zur Schöpfung und zu uns selbst. Aber da sind wir noch nicht. Und bis wir da sind, ist es für jede/n Einzelne/n immer auch ein Stück Herausforderung, mit dem Mainstream zu brechen und einen anderen, für sich und andere als nachhaltiger erkannten Weg zu gehen.

Und wir tun das mitten in einer Welt, die – wie ich es für mich immer formuliere – noch sehr »konventionell« unterwegs ist. Dieses ungesunde »Normale« begegnet uns allerorten: auf jedem Büfett, im Restaurant, in den Supermärkten mit all ihren Convenience Produkten, beim Pizzaservice genauso wie beim Fleisch in der Kühltheke ohne Herkunftsnachweis, sowieso in den Mac-Restaurants dieser Welt, auf dem Weihnachtsmarkt, an der Snackbar im Kino, an der Tankstelle, nicht selten auch beim Abendessen bei guten Freunden. Ganz gleich wie gut wir unsere eigene Küche im Griff haben, wir kommen nicht umhin, dass »die Welt« immer wieder die Frage an uns stellt: »Und was davon willst Du jetzt essen?«

Schon 90% Konsequenz ermöglichen 100% Erfolg

Als Richtlinie sei vorausgeschickt, dass schon 90% Konsequenz in der Lebensmittelharmonie einen 100%igen Erfolg ermöglichen. Wer also z. B. sein Apfel-Quark-Frühstück als Basis für den Tag ganz regelmäßig auf die Reihe kriegt, wer täglich seine Frischkostglas dabei hat und wer mittags und abends Mahlzeiten aus guten Zutaten richtig ordnet, der hat innerhalb von Tagen und dann anhaltend über Jahre den gespürten Zugewinn an Frische, Wachheit, Leistungsfähigkeit und eben auch an nachhaltig sich entfaltender Genesung von all den Symptomen und Belastungszeichen, die der Körper vorher in Jahren aufgebaut hatte. Wenn also die »große Linie« stimmt, dann verzeiht der Körper uns großzügig, wenn wir gelegentlich mal beim Abendessen bei Familie oder guten Freunden dort zulangen, wo – wie bei uns selbst früher auch – wild gemischt wurde. Oder wenn wir doch mal dem traditionellen Christstollen, dem zuckrigen Glühpunsch oder der sommerlichen Eiscreme vom Italiener um die Ecke erliegen. Die Betonung liegt auf »mal«. Unser Körper ist ein Meister der Kompensation und ist mit uns unfassbar großzügig und verzeihlich. Es gibt wohl kein Instrument auf der Welt, das man so oft misshandeln dürfte und das trotzdem noch so viele Jahre lang zu klingen fähig ist. Je mehr uns das bewusst wird, desto mehr können wir uns nur Tag für Tag bei unserem Körper bedanken.

Unser Körper verzeiht uns viel – aber nicht alles

Stoisch und geduldig ist er über Jahrzehnte damit umgegangen, dass wir nicht aus der Selbsterkenntnis und aus der Selbstliebe motiviert mit ihm umgegangen sind, sondern weitgehend unwissend und vor allem unbewusst – immer erwartend, dass er für uns schon irgendwie weiter »funktioniert«.

Ein wichtiges Stichwort dabei ist tatsächlich die *Selbstliebe.* Mir fällt dabei die Rede von CHARLIE CHAPLIN ein, die er zu seinem 70. Geburtstag hielt. Darin heißt es u. a. tatsächlich:

Als ich mich selbst zu lieben begann,
habe ich mich von allem befreit, was nicht gesund für mich war,
von Speisen, Menschen, Dingen, Situationen
und von allem, das mich immer wieder hinunterzog, weg von mir selbst.
Anfangs nannte ich das gesunden Egoismus,
aber heute weiß ich, das ist Selbstliebe.

Selbstliebe ist der Schlüssel

Damit ist die alltäglich anstehende Antwort auf die Frage »Und was esse ich als nächstes?«, immer auch die Frage nach dem Umgang, den wir mit uns selbst pflegen, nach dem Wert, den wir uns selbst beimessen. Und dabei sind wir ja selber auch nur der kleinste Teil vom Ganzen, auf das jede unserer Entscheidungen ausstrahlt. Wenn wir Gutes wählen, wird die Welt Gutes für uns hervorbringen. Und wenn wir voller Vitalität und Lebensfreude unterwegs sind, geben wir damit das Geschenk, das jedes Lebensmittel für uns ist, gleichsam postwendend wieder an die Welt zurück. Je länger wir diese Erfahrung gemacht haben, desto leichter wird es uns fallen zu wissen, was uns wirklich wichtig ist und desto leichtherziger können wir loslassen, was einmal zehrende Gewohnheiten aus der Vergangenheit waren. Dann ist es keine Frage mehr, dass wir an einer Tankstelle nichts mehr zu essen einkaufen (denn da gibt es außer Benzin nichts, was für uns von Wert wäre). Dann können wir ein überladenes Hotel-Büfett mit einem Schulterzucken stehen lassen und uns einen frischen Apfel schneiden, ein bisschen Joghurt oder Quark dazu, ein paar Nüsse und Rosinen, etwas gutes Öl und sind glücklich damit. Dann wird es plötzlich ganz leicht, ja es ist sogar befreiend, sich mitten in dieser Welt zu bewegen und sich nicht mehr verfangen zu lassen in all den vielen – meist manipulierenden – Angeboten im Supermarkt, die um unsere Gunst und letztlich unser Geld werben und uns doch mit aufwändigen Verpackungen und Werbebotschaften nur verführen – und nicht wirklich nähren – wollen.

Dann wird die Treue zur eigenen Entscheidung leicht

Und leicht ist die Treue zur Lebensmittelharmonie auch deshalb, weil wir sie im Unterschied zu vielen anderen traditionellen und auch sehr bewährten gesunden Ernährungsformen buchstäblich überall hin mitnehmen können. Eine reine Rohkostküche ist in der Regel jenseits der eigenen Haustür zu Ende, ebenso die Makrobiotik, eine streng ayurvedische Küche oder das Kochen nach der Fünf-Elemente-Lehre. Die Lebensmittelharmonie nicht. Bis auf die hochindustrialisierte Fertigkost haben wir ja keine »Verbote« und brauchen keine außergewöhnlichen Zutaten. Wir können immer und überall etwas zu essen finden – in der Fußgängerzone genauso wie am Bahnhof, in Griechenland genauso wie in Schweden, wir können Bio einkaufen, aber auch ein normaler Supermarkt bietet zum Glück noch genug Auswahl jenseits der Fertigkost, so dass wir zurechtkommen können. Es ist also weniger eine Frage der Möglichkeit, ob wir treu bleiben, sondern mehr eine Frage der Entscheidung. Wenn wir uns ENTSCHIEDEN haben, dann folgt ganz klar die Erfahrung: »Wo ein Wille ist, ist auch ein Weg.« Die Frage ist also weniger, ob es geht, sondern mehr, wie wir zu der durchdringenden Klarheit einer Entscheidung finden, die uns danach einfach trägt. Komme, was da wolle.

Aus der eigenen und der Erfahrung meiner Seminarteilnehmer weiß ich, dass es darauf sehr unterschiedliche Antworten gibt. Das Wissen ist oft schon lange da, aber es wird mit großer Regelmäßigkeit immer wieder unterlaufen mit gut klingenden Gründen wie »das gönne ich mir jetzt« oder »das bisschen Ausnahme ist doch jetzt egal«. Solange das noch vor uns selbst funktioniert, wird daran deutlich, dass wir »es« noch nicht kapiert haben. Dass wir noch nicht bis ins Mark verstanden haben, dass jede einzelne unserer Entscheidungen »ins Buch unseres Lebens« geschrieben wird und bis in die letzte Körperzelle hinein wir und nur wir selbst die Folgen all dieser Lebensentscheidungen tragen und tragen werden. Solange wir noch kompensieren können, solange wir uns also auch bei z. B. schlechtem Essen, wenig Rhythmus, wenig Schlaf, wenig Bewegung, viel Stress, etc. noch »gut genug« fühlen, um unseren Ideen und Plänen ungehindert nachgehen zu können, solange Medikamente unsere beginnenden Symptome noch kompensieren können (z. B. Blutdrucksenker), solange es noch Hosen gibt, die passen und solange das »große« Blutbild noch in Ordnung ist, merken wir leider einfach nicht, dass wir schon im Kompensationsmodus sind. Dass der Körper schon auf der Felge läuft, aber eben noch läuft.

Jede einzelne unserer Entscheidungen wird uns ins »Buch unseres Lebens« eingeschrieben

Doch es gibt diese Momente der Klarsicht, in denen durchleuchtet, dass es im Grunde auch bei uns so nicht weiter gehen kann. Manchmal ist es, wenn ein Freund krank wird und wir hautnah erleben, was es bedeutet, wenn ein geliebter Mensch plötzlich nicht mehr für seine Familie da sein kann. Manchmal ist es der entscheidende Blick in den Spiegel, wenn unsere Augenringe uns sagen, dass wir es mal wieder übertrieben haben. Manchmal ist es eine

Diagnose. Manchmal ist es auch ohne Diagnose ein Aufmerken, ein plötzliches Bewusst-Werden dafür, dass uns unsere jahrelang gewohnte Geschmeidigkeit und Vitalität irgendwie abhanden gekommen ist. Manchmal ist es ein Fest, wo das Lieblingskleid auf jeden Fall wieder passen soll. Manchmal ist es ein Heißhungeranfall, nach dem wir frustriert zurückbleiben und uns fragen, warum uns das immer wieder passiert. Manchmal ist es auch einfach das Vorbild eines anderen, den wir haben gesund werden sehen, das in uns die Frage aufwirft, welche Möglichkeiten wir selbst noch offen haben. Manchmal ist es die leuchtende Frische eines Frischkost-Büfetts, das in uns die Neugier weckt zu lernen, wie man so etwas zubereiten kann. Immer ist es die Lust auf Leben. Die Lust auf mehr Leben. Letztlich die Lust, unsere Möglichkeiten nach oben hin auszuloten und der oder die zu werden, die wir im besten Falle sein können.

Die Lust auf Leben – unsere stärkste Motivation

Diese Augenblicke der Klarheit sind der Anfang. Und man muss gut aufpassen, dass man sie ergreift und sie nicht ungenutzt im Alltag wieder untergehen lässt. Und wenn der Anfang gemacht ist, dann beginnt der Weg. Je nach Naturell und je nach Ausgangslage sehr zielstrebig und gradlinig, oder auch mit drei Schritten vor und zweien zurück. Übung braucht jeder und auch immer wieder, auch nach vielen Jahren, denn – wie gesagt – die Welt um uns herum dreht sich anders. Doch man kann sich Anker schaffen, bis wir die Selbstliebe wirklich gelernt haben. Bis wir aus Liebe und Dankbarkeit unserem Körper gegenüber und aus Respekt vor seinen großartigen Leistungen wirklich nur noch Gutes in ihn hinein geben. Nahrungsmittel also, die ihn weder behindern, noch blockieren, überfremden oder sogar vergiften, sondern die ihm bei seiner wunderbaren Arbeit helfen.

Da gibt es zunächst mal die organisatorische Ebene – das bedeutet, vorbereitet zu sein auf **ESS KULTUR PUR.** Dazu gehören z. B. die Überlegungen:

- Was will ich immer im Haus haben?
- Was ist der Standardeinkaufszettel für jeweils eine Woche?
- Ggf. welche Küchengeräte erlauben mir eine zügige Verarbeitung gesunder Lebensmittel und wo stelle ich sie hin?
- In welche Läden gehe ich einkaufen – welche führen »Schrott« und welche führen *Lebens*mittel – welche verführen mich zu Einkäufen, die ich im Grunde gar nicht will und welche versorgen mich mit wertigen Grundnahrungsmitteln?
- Was bekomme ich vor Ort und was kann ich besser auf Vorrat im Internet bestellen?

- Wo hängt meine **ESS KULTUR PUR Tabelle,** damit ich sie immer im Blick und außerdem bald verinnerlicht habe (z. B. an der Dunstabzugshaube oder am Kühlschrank)?
- Wie gehe ich mit den Altvorräten um? Was davon möchte ich wirklich essen? Was kann ich zügig verbrauchen und nicht mehr nachkaufen? Was möchte ich verschenken? Wie sehen meine neuen Vorratsschränke aus?

Download der ESS KULTUR PUR Tabelle unter: www.annelohmann.com/esskulturpur-downloads/

Die lebenspraktische Seite im Griff zu haben, gut sortierte Vorratsschränke, gute Einkaufsquellen, funktionierende Standards im Einkauf, ist ein großer Anker. Schon mehr als die halbe Miete. Wichtig ist auch das **ESS KULTUR PUR Buch,** das Sie solange immer in Ihrer Nähe haben sollten, bis Sie es nahezu in- und auswendig drauf haben. Es hilft, sich wie ein Maulwurf ganz praktisch hindurchzuarbeiten und alles Gelesene zeitnah – jeden Tag ein bisschen – in die Tat umzusetzen. Danach gilt es, sich ins größere **ESS KULTUR PUR Feld** hinein zu verankern – z. B. können Sie einen Kochabend pro Woche mit Freunden einrichten und dabei jeweils die neuen Ideen gemeinsam erproben und in die Tat umsetzen. Auf **www.annelohmann.com** können Sie sich zum Newsletter eintragen und sich ankoppeln an das Informationsfeld rund um das bewusste Leben mit Pflanzen. Ein paar neue Kochbücher zu Themen wie Rohkost, Smoothies, Säfte, Kombucha, Fermentieren, Suppen, Superfoods und Wildkräuter können helfen. Bedenken Sie dabei aber durchaus, dass Sie die Umsetzung auf die Ordnung der Nahrung bei jedem Rezept selbst überprüfen und sie ggf. auf die Lebensmittelharmonie übersetzen müssen. Mit der Zeit findet jeder und jede auf der Basis des hier Vorgestellten die eigenen Vorlieben, die ganz eigene Auswahl aus all den vielen Möglichkeiten, die zur Verfügung stehen. Dann wird das Essen wieder so individuell wie es vorher war, nur eben auf einer neuen und ur-gesunden Basis.

Anker schaffen

Newsletter abonnieren

Geben Sie sich als Minimum eine Zeit von einem halben Jahr, besser ein ganzes, um Ihre vormaligen Einkaufs- und Zubereitungsgewohnheiten nach und nach auf ihre Stimmigkeit in Bezug auf die Lebensmittelharmonie hin zu überprüfen und ggf. neu auszurichten. Ein Jahr als Horizont ist auch deswegen sinnvoll, weil Sie innerhalb eines Jahreslaufes alle großen Feste, alle Geburtstage, mindestens einen Urlaub, alle Jahreszeiten mit ihren Besonderheiten hinsichtlich Wärmebedürfnis und hinsichtlich des variierenden Obst- und Gemüseangebotes durchlebt haben. Wenn Sie all diese Anlässe und dazwischen eben das ganz normale alltägliche Leben einmal neu auf die Lebensmittelharmonie hin durchbuchstabiert haben, dann ist die fortlaufende Anwendung in allen

Ein halbes Jahr einplanen, besser ein ganzes – danach läuft's von alleine

folgenden Jahren einfach. Die Umsetzung ist dann geerdet auf der Basis einer gut funktionierenden Routine, über deren tägliche Ausgestaltung Sie eben nicht mehr nachdenken müssen. Das geht Ihnen dann so leicht und selbstverständlich von der Hand, wie das Zähneputzen nach dem Aufstehen oder wie all die anderen Routinen, die eine verlässliche Basis unseres Alltagslebens sind und eben nicht immer neu wieder in Frage gestellt werden müssen. Erst wenn das der Fall ist, haben Sie es wirklich »geschafft«. Und wenn Sie dann – wie ich – immer noch weiter experimentieren und immer wieder neue Rezepte, Zutaten oder Zubereitungsformen ausprobieren, dann tun Sie das einfach nur noch der Freude halber. Und weil Sie vielleicht – wie mit Ihnen schon Millionen anderer Menschen auf der Welt – herausgefunden haben, dass in der Welt der Ernährung gerade ein neues Zeitalter anbricht. Ein Zeitalter, in dem wir begreifen, dass es die Lebensmittel sind, die unsere Existenz hier auf der Erde tragen. Ein Zeitalter, in dem wir entdecken, welche Dinge von all der Riesen-Auswahl, die wir essen könnten, uns wirklich nähren und womit sie uns nähren. Ein Zeitalter, in der wir uns abkoppeln von dem, womit uns Konzerne – und darin letztlich verirrte Menschen – abhängig machen wollten. Eine Zeit, in der wir alte Routinen hinter uns lassen, die oft aus der Not vergangener Jahrhunderte geboren waren und in der wir die Möglichkeiten der Erkenntnis und auch der Technik der Gegenwart nutzen. Wir entwickeln neue Ernährungsgewohnheiten, die uns nicht nur physisch ernähren, sondern die auch unser geistiges Potential ansprechen und zum Klingen bringen. Eine Zeit, in der die Welt enger zusammenrückt und in der es – gelegentlich – sinnvoller sein kann, ein in ökologischem und fairem Anbau produziertes Lebensmittel von den Philippinen zu essen, als ein konventionelles Gemüse vom totgespritzten Acker nebenan. Wir setzen Zeichen damit, was wir wählen. Wir bilden Strukturen mit dem, was wir wählen. Wir machen Politik mit dem, was wir wählen. Wir bilden Zukunft mit dem, was wir lernen und mit dem, was wir an unsere Partner, Freunde, Nachbarn und/oder Kinder weitergeben. Es macht Spaß, da mit dabei zu sein und der Weltgemeinschaft derer, die sich einer ökologischen Ernährung als Basis für ein globales ökologisches Bewusstsein verschrieben haben, anzugehören. Mir macht es Freude. Vielleicht geht es Ihnen schon jetzt oder schon bald auch so.

Im Sinne der Lebensmittelharmonie zu denken wird schließlich ganz normal

Wir sind Teil eines globalen Wandels. Das zu wissen, tut gut

Ach ja, und zurück zur Frage der Ausnahmen. Bleiben Sie entspannt. Sie sind ja vorher auch nicht gestorben, obschon Sie vielleicht bis zum Beginn der Lebensmittelharmonie zwanzig, dreißig oder vierzig Jahre anders gegessen haben. Sie werden halt nur mit der Zeit immer schneller merken, was Ihnen besser tut. Und mit jedem »Rückfall« können Sie sich die Erfahrung von Trägheit, Müdigkeit, Konzentrationsabfall und die Erfahrung der Rückkehr vormaliger

Beschwerden ja ruhig mal ganz bewusst »reinziehen«, dann wissen Sie am nächsten Tag wenigstens wieder noch ein bisschen sicherer, warum Sie es dann wieder richtig machen. Und falls es Sie tröstet – auch ich mache von Zeit zu Zeit mal ganz bewusst und mit Genuss (oder auch ohne) richtig was »falsch«. Ja, ich würde sogar sagen, dass ich ausgesprochen verführbar bin, insbesondere für Gebäck und für gute – aber sehr bunt gemischte –, mit Liebe gekochte Kost. Gerade darum ist es auch für mich wichtig, mir eine Alltagsstruktur zu schaffen, in der ich selber zu nahezu 100% der Zeit die Möglichkeiten vorfinde, die im Sinne der Lebensmittelharmonie stimmig sind. Wenn ich diesen Rahmen verlasse, dann gibt es vier Antworten darauf, um mein Wohlbefinden trotzdem hoch zu halten oder schnell wieder nach oben zu bewegen. Erstens – ich nehme mir wenig. Zweitens – ich kaue das Wenige außerordentlich gut (erleichtere also meinem Körper den weiteren Verarbeitungsweg durch bessere Vorverarbeitung im Mund). Drittens – ich freue mich umso mehr auf meinen wöchentlichen Leichte-Tag, von dem ich weiß, dass er fast alles wieder in Ausgleich bringen kann. Und viertens – ich genieße jeden Bissen in vollen Zügen. Essen mit Liebe ist auch Medizin. Und wie dankbar können wir sein, dass wir überhaupt so viel haben, dass wir in dem Luxus stehen, wählen zu dürfen.

Wir alle bleiben verführbar für all das andere, was im Grunde nicht unserer höchsten Erkenntnis entspricht. Wichtig ist nicht, dass wir perfekt werden, sondern dass wir wissen, wo wir zuhause sind. Dass wir unsere eigene Ideallinie kennen und sie wie in einem Tanz um die eigene Mitte immer wieder von allen Seiten aus ansteuern. Ein Seitenschritt ist noch kein Absturz. Aber sobald die Ausnahmen zur Regel werden, sind wir auf der Verlierer-Spur und dann stellt sich wieder neu die Frage: »Wollen wir das wirklich?« Beenden wir das Kapitel um die Frage, was nun richtig ist und wie viel davon richtig oder wichtig ist, doch einfach mit den Worten von Charlie Chaplin. Da heißt es weiter im eben schon erwähnten Gedicht:

Als ich mich selbst zu lieben begann,
habe ich aufgehört, immer recht haben zu wollen,
so habe ich mich weniger geirrt.
Heute habe ich erkannt: Das nennt man Demut.

Als ich mich selbst zu lieben begann,
habe ich mich geweigert, weiter in der Vergangenheit zu leben
und mich um meine Zukunft zu sorgen.
Jetzt lebe ich nur noch in diesem Augenblick, wo alles *stattfindet,*
so lebe ich heute jeden Tag und nenne es Bewusstheit.

Als ich mich zu lieben begann,
da erkannte ich, dass mich mein Denken
armselig und krank machen kann.
Als ich jedoch meine Herzenskräfte anforderte,
bekam der Verstand einen wichtigen Partner.
Diese Verbindung nenne ich heute Herzensweisheit.

Wir brauchen uns nicht weiter vor Auseinandersetzungen,
Konflikten und Problemen mit uns selbst und anderen fürchten,
denn sogar Sterne knallen manchmal aufeinander
und es entstehen neue Welten.
Heute weiß ich: Das ist das Leben.

Auszug dem Gedicht von
Charly Chaplin, *vorgetragen zu seinem 70. Geburtstag*
am 16. April 1959

Im Spiegel der Teilnehmer

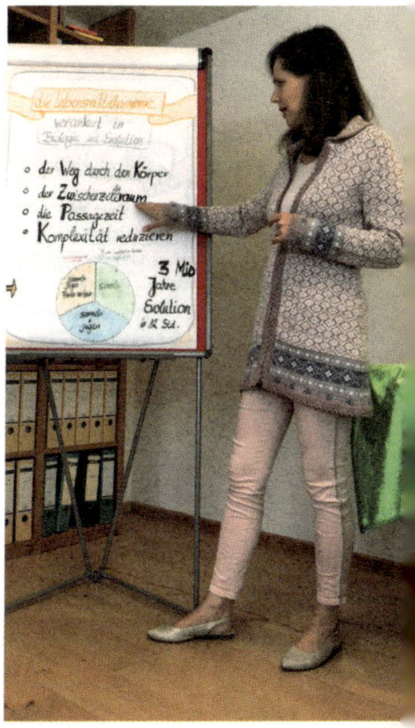

Nach über zwanzig Jahre Jahren, in denen ich Menschen in mein Seminar hab' kommen und gehen sehen, bin ich es vielleicht selbst, die sich am meisten wundert und immer wieder von Herzen daran erfreut, wie weitreichend die positiven Veränderungen sind, die Menschen unter einer doch im Grunde kleinen Veränderung wie der Ernährungsumstellung erleben. Ich komme auch nach Jahren aus dem Staunen nicht heraus. Und obschon ich manchmal in den Jahren mit meiner naturheilkundlichen Arbeit an den Grenzen meiner zeitlichen Kapazitäten war und nichts leichter gewesen wäre, als zu sagen »Das **ESS KULTUR PUR Seminar,** das muss jetzt nicht auch noch sein, damit höre ich jetzt einfach mal auf« – habe ich das nie tun können, weil mich selbst der Erfolg meiner Teilnehmer immer weiter und weiter begeistert und getragen hat.

Jeder Mensch ist so einzigartig in dem, was er / was sie mitbringt an Herausforderungen, aber auch an Fähigkeiten, Ressourcen und Potentialen. Es ist wie eine Wundertüte, ich weiß vorher nie, was passieren wird; in welcher Reihenfolge sich die Veränderungen und Verbesserungen in Reaktion auf die **ESS KULTUR PUR** Umstellung einstellen werden. Aber ich bin noch nie enttäuscht worden, vielmehr sind schon oft meine Erwartungen weit übertroffen worden.

Wenn ich spontan über die Rückmeldungen nachdenke, die mich am meisten begeistert haben, dann erinnere ich mich z. B. an

→ die Musikerin, die durch eine Chemotherapie verfrüht in die Wechseljahre gekommen war und bis zu 80 Hitzewallungen am Tag hatte, sich bis zu 10 mal am Tag umziehen musste und die nach 3 Wochen Anwendungszeit ihre Hitzewallungen in Häufigkeit und Intensität um 80 % reduziert hatte.

→ die jugendlich frisch aussehende Rentnerin von 72 Jahren, die auf 50 Jahre Migräne zurückschaute und nach 3 Monaten anfallsfrei war und blieb.

→ die Teilnehmerin mit einer gut kaschierten Stelle mit kreisrundem Haarausfall über dem rechten Ohr, aufgetreten nach der Geburt des 3. Kindes vor 25 Jahren und seitdem persistierend geblieben, die nach 3 Monaten auf mich zutrat und mir die Stelle zeigte (von der ich vorher gar nichts wusste) und sagte: »Schau'n Sie mal, da wachsen wieder Haare.«

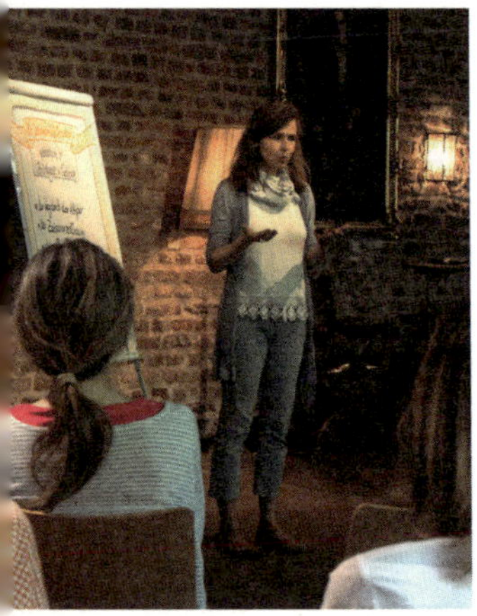

→ der 75-jährige Jurist, der nach dem 3. Seminarabend mit einem Schmunzeln sagte: »Der Seminarpreis hat sich schon amortisiert.« Und daraufhin erzählte er die Geschichte von seinen vor Jahren maßangefertigen Schuhen, die er schon kurze Zeit nach dem Erhalt wegen zunehmender Fuß- und Beinödemen nicht mehr hatte tragen können. Jetzt passten sie wieder.

→ die 60-jährige übergewichtige Jazz-Sängerin, deren grenzwertige Blutzuckerwerte unter der Anwendung des **ESS KULTUR PUR Konzepts** in die Normgrenzen zurückkehrten.

→ der 62-jährige Industriemechaniker, der nach vier Monaten Kursteilnahme überrascht berichtete, dass bei der Routineuntersuchung beim Augenarzt der sonst stets erhöhte Augeninnendruck wieder normal war.

→ der 52-jährige Lehrer, der nur noch erhöht schlafen konnte und trotz Säureblocker-Medikationen tagsüber und vor allem nachts unter starkem Sodbrennen litt. Nur wenige Tage (!) nach **ESS KULTUR PUR** Beginn erlebte er kein Sodbrennen mehr und konnte einigen Wochen danach – in Rücksprache mit dem verordnenden Arzt – die Medikation dafür absetzen.

→ die 32-jährige, übergewichtige Mutter von drei Kindern, die nach einigen Wochen Gewichtsabnahme beglückt im Seminarabend berichtet, dass ihr kleinster Sohn sie angestrahlt und gesagt hat: »Mama, jetzt kann ich Dich sogar ganz umarmen.«

→ die 40-jährige Sekretärin, die nach wenigen Wochen ihre jahrzehntelang gebrauchten Abführmittel absetzen konnte.

→ der 25-jährige Student mit flächendeckender, hoch entzündeter Akne im Gesicht, bei dem ich und alle Teilnehmer von Woche zu Woche zuschauen konnten, wie alle Entzündungsprozesse zurückgingen und neue, gesunde Haut darunter zum Vorschein kam.

→ die 30-jährige Friseurin, deren berufsbedingte Ekzeme an den Händen unter der Anwendung des **ESS KULTUR PUR Konzepts** einfach verschwanden.

Ich könnte die Liste fortsetzen, doch im Grunde ist das Prinzip immer dasselbe. Es gibt so etwas wie eine gesunde Matrix, eine Mustervorlage von uns selbst, wie wir eigentlich sein können und wer wir eigentlich sind, wenn wir uns in eine größere Stimmigkeit mit dem größeren Ganzen begeben. Unser Körper ist nicht für Krankheit gemacht, sondern für Gesundheit. Und unser Körper arbeitet bereitwilligst mit uns zusammen, wenn wir ihm Signale geben, dass wir auf ihn aufpassen und gut für ihn sorgen. Und sobald wir das tatsächlich tun – durch die Auswahl guter Zutaten, durch eine stimmige Kombination, durch die Einführung von Rhythmen und gesunden Routinen, durch ein Innehalten und eine gute Selbstfürsorge – entsteht eine Bewegung unseres Systems in Richtung dieser gesunden Matrix. Das ist ein Naturgesetz. Darauf können wir uns hundertprozentig verlassen. Wie weit wir damit kommen, hängt zum einen davon ab, wie weit wir uns von der gesunden Matrix zuvor entfernt hatten und zum anderen, wie viel Entschiedenheit wir aufbringen, ab jetzt auf allen Ebenen einen anderen Weg zu gehen. An diesen beiden Fragen entscheidet sich die Reichweite des individuellen Erfolgs. Und natürlich – je weiter wir uns von unserem urgesunden Kern entfernt haben – durch Biographie, durch Schicksal, durch ungesunde Prägungen, durch Zeitgeist, durch destruktive Gewohnheiten –, desto zentraler wird die Frage der Motivation und der Konsequenz, mit der wir uns dem Neuen zuwenden. Doch dabei ist es absolut ermutigend, dass es buchstäblich nie zu spät ist. Es gibt kein Lebensalter, ab dem man sagen könnte, dass es sich nicht mehr »lohnt« auf die Lebensmittelharmonie umzustellen. Und solange jemand noch selbständig essen und schlucken kann, gibt es auch kein Krankheitsstadium, ab dem man annehmen müsste, dass es nichts mehr bringt. Im Gegenteil, gerade dort wo Menschen tief ergriffen sind von Symptomen oder Krankheiten und mit hohem Leidensdruck unterwegs, ist es oft beeindruckend, wie schon kleine Umstellungen in Richtung Lebensmittelharmonie große Verbesserungen im Befinden hervorbringen. Doch um wie viel sinnvoller ist es, umso mehr, wenn wir nicht warten, bis wir in den Abgründen von Krankheit fast schon versunken sind, sondern schon bei kleinen Signalen und Hilferufen unseres Körpers (erste Abweichungen im Blutbild, im Blutdruck, im Blutzucker, in der Gewichtsregulation, in der Fitness und Geschmeidigkeit, im allgemeinen Wohlbefinden) die Gelegenheit ergreifen, ein neues, ein gesunderes Fundament einzuziehen. Körper, Seele und Geist werden es uns sofort und alle Jahre, die folgen werden, danken.

In uns gibt es einen urgesunden Bauplan unserer selbst – den zu verwirklichen ist unser Potential

Es ist nie zu spät

Lassen wir zum Abschluss dieses Kapitels noch stellvertretend für alle ein paar Anwender mit ihren ganz persönlichen Eindrücken von der Lebensmittelharmonie zu Wort kommen:

Erfahrungsberichte

Renate
Sopranistin und Gesangspädagogin, 59 Jahre

Mit dem Thema Ernährung beschäftige ich mich schon viele Jahre. Als ich aber vor drei Jahren im Alter von 56 Jahren die Diagnose »Bluthochdruck« bekam (mein Blutdruck war tagsüber etwa 160/100, nachts gab es auch Spitzen bis über 190/110), und mir Betablocker, Lipidsenker und dazu Beruhigungsmittel verschrieben wurden, begann ich nach Anleitung von Frau Lohmann mit einer Ernährung nach den Regeln von **ESS KULTUR PUR.** Es zeigten sich sehr bald Veränderungen; ich fühlte mich wacher, konnte besser schlafen. Innerhalb eines halben Jahres hatte ich deutlich an Gewicht verloren und meistens einen normalen Blutdruck. Nach einem Jahr hatte ich mein jetziges Gewicht (bei einer Größe von 1,60 m wiege ich etwa 52 kg) erreicht und einen stabilen durchschnittlichen Blutdruck (120/85, 120/90). Ich bin seitdem weitestgehend bei meiner Ernährung geblieben, Ausnahmen zu den Festtagen bestätigen die Regel. Mein Gewicht halte ich seitdem (immerhin 15 kg weniger als zuvor). Wenn ich bei Gelegenheit meinen Blutdruck kontrollieren lasse, erlebe ich keine unangenehmen Überraschungen mehr. Ich genieße auch den veränderten Geschmackssinn, der mich die unterschiedlichen Nahrungsmittel viel intensiver wahrnehmen lässt und natürlich die Tatsache, dass meine Kopfschmerzattacken, die ein migräneartiges Ausmaß angenommen hatten, einfach verschwunden sind. Die Medikamente habe ich übrigens nie genommen.

Klaus
Chor- und Orchesterdirigent, 78 Jahre

Ein Jahr, nachdem ich an meiner Frau die positiven Veränderungen durch die Ernährungsumstellung nach dem **ESS KULTUR PUR Konzept** wahrgenommen hatte, konnte sie auch mich davon überzeugen, mitzumachen. Ich leide seit 13 Jahren an einem Muskel-Rheuma mit andauernden Schmerzen, Schwellungen der Hände, Einschränkung der Bewegungsfähigkeit. Mit meinen 78 Jahren habe ich schon etliche Jahre Medikation mit Cortison hinter mir, bis zu 30 mg täglich, in Schüben auch höher dosiert. Wegen trotzdem fortlaufender Verschlimmerungen sollte nun das Cortison reduziert, dafür aber MTX (Methotrexat) gegeben werden.

Zusätzlich leide ich an einer Schädigung der Bronchien (die Ärzte haben eine COPD diagnostiziert, aber auch Asthma). Auch dafür wird Cortison verschrieben, dazu Sprays zur Erweiterung der Bronchien. Wegen auftretender Reflux-Probleme bekam ich außerdem Säureblocker.

Inzwischen schlafe ich mit einer Atemmaske und bemühe mich, meine Ernährung nach dem **ESS KULTUR PUR Prinzip** zu gestalten. Rohkost ist leider noch nicht mein Favorit geworden, aber Salate und gedünstete Gemüse und das Einhalten der Ordnung der Zutaten gehen immer. Vor allem das Frühstück mit Quark, Apfel, Leinöl und Nüssen ist ein Muss für den Start am Morgen.

Auch den vormals regelmäßigen Alkohol haben wir auf gelegentliche Anlässe reduziert. Für mich war das eine große Umstellung. Aber der Erfolg lohnt alle Mühen. Der Reflux und das Sodbrennen waren innerhalb von kürzester Zeit kein Thema mehr. Seit über einem Jahr benötige ich keine Sprays mehr, die üblichen 3–4 Atemwegsinfekte pro Jahr (und die damit einhergehenden Antibiotika) kommen einfach nicht mehr vor, und die tägliche Dosis Cortison ist auf 7–10 mg zusammengeschmolzen. Es gibt längere Phasen der Schmerzfreiheit, die natürlich auch die Stimmung sehr aufhellen. Wiederkehrende Rheuma-Schübe gibt es, aber sie dauern nicht mehr so lange an. Die Bronchien sind absolut unproblematisch geworden. Ich empfinde mich auch als deutlich wacher und lebendiger, was mir Freunde immer wieder bestätigen. Bei einer kürzlichen Routine-Untersuchung kam ein so gutes Blutbild zutage, dass der Hausarzt gratulierte (er hätte gerne selber solche Werte).

Sarah
Architektin
40 Jahre

Als ich vom **ESS KULTUR PUR**-Seminar gehört habe, war ich begeistert, ein Seminar vorzufinden, das gesunde Ernährung mit gesunder Lebensweise verknüpft. Ohne besonderen Leidensdruck (wie die meisten anderen Seminarteilnehmer) wollte ich diese Grundlagen für meine fünfköpfige Familie und mich kennenlernen.

Nach kurzer Zeit im Seminar hat sich dann eine Veränderung eingestellt, mit der ich nicht gerechnet hatte: Durch die Lebensmittelharmonie konnte ich wieder alle Milchprodukte vertragen, die ich zuvor jahrelang meiden musste. Darüber war ich sehr froh, denn für mich ist es viel leichter, Lebensmittel zu ordnen, als einzelne Lebensmittel komplett zu vermeiden. An dem Gesamtkonzept hat mich außerdem die Vielfalt der Themen begeistert, die allesamt sehr spannend und sinnvoll waren – von Informationen über ökologische Aspekte über essbare Wildkräuter, Hilfsmittel in der Küche, Einkaufstipps bis hin zu dem notwendigen Wissen über Lebensmittel (z. B. Vitamine, Mineralien) und ihre optimale Zusammenstellung. Genauso wichtig waren für mich die konkreten Hilfestellungen für die Umsetzung im Alltag und im Seminar der Erfahrungsaustausch mit den Seminarteilnehmern. Auf die kleine Meditation mit Dehnübungen am Anfang jedes Seminars habe ich mich jedes Mal gefreut und sie inzwischen in meinen Alltag integriert. Das Ende meiner Kursteilnahme liegt jetzt zwei Jahre zurück. Seither habe ich die Lebensmittelharmonie für mich beibehalten, weil ich mich einfach besser damit fühle. Manchmal fällt es mir noch schwer, Obst nicht einfach zwischendurch zu essen, sondern die drei Stunden Pause einzuhalten. Aber innerhalb der Mahlzeiten die Lebensmittelharmonie einzuhalten, das ist bei mir in Fleisch und Blut übergegangen. Insgesamt habe ich total viel aus der Seminarzeit mitgenommen und bin immer noch froh darüber und dankbar dafür, dass es dieses Konzept so gibt.

Zohra
Kunst-Lehrerin,
31 Jahre

Mit 24 Jahren habe ich die Diagnose von drei verschiedenen Fachärzten bekommen, an zahlreichen chronische Krankheiten zu leiden, die sich auch in Zukunft nicht mehr verbessern würden. Nur Medikamente könnten die Schmerzen im Alltag lindern. So lauteten die Diagnosen: chronische Nackenschmerzen, Gelenkschmerzen, Fibromyalgie, Sodbrennen und Migräne. Die Aussicht, diese teils extrem schlimmen Schmerzen lebenslang zu haben und immer von starken Schmerzmitteln abhängig sein zu müssen, machte mir mein Leben damals noch schwieriger, als es ohnehin schon war. Ich kam durch Zufall zu der Beratungsstunde vom Ernährungsseminar **ESS KULTUR PUR** und ich konnte mir kaum vorstellen, nach so vielen Jahren ständiger Arztbesuche endlich einen Weg gefunden zu haben, um wieder gesund zu werden. Und das ohne Medikamente und ärztliche Therapien. Als ich mit dem Seminar zur Lebensmittelharmonie angefangen habe, hätte ich mir einfach nicht ausmalen können, wie effektiv und präzise die Lebensmittelharmonie insbesondere das Sodbrennen und die zuvor sehr schlimme Migräne schon nach drei Wochen Ernährungsumstellung verbessert haben. Mir wurde dabei erstmals klar, dass viele Krankheiten hausgemacht sind und wir tatsächlich Einfluss darauf haben können. Eine weitere erfreuliche Änderung war jedoch, dass ich eine Vitalität verspürte, die ich zuvor nur von meiner Jugendzeit kannte, wo ich ohne Limit 16-18 Stunden am Stück ohne Ermüdungserscheinungen oder Schmerzen arbeiten konnte. Durch die letzten Jahre mit meinen verschiedenen Krankheiten war ich sehr im Alltag behindert gewesen, oft sogar für mehrere Wochen krank geschrieben, weil ich oft alle Symptome gleichzeitig bekam. Es gab einen solchen Tag, an dem mir bewusst wurde, definitiv eine ganzheitliche Lösung finden zu müssen, um mein Studium fortzusetzen und ein normales Leben zu führen. Die Lebensmittelharmonie war für mich wie eine letzte Chance und tatsächlich kann ich sagen, dass sie – rückblickend auf die nun 7 Jahre der Anwendung – mir mein Leben gerettet hat und vor allem meine Gesundheit. Mir sind viele Medikamente erspart geblieben und meine Schmerzen sind von Zeit zu Zeit immer weniger geworden.

Ich empfand die Umstellung von meinen Gewohnheiten als einen Neuanfang. Es gelang mir mit sehr viel Engagement und total motiviert, mein neues Leben ohne Schmerzen oder starke Schmerzmittel oder Beeinträchtigung meines Alltags zu genießen.

Doch **ESS KULTUR PUR** und somit die Lebensmittelharmonie brachten mir nicht nur Vitalität, sondern auch Rhythmus und Struktur in meinen Alltag. Ich kann seit dem Tag, an dem ich mit der Umstellung meiner Ernährung anfing, nicht nur von immer besser werdendem Gesundheitszustand, sondern auch von mehr Freude im Leben sprechen. Schon nach drei Monaten konnte ich meinen Nacken viel entspannter und freier bewegen als je zuvor. Nach zwei Jahren Lebensmittelharmonie bestätigte mein Arzt, dass es keinerlei Hinweise mehr gebe auf Fibromyalgie. Er fand das seltsam und unglaublich, besonders als er erfuhr, dass ich seine verschriebenen Medikamente nie genommen hatte, sondern »nur« meine Ernährung umgestellt hatte und dass ich der Lebensmittelharmonie meinen guten Gesundheitszustand verdanke.

Weitere Erfahrungsberichte von Anwendern: www.annelohmann.com/ess-kultur-pur/

Besonders schön ist nach so vielen Jahren zu sehen, dass mir meine Umstellung nach dem Lebensmittelharmoniekonzept so natürlich und selbstverständlich in meinem Alltag geworden ist, dass ich gar nicht das Gefühl habe, dass ich etwas anders mache als andere. Nur manchmal sehe ich an den anderen, was sie besser machen könnten und womit es ihnen besser gehen würde, so wie mir.

Neben der Ernährungsumstellung lebe ich heute viel bewusster und gehe bewusster einkaufen, all diese Sachen kenne ich nicht so von früher. Daher bin ich heute glücklich, dass ich die Lebensmittelharmonie kennengelernt habe, es hat nicht nur meine Gesundheit, sondern mein gesamtes Leben positiv verändert.

Lebensmittelharmonie ist so viel mehr als nur das Essen richtig zu ordnen. Wenn alle Sinne mit lebendigen Zutaten angesprochen werden, geht uns das Herz auf. Ein anderes Lebensgefühl beginnt …

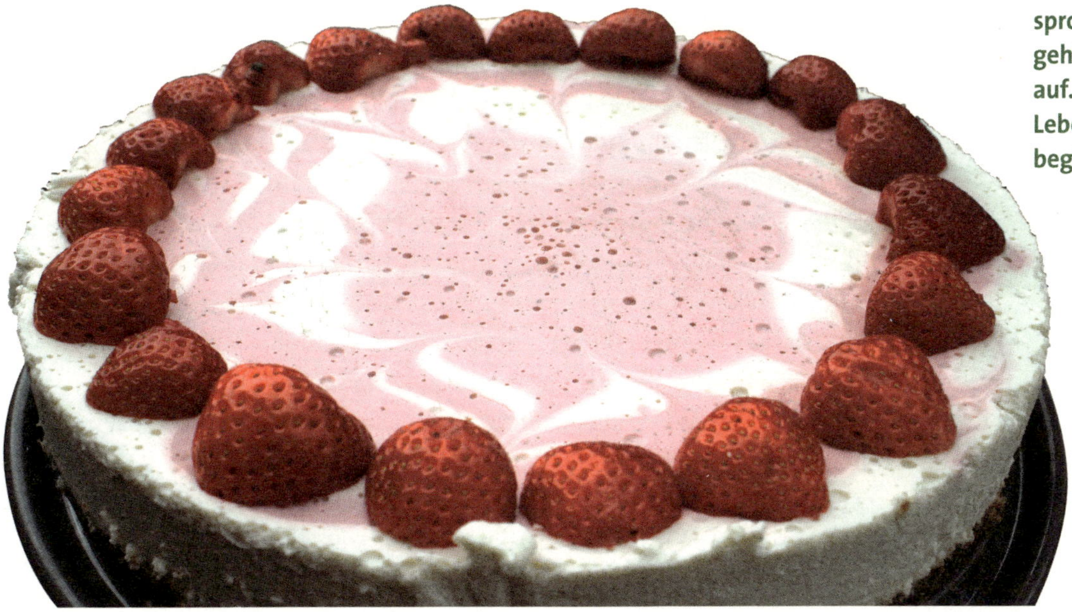

Die Seele isst mit

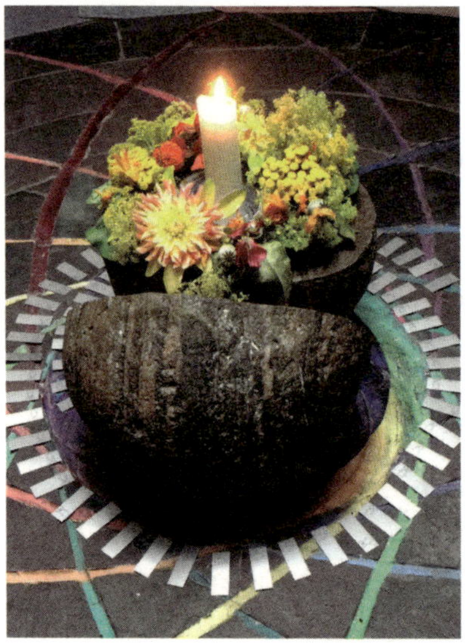

Seit dem ersten Seminartag im Jahr 1997 beginne ich jeden Seminarabend mit einer fünf- bis zehnminütigen Meditation. Wir machen in dieser Zeit gemeinsam nichts anderes, als unter meiner Anleitung tief und langsam ein- und auszuatmen, unsere Atemzüge zu genießen und ihren Bewegungen im Körper nachzuspüren, oder mit dem Einatmen unseren Körper – von unten nach oben – nach und nach zu spüren und vielleicht beim Ausatmen jedem Körperteil einmal zuzulächeln. Manchmal bedanken wir uns z. B. bei den Füßen, die uns heute schon so fraglos durch den Tag getragen haben, dann bei den Knien, die es uns ermöglichen, vor Staunen niederzuknien oder uns zu unserer vollen Lebensgröße zu erheben, bei den Oberschenkeln, die so viel von unserer Kraft in sich bergen, mit denen wir springen und stampfen oder Kinder tragen können. Wir erinnern uns bei jedem Teil unseres Körpers daran, welche wunderbaren Möglichkeiten er uns schenkt und bedanken uns dafür. Manchmal nutzen wir die Zeit der Meditation, die wir miteinander in der Gruppe teilen, dazu einfach einander bewusster zu spüren: Wir sind nicht allein, wir sind gemeinsam auf einem Weg, wir haben uns entschieden für einen Weg der Achtsamkeit gegenüber unserer Nahrung und gegenüber uns selbst und gegenüber einander. Wir spüren dankbar, dass wir uns darin auch gegenseitig bestärken. Manchmal spüren wir einfach in unseren Körper hinein, merken auf, was sich dort wohlig anfühlt und wo noch Verspannungen oder Schmerzen sind und senden dorthin unseren nächsten Atemzug und unsere Bewusstheit, um den Schmerz anzunehmen und zu umarmen und diesem Teil unseres Körpers unsere Fürsorge zu schenken. Manchmal spüren wir die Jahreszeiten, spüren die leuchtende Sommersonne, aus der heraus wir in den Seminarraum getreten sind und finden ihr Leuchten und ihre Wärme wieder in unserem Inneren. Oder wir spüren in uns selbst die Frische und die unendliche Strahlkraft des frisch gefallenen Schnees. Und manchmal teilen wir einfach Minuten in Stille miteinander, in unendlichem Frieden, nichts kritisierend (auch nicht uns selbst), nichts wollend, alle Eile des Tages und alle Sorgen, die wir vielleicht gerade mit uns herumtragen, dürfen sein und sind doch einmal für ein paar Minuten einfach nicht wichtig. Ein paar Minuten, in denen wir spüren können, wir sind nicht diese Eile, wir sind nicht diese Sorgen, wir sind nicht unser Gelingen und nicht unser Versagen. Im Kern unseres Wesens da ist Raum, weiter Raum, tief in unserem Innern sind wir frei. Frei von allem, was uns zu bedingen scheint und frei für alles, was wir in Liebe und Hingabe für uns selbst und für die, die wir lieben, erstreben.

In diesen wenigen Minuten zu Seminarbeginn liegt eine Magie, es wohnt ihnen ein Zauber inne, der jeden Seminarabend durchklingt. Wenn Menschen von überall her, oft nach einem stressigen Berufstag und durch den hektischen Verkehr der benachbarten Großstadt endlich bei mir angekommen sind, dann sind sie zwar physisch schon anwesend, aber die Energie des Tages »klebt« an ihnen und sie spüren selbst, dass sie noch nicht im Hier und im Jetzt und vor allem noch nicht wirklich bei sich selbst angekommen sind. Erst nach diesen wenigen Minuten der Eröffnungsmeditation sind sie wirklich da. Bei uns, bei mir, bei sich selbst und ganz beim Thema, für das sie sich die Mühe gemacht haben, teils von weit her zu kommen. Manchmal in all den Jahren habe ich kurz überlegt, ob wir diese Minuten der Eröffnungsmeditation nicht auch für etwas anderes, auch Interessantes oder Wichtiges verwenden könnten. Aber von Jahr zu Jahr wurde mir deutlicher, dass es nichts Besseres gibt, um ein gemeinsames Tun zu beginnen. Und je mehr ich selber auch hineingewachsen bin in die Fähigkeit, wirklich in den Moment einzutauchen und aus dieser Qualität heraus sprechend die Meditation anzuleiten, desto mehr kamen immer deutlicher wertschätzende Rückmeldungen der Teilnehmer. Manche sagten mir sogar, die Meditation sei bisweilen für sie der wichtigste Teil des ganzen Seminares ☺. Oder sie erzählten mir, wie sie die gleiche Methode angewendet haben vor einem Gespräch mit ihrem stressigen Chef und wie viel einfacher dann der Dialog mit ihm war. Manche berichteten, wie und wo sie diese kleine Achtsamkeitsübung inzwischen in ihren Alltag einbauen, kurz – viele Stimmen sagten mir, wie viel ihnen dieser Teil des Seminars bedeutet.

Download der Eröffnungsmeditation als Audio-Datei unter: www.annelohmann.com/esskulturpur-downloads

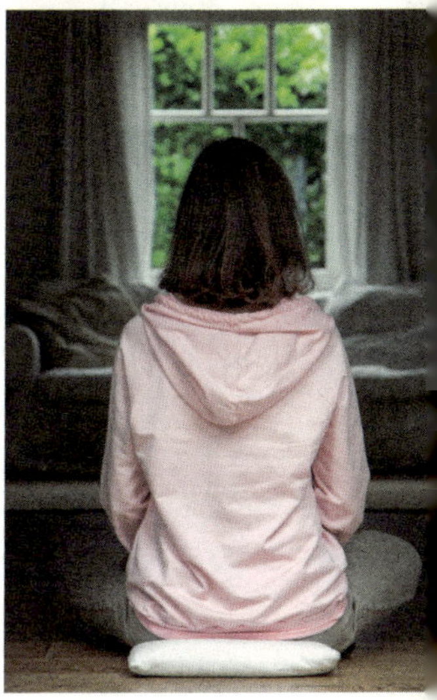

Irgendwann in all den Jahren habe ich dann gefunden, dass es mir für mich selbst zu wenig ist, nur einmal in der Woche mit meinen Seminarteilnehmern zusammen zu meditieren. Ich gebe zu, es hat lange (Jahre) gedauert ☺ bis der Groschen gefallen ist.

Doch irgendwann wurde mir klar, dass die vielen Gewichte im Außen, die auch an mir und meinem Leben ziehen und zerren, einen Gegenpol an Halt aus meinem Inneren brauchen. Zu viele Aufgaben zum Beispiel in zu kurzen Zeitfenstern; Erlebnisse und Menschen, die mich gewollt oder ungewollt prägen, der Spagat zwischen Familie und Beruf – all das kann schnell über den Kopf wachsen.

Mir wurde plötzlich bewusst, dass ich buchstäblich nur auf einem Fuß unterwegs bin, wenn ich zu all diesen Einflüssen aus dem Leben im Außen nicht etwas in die andere Seite der Waagschale werfen kann. Ich konnte endlich spüren, dass ich eine stabile, nährende, jederzeit aufsuchbare und all mein Fühlen, Denken und Tun durchlichtende Verbindung in meine innere Welt hinein brauche. Einen Kontakt zu meiner inneren Wahrheit, ein belastbare Verbindung meiner selbst auch mit dem größeren Ganzen, mit dem Sein, mit der unendlichen Weisheit und Weite des Universums.

Als der Stress groß genug war und das Außen mich zu überschwemmen drohte, habe ich mich also zum ersten Mal selbst und alleine auf ein Kissen gesetzt und versucht, für fünfzehn Minuten einfach nur mit meiner Aufmerksamkeit meinem Atem zu folgen. Alleine ist das erst mal so viel schwieriger als in einer Gruppe. Und für sich selbst ist es erst mal so viel schwieriger, als wenn man sich vertrauensvoll der Stimme einer anleitenden Person überlassen kann. Aber manchmal ist es mir in diesen fünfzehn Minuten gelungen, eine einzige Minute ganz und gar alles andere loszulassen und tatsächlich für diese kurze Zeit vollkommen mit meinem Atem zu verschmelzen – und diese eine Minute hat mich das Staunen gelehrt. Diese eine Minute hat mich durch den ganzen Tag getragen. Die Erinnerung daran hat mich am nächsten Morgen veranlasst, mich wieder auf die Matte zu setzen und es erneut zu versuchen, obwohl ich vielleicht genauso gerne noch ein bisschen länger im Bett geblieben wäre oder auch am liebsten gleich wieder losgearbeitet hätte. Und doch habe ich mich erst auf mein Kissen gesetzt. Einfach aus der Erfahrung heraus, dass ein Tag ein anderer ist, wenn ich ihn so beginne, genau wie ein Kursabend ein anderer ist, wenn wir zuerst meditieren. So bin ich treu geblieben und es wurde über Monate und inzwischen Jahre eine neue, gute Gewohnheit daraus, nicht nur meine Kurse, sondern auch meine Tage so zu beginnen. Einmal im Jahr vertiefen meine Familie und ich inzwischen die Meditation durch ein Achtsamkeitstraining in einem (buddhistisch geprägten, aber weltanschaulich offenen) Kloster, in dem außer der Sitzmeditation auch das achtsame Gehen, das achtsame Essen, das tiefe Zuhören und das liebevolle Sprechen geübt werden.

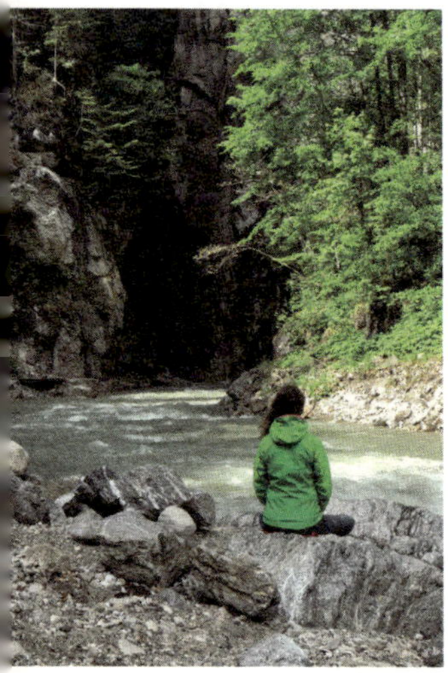

Warum ich Ihnen das erzähle?

Nun vielleicht teilen Sie mit vielen Menschen die Erfahrung, dass wir nicht immer nach unserem besten Wissen handeln. Wissen wir nicht alle, wie gesunde Ernährung »geht«? Wussten wir nicht auch schon vor **ESS KULTUR PUR,** dass Gemüse eher gut und Industriezucker eher schlecht für uns ist? Hatten wir nicht alle schon mal davon gehört, dass es Orte auf der Welt gibt, wo die Hundertjährigen leben und was sie alles so anders machen als wir. Haben wir nicht alle schon mal gehört, dass ein leichtes Abendessen für uns besser ist, als ein schweres und unter bestimmten Umständen gar kein Abendessen sogar noch besser ist als ein leichtes? Ja genau, wir wissen das alles schon lange. Doch warum tun wir es dann einfach nicht? Und welche Instanz in uns lässt uns tun, was »wir« doch eigentlich nicht oder nicht mehr wollten?

Darf ich vorstellen: unser Schatten. Unser Schatten ist der Teil in uns, der uns austrickst, der die Ausreden liefert und auch die Energie, die Ausnahmen in die Tat umzusetzen. Der den Verstand ausschaltet bis es gerade mal wieder zu spät ist, der uns Rechtfertigung gibt und uns mit uns selbst rumdiskutieren lässt, bis wir unterm Strich wieder mal hinter dem zurückgeblieben sind, was wir noch gerade aus guten Gründen und nach unserem besten Wissen für uns entschieden hatten.

Unser Schatten ist der Teil in uns, der uns die Ausreden liefert

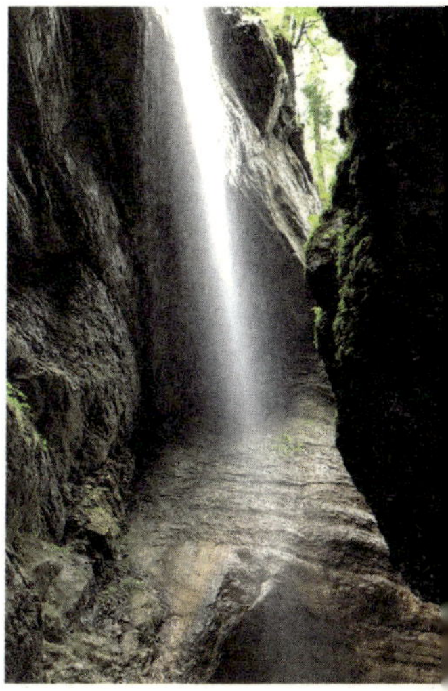

Der Schatten »meint« es dabei gar nicht böse. Schatten heißt eben einfach nur »nicht im Licht«. Wir kompensieren allzu oft einen Stress aus einer anderen Quelle mit einer Handlung, die uns zwar kurzfristig erfreut oder erleichtert, die uns mittel- und langfristig aber gar nicht gut tut. Wie z. B. regelmäßig Alkohol trinken oder Rauchen, zu viel Shoppen, zu viel Chatten, zu viel Süßes essen, zu viel Fettes oder einfach überhaupt zu viel essen. Nicht dass all diese Kompensationsmechanismen letztlich für irgendwas gut wären, aber sie tun so als ob. Für den Moment tun sie gut. Für einen Augenblick schenken sie uns das Wohlgefühl, das wir im Grunde eigentlich als Lebensgefühl ersehnen. Doch schon nach kurzer Zeit schauen wir zurück und merken, dass wir uns nicht wirklich einen Gefallen getan haben. Also wird der Vorsatz wieder neu gefasst. Und die nächste Abweichung davon lauert schon gleich an der nächsten Ecke. Diese Schleife können wir lange, lange, immer wieder fahren.

Doch wenn wir irgendwann beschließen, dass es jetzt wirklich an der Zeit ist, unsere Einsicht, unser Wollen und unser Tun in Deckung zu bringen, dann ist es eine gute Idee, sich versöhnlich unserem Schatten zuzuwenden. Und es ist wohl ein kulturelles Phänomen der westlichen Welt, dass wir darin nur wenig geübt sind. Wir kennen uns in aller Regel nicht gut genug aus in unserer inneren Welt, um den Spuren unserer Handlungen und unserer Sehnsüchte wirklich bis auf den Grund zu folgen.

Wo lernen wir, wie wir für unseren inneren Frieden sorgen können?

Zwar haben wir in der Schule alles Mögliche gelernt, aber nicht unbedingt, wie wir in stressigen Zeiten für unseren inneren Frieden sorgen können. Auch nicht, wie wir den Sandsturm im Wasserglas unseres Geistes zur Ruhe bringen können, um unsere tiefsten Bedürfnisse kennenzulernen – oder gar sie zum Ausdruck zu bringen. Schon gar nicht, wie wir selbst liebevoll mit vernachlässigten oder verletzten Anteilen unserer Persönlichkeit Umgang finden können. Und so übernimmt es unser Schatten gerne, unser Kopfwissen und unsere besten Absichten zu überlisten und schnell mal eine Abkürzung zu nehmen, zu vermeintlichem Wohlbefinden oder Genuss, zu vermeintlicher Selbstverwöhnung oder Belohnung. Es gibt so viele Gründe in uns und um uns herum, die uns erzählen, warum wir unserem besten Wissen jetzt gerade nicht folgen können.

Jeder Teil unserer Biographie hat Spuren hinterlassen

Vielleicht haben wir in Elternhaus, Schule oder Studium zu lange die Erfahrung von Fremdbestimmung gemacht und wollen einfach nie mehr anderen Regeln als unseren eigenen folgen. Vielleicht haben wir harte Zeiten hinter uns und meinen, die Belohnung durch das kurzfristige Verzuckern unseres Lebens zu brauchen. Vielleicht sind wir im Grunde sehr müde und meinen, ohne die zahlreichen Kaffees am Tag nicht über die Runden zu kommen. Vielleicht hatten wir schon zu viele Veränderungen in unserem Leben und sind überfordert von der Idee, schon wieder etwas zu verändern. Vielleicht haben wir Grund, über eine Erfahrung sehr unglücklich zu sein und ertränken unser Unglück in Essen oder eben in Getränken. Unser Kopf sagt uns zwar, dass es so nicht weiter gehen kann. Aber unser Schatten weiß, dass das ursprüngliche Bedürfnis noch nicht berührt und nicht genügend beachtet wurde, und holt sich kompensatorisch alles, was er meint, was wir noch wichtiger brauchen, als zum Beispiel die Umstellung auf eine lebendigere Ernährung.

Minuten der Stille können helfen, in Kontakt mit unseren wahren Bedürfnissen zu kommen

Minuten der Stille, in denen Sie also Zeit mit sich selbst verbringen, werden Ihnen möglicherweise helfen herauszufinden, was Ihre wirklichen, Ihre wahren Bedürfnisse sind. Nicht nur die, die Sie ans Essen haben, sondern die, die Sie ans Leben haben. Minuten der Stille werden Ihnen möglicherweise helfen, auseinanderzuhalten, wo Sie wirklich spontan und ganz bei sich sind und wo Sie nur Automatismen folgen, die Ihnen in letzter Konsequenz nicht dienlich sind. Minuten der Stille können Ihnen helfen, sich liebevoll anzuschauen, welche Anteile Ihrer Persönlichkeit gerade Zuwendung brauchen. Ihre Traurigkeit, Ihre Enttäuschung, Ihr Ärger, Ihr Schmerz, Ihre Überanstrengung, Ihre Einsamkeit, Ihre Wut. Ja, das gehört alles auch zu uns. Seien Sie sicher – all diese Anteile »essen mit«.

Ich will Sie nicht langweilen mit wissenschaftlichen Abhandlungen darüber, wozu Meditation gut ist. Die gibt es auch und sie sind andernorts hinreichend nachzulesen. Ich möchte Sie nur auf eine Erfahrung verweisen, die möglicherweise genau so zentral und hilfreich sein kann, wie die **ESS KULTUR PUR Tabelle** an Ihrem Kühlschrank.

Der Mensch lebt nicht vom Brot allein

Der Mensch lebt nicht vom Brot allein. Wir können uns über unser Essen aufbauen, erhalten, erfrischen, erwärmen, stärken, kräftigen, ja sogar verwandeln. Doch da sind noch so viele andere Bedürfnisse, die nicht mit Essen zu stillen sind, ja für die Essen sogar irgendwann kontraproduktiv werden kann. Die nährende Qualität von geteilter Zeit mit echten Freunden, die nährende Qualität von wahrer Hingabe an eine Aufgabe, an eine Idee oder manchmal auch an einen geliebten Menschen, die nährende Qualität von Mußestunden, die diesen Namen verdienen, die nährende Qualität von unberührter Natur, die nährende Qualität von Stille und von Weite, die nährende Qualität einer tiefen und authentischen Spiritualität – das alles brauchen wir zum Leben wie das täglich Brot. Und wenn das alles oder vieles davon mal gerade nicht geht, dann ist der kleinste gemeinsame Nenner von allem, was uns außer Essen noch nähren kann die Zeit, die wir uns selber schenken.

Zeit, die wir uns selber schenken, ist auch Nahrung

Erlauben Sie sich diese Zeit für sich selbst. Die Zeit mit sich selbst. Erlauben Sie sich doch einmal innezuhalten und nachzuspüren, was Sie *wirklich* bewegt. Und scheuen Sie sich nicht, sich dafür ein wenig Anleitung zu holen. Ein Buch über Achtsamkeit, eine geführte Meditations-CD, einen Kurs an der Volkshochschule oder eben in einem Kloster. Sie werden nicht der/die Erste sein, die rausfindet, dass das Leben im Außen runder läuft und wir unsere Wünsche und Träume besser verwirklichen können, wenn wir im Außen UND im Innen »unterwegs« sind, wenn wir beide unserer Lebens-Landkarten lesen und in beiden Landschaften navigieren lernen.

Wenn der Sand aus dem Sandsturm im Wasserglas unseres Bewusstseins langsam zu Boden sinken darf, wenn wir fähig werden zu Augenblicken echter innerer Ruhe und tiefen inneren Friedens – wie könnte da unser Essen außen vor bleiben? Wenn wir schon »satt« sind, weil in uns die tiefe Sicherheit Einzug hält, dass das Universum schon bevor wir noch wünschen konnten, bereits für uns gesorgt hat, wenn der endlose Hunger nachlässt nach dem Etwas, das uns endlich wirklich be-*fried*-igt, dann werden wir immer noch Zubereiten, Essen und Genießen, aber es wird anders sein. Dann können wir jedes Lebensmittel als ein Wunder betrachten, als ein Geschenk des Universums an uns, als eine Offenbarung von Farbe, Form, Duft und Geschmack. Dann können und werden wir ganz natürlich mit unserem kostbaren Planeten zusammenarbeiten, um all diese Wunder der Schöpfung zu kultivieren, zu pflegen und zu bewahren. Dann können wir endlich spüren, dass alle diese echten Lebensmittel nur eine andere, eine ganz besondere Ausdrucksform von Liebe sind.

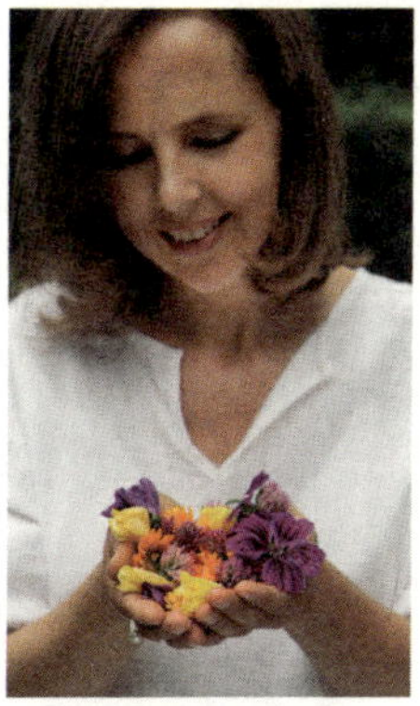

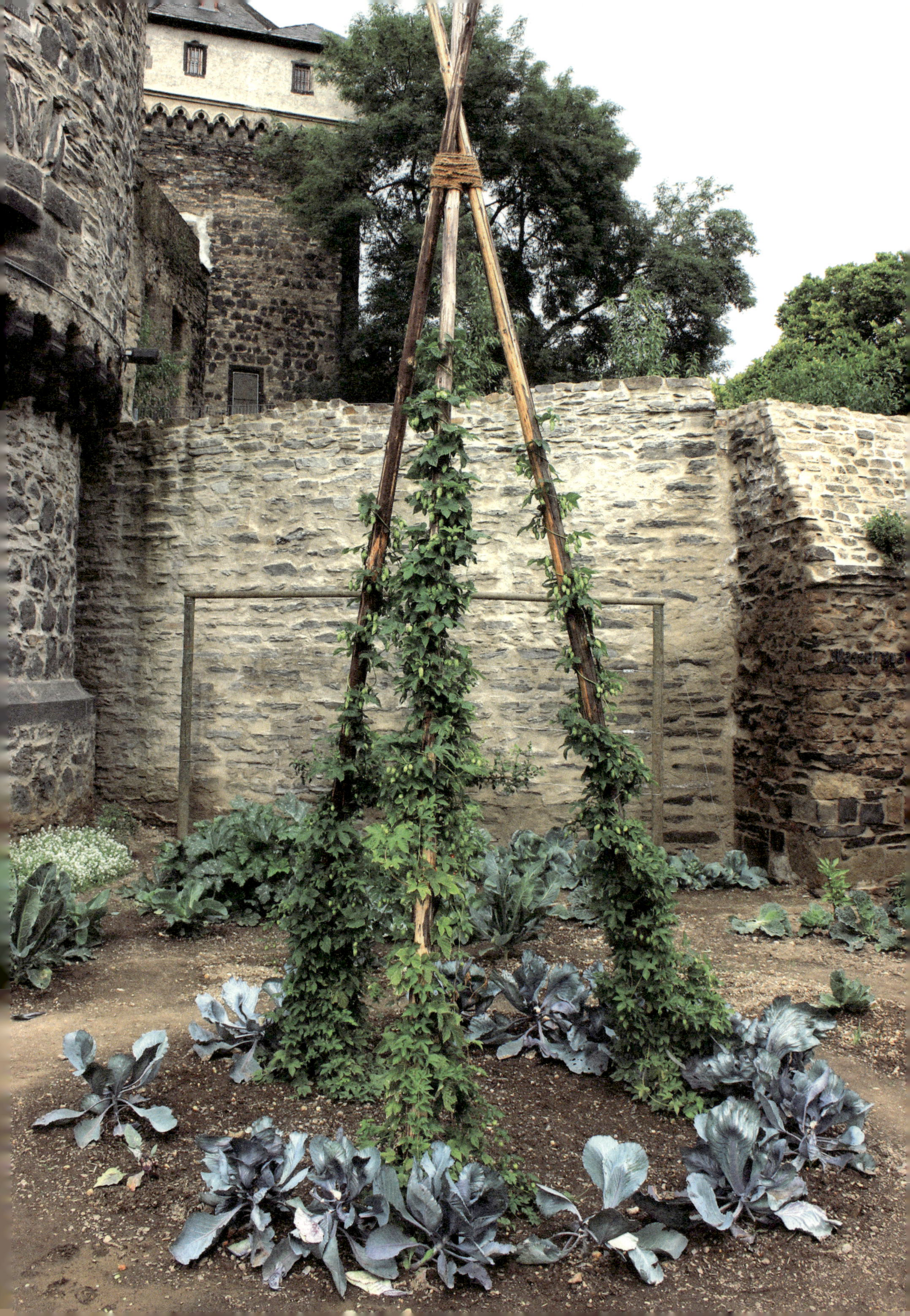

Auf den folgenden Seiten habe ich Ihnen nun praktische Tipps für's Anwenden und Weiterdenken zusammengestellt. Das sind vor allem die »Bezugsquellen« für unser Essen und für unser Wissen ...

Woher das gute Essen kommt

Bezugsquellen

Was man so braucht, um im Sinne der Lebensmittelharmonie gut zu leben, habe ich Ihnen hier zusammengestellt – nach Prioritäten absteigend geordnet.

Ihre Fensterbank 1

für ein nettes kleines Kräutersortiment, einen »Ton-Igel« mit Kresse oder ein Sprossenglas oder auch zwei ...

Ihr Balkon 2

für ein paar Tomatenpflanzen und einen Kasten mit Rucola ...

Ihr Garten 3

für Gurken, Zucchini, Kürbisse – machen fast keine Arbeit und bringen jede Menge Ertrag, auch ein paar Beerensträucher wie Stachelbeeren, schwarze Johannisbeeren oder Himbeeren liefern ohne Arbeit jede Menge Ertrag

Ihr Wald 4

für Brombeeren, Esskastanien, Mispeln, Schlehen, Wildäpfel, Weißdorn, Kornelkirschen, Haselnüsse, Blaubeeren und Bärlauch ...

Ihre Felder und Wiesen 5

wohlgemerkt auf Biobauernhöfen (vorher nachfragen), in Waldlichtungen oder in Naturschutzgebieten, denn da überall wird nicht gespritzt, für Wildkräutersammlung von Löwenzahn, Brennnesselsamen, Giersch-Triebspitzen, Hagebutten, ...)

Die Food-Kooperativen in Ihrem Einzugsgebiet 6

Einfach mal ein bisschen googeln nach »Food-Kooperative + Stadt oder Region«; andere Suchbegriffe wären *Gemüse-Kooperative, urban gardening, solawi* (steht für »solidarische Landwirtschaft«), *Saisongärten, Permakultur-Initiative, essbare Stadt, essbare Wildpflanzenparks, ...* Initiativen dieser Art schießen gerade zum Glück allerorten wie Pilze aus dem Boden und es gibt sehr unterschiedliche Arten von Mitarbeitserfordernis. Vom selber gießen und jäten bis nur die zugesagte Ernte abholen ist alles möglich.

In vielen Städten gibt es mehr und mehr Projekte zu Urban Gardening, hier z. B. in der essbaren Stadt Andernach – **siehe Foto links**

7 Gemüsekiste / Gemüseabo / lokaler Bio-Lieferservice

Deutschland ist damit inzwischen nahezu flächendeckend versorgt. Gerade in den etwas ländlicheren Regionen ist dies oft die einzige Möglichkeit, den Wochen-Grundbedarf an frischem Bio-Obst und Gemüse zu kleinem Preis und noch dazu bis vor die Haustür gebracht zu bekommen. Und die Gemüsekisten sind auch nicht mehr so verstaubt, wie sie mal waren. Heutzutage kann man eine Woche vorher per Mausklick dazu buchen oder abbestellen, wenn man z. B. Rote Beete nicht mag oder gerade eben Rote Beete haben will.

8 Die Hofläden der Bio-Bauern in Ihrer Region

Nirgendwo bekommen Sie Bio-Gemüse frischer (oft nur Stunden vor Verkauf geerntet), nirgends ökologischer (bis auf Ihren eigenen gibt es keine Transportwege) und noch dazu unterstützen Sie die meist sehr idealistischen und viel arbeitenden »Leut«, die sich noch die Mühe machen, ihr Gemüse ökologisch anzubauen. Noch dazu prägen heute nur noch die Bio-Höfe nachhaltig positiv das Landschaftsbild, da sie kleinteiliger wirtschaften und nicht jeden Baum oder Strauch zwischen den Feldern abholzen. Oder möchten Sie (mit oder ohne Hund) demnächst nur noch in den endlosen Weiten totgespritzter Agrarwüsten spazieren gehen?

9 Die Unverpackt-Läden in Ihrer Region

Nicht jeder – zumal in den Städten – wohnt im Einzugsbereich eines Hofladens. Aber dafür gibt es in den Städten inzwischen mehr und mehr Unverpackt-Läden. Bio-zertifizierte Lebensmittel einzukaufen ohne Plastik drum herum, das ist wohl aktuell eine der überzeugendsten Bezugsquellen für Lebensmittel, die nicht »die Welt kosten«.

10 Die Bioläden in Ihrer Region

gehören selbstredend auch zu den Adressen, die unverzichtbar sind – eben gerade für die Bio-Produkte, die aus ökologischen Projekten anderer Länder und Kontinente kommen, sowie für alle Lebensmittel, die eine Verarbeitungsstufe benötigen, ehe wir sie sinnvoll in unseren Küchenalltag integrieren können. Besonders die noch inhabergeführten kleineren Läden verdienen unsere Beachtung,denn sie stehen oft für besonderes Engagement in Sachen Regionalität, Individualität und persönlich geprägter Kundenorientierung.

11 … und noch ein paar hilfreiche Adressen

für Rohstoffe oder für gute Zubereitungen – also auch das eine oder andere Fertigprodukt – im Sinne der Lebensmittelharmonie:

www. keimling.de

war und ist eine meiner bevorzugten Bezugsquellen für Nüsse, grünen Rosinen, Trockenfrüchte, Kokosprodukte, rohköstliche Schokolade oder Schokoladenzutaten, Mandelpüree, Apfeldicksaft, Nussmuse, aber auch für eine hochqualitative Auswahl an Verarbeitungsgeräten.

www.raw-living.de

Meine Bezugsquelle für alternative Süßungsmittel wie z. B. Yacon-Sirup, für Spezialdessertzutaten wie z. B. Irish Moss, für Bourbon-Vanillepulver, für rohköstlich-und-damit-natürlich-zuckerfreie Snacks und für eine große Auswahl an Schokoladen und Superfoods.

www.bodenaturkost.de

Wer ein bisschen Platz zum Lagern hat und tägliche mehrere Esser am Tisch, wird Nüsse, Saaten und Trockenfrüchte vielleicht lieber direkt in Großpackungen einkaufen. Hier ist die Adresse für gute Rohkostqualität in großen Gebinden.

www.mediline-naturprodukte.de oder **www.doktorenhof.de**

für feinste gereifte Essige nach traditioneller Herstellung mit langer Reifezeit.

www.lienig.com

Die *Lienig Wildfruchtverarbeitungs GmbH* bietet eine kleine und feine Auswahl an Verarbeitungsformen heimischer Wildfrüchte wie z. B. Sanddorn, Aronia, Quitte, Schlehe u.v.a. in Form von Fruchtsaft, Fruchtmark oder Markkonzentrat. Und hier gibt es das begehrte und rare Topinambursaftkonzentrat, sowie Topinamburpulver zum grünen Süßen.

www.drgoerg.com

Wenn schon Übersee, dann wenigstens fair. Mit *Dr. Goerg* haben wir ein Musterbeispiel, wie bio und fair auch global gelingen kann. Vielleicht sind wir, die »reichen Länder«, sogar ein bisschen verpflichtet, Zeichen zu setzen und in anderen Ländern die nachhaltige Landwirtschaft von kleinbäuerlichen Strukturen zu unterstützen. Und Kokos – die wahre Wunderpflanze für unsere Gesundheit – gibt's nunmal beim besten Willen nicht regional … ☺

www.wellness-drinks.de

Der Internet-Fachhandel für Bio-Starterkulturen von Kombucha, Wasserkefir, Milchkefir und Spezialitäten wie dem Ginger Root Kefir.

Auf meiner Website finden Sie weitergehende und aktuelle Informationen zu Lebensmitteln und Küchenausstattung, die Ihnen das das Leben in der Lebensmittelharmonie erleichtern

www.annelohmann.com/alles-was-man-braucht/

→ **www.norsan.de**

Das norwegische Unternehmen ist spezialisiert auf die Herstellung und den Vertrieb von hochwertigen – und schadstoffgeprüften – Omega-3-Ölen. Sprich von Fischöl und – vegan – von Mikroalgen-Öl. Mir gefällt an Norsan, dass hier neben herausragender Produktqualität auch die Wissensvermittlung an Fachleute und Kunden einen hohen Stellenwert hat. Omega-3-Öl und seine Wirkstoffe sind z.B. elementar für die Vermeidung von stillen Entzündungen im Körper. Außerdem unersetzbar für die gesunde Entwicklung von Gehirn und Augen. Hochwertige Omega-3-Öle sollten daher lebenslang eine der Säulen unserer Ernährung sein.

12 … und abschließend noch ein bisschen was Praktisches für Zubereitung und Aufbewahrung

→ **www.silikomart.com**

für die Dessertfreunde noch eine Adresse für tolle Pralinen- und Schokoformen.

→ **www.glaeserundflaschen.de**

hier finden sich die passenden Gefäße für die Vorratshaushaltung von Dicksäften, Fruchtaufstrichen, Sauerkraut, Kombucha, und dergleichen mehr.

Wie die Umstellung gelingt

Es macht deutlich mehr Spaß, vitale Lebensmittel zu verarbeiten, als solche die beim Kochen nach der Chemie vom Acker stinken (besonders deutlich zum Beispiel beim Blumenkohl) oder die nur noch pappig nach Zellulose schmecken (besonders deutlich bei den Möhren). Und es ist teurer, ja. Nicht nur relativ, sondern absolut. Im Ausgleich dafür braucht man wirklich weniger und manche Dinge, die starken Suchtcharakter hatten, wie z. B. Softdrinks oder Schokoaufstriche oder zu viel Kaffee braucht man gar nicht mehr.

Wichtig ist nicht, dass Sie in den ersten drei Wochen den 100%igen Bio-Shift vollbringen. Wichtig ist, dass Sie *anfangen*. Durchaus klein anfangen, ist völlig ok. Nehmen Sie irgendwas von der Liste, was Ihnen grad Lust aufs Ausprobieren macht oder gut alltagstauglich ist und »arbeiten« Sie ein paar Wochen damit. Überprüfen Sie dann, ob es Sie wirklich glücklicher macht und wenn nein, was Ihnen wichtiger ist oder wenn ja, womit Sie weiter machen wollen. Was immer Sie wählen – wo immer mehr Bewusstheit rein kommt, kommt mehr Leben rein. Also – Sie können sich nur verbessern. Deshalb nur Mut, es wird sowieso gelingen.

Mehr als ein Buchverzeichnis

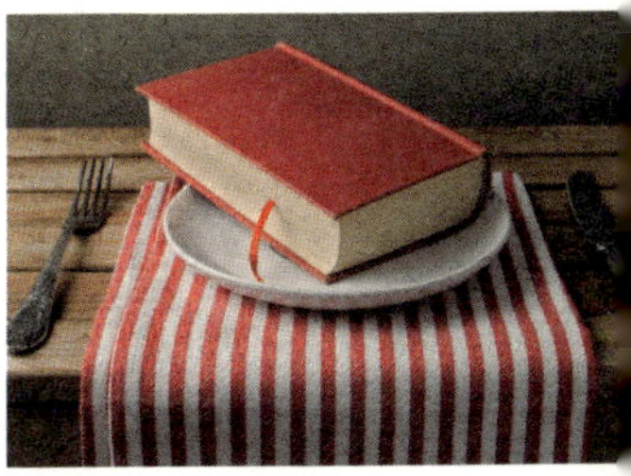

ESS KULTUR PUR versteht sich – das werden Sie inzwischen gemerkt haben – nicht als Dogma, sondern als Wegweiser zur individuell eigenen stimmigen Ernährung. Dabei dürfen, ja sollen wir auch rechts und links schauen. Vielleicht nie zuvor hat sich die Welt global so viel mit Ernährung beschäftigt wie heute. Während erschreckend große Teile der Weltbevölkerung hungern, sind unter den gut genährten Menschen der ersten Welt und ihren Wissenschaftlern und Ernährungsexperten die Kämpfe ausgebrochen, was man nun essen darf und warum und wie viel. Ein Luxusproblem erster Güte, ganz klar.

ESS KULTUR PUR will sich nicht an den Auseinandersetzungen um die für alle allein selig machende Ernährungsform beteiligen. **ESS KULTUR PUR** will Ihnen nur Parameter an die Hand geben, mit denen Sie für sich prüfen können, was logisch ist, was stimmig ist und was aus der Fülle der Möglichkeiten für Sie funktioniert. Ich persönlich bin überzeugt, dass ein verantwortungsvoller Umgang mit unsere Nahrung

- mit Zutaten, entnommen aus nachhaltigem Anbau,
- zugeführt in Kombinationen, die uns wirklich nähren,
- begrenzt auf die Mengen, die wir wirklich brauchen

einer unserer wirksamsten politischen Beiträge ist für eine Welt, in der heute und auch morgen und in alle Zukunft hinein genug für alle da ist.

Deshalb: Schauen Sie sich um. Die Welt ist voller Inspirationen, die den einmal begonnenen Weg der Lebensmittelharmonie fortsetzen helfen. Hier bei mir erhalten Sie einen ganzen Schwung von Anregungen, die nach dem Start die Fortsetzung »mitten ins Leben« und in die Fülle der unterschiedlichsten Rezeptwelten hinein fortsetzen helfen. **Achtung** – die Bücher folgen zumeist nicht oder wenn doch, nur »zufällig« oder zum Teil den Kombinationsregeln der Lebensmittelharmonie. Aber mit der inzwischen gewonnenen Kenntnis der Ordnung unserer Nahrung ist es ein Leichtes für Sie, die eine oder andere notwendige Rezeptanpassung vorzunehmen und dann passt es wieder.

Bücher zum Frühstück

- Dr. Johanna Budwig-Stiftung, *Die Original Öl-Eiweiß-Kost*, Knaur Verlag, München

Seit 20 Jahren wird im **ESS KULTUR PUR Konzept** die Frühstücksmahlzeit in Anlehnung an das Konzept der Öl-Eiweiß-Kost empfohlen. In dieser Zeit habe ich erstaunliche Gesundheitsverläufe bei unzähligen Teilnehmern erleben dürfen. Einen nicht unerheblichen Teil der Erfolge sehe ich tatsächlich – neben dem hohen Frischkost- und Gemüseanteil von **ESS KULTUR PUR** – auch bei diesem Frühstück. Und dieses Frühstück ist auch insofern zu einer tragenden Säule meines Konzepts geworden, als es dabei nahezu keine »Rückfallquoten« in alte Gewohnheiten gibt. Auch nicht nach Jahren. Manchmal habe ich schmunzelnd gesagt, dass ich schon weiß, was Teilnehmer mir als zweiten oder dritten Satz sagen, wenn sie mich 5 oder 10 Jahre nach ihrer Kursteilnahmezeit z. B. in der Fußgängerzone mal wieder treffen: »Also, was die Zuordnung zu den **ESS KULTUR PUR-Gruppen** angeht, da mach' ich schon mal Kompromisse. Aber das Frühstück, das geht immer, das ist ja einfach nur genial.« In diesem Buch lesen Sie, warum – und das auf der Höhe der aktuellen wissenschaftlichen Erkenntnisse zum Thema.

Bücher zur Frischkost

- Teresa-Maria Sura, *Rohköstliche Gourmet-Rezepte für Genießer*, Schirner Verlag, Darmstadt
- Teresa-Maria Sura *So schmeckt Rohkost* – (z. B.) Cracker, Brote und Aufstriche, Schirner Verlag, Darmstadt
- Ute Ludwig und Achim Sauerberg, *Was dein Herz begehrt. Rohkost-Rezepte, die glücklich machen*, Verlag Ernährung und Gesundheit, Inning am Ammersee
- Dr. Urs Hochstrasser, *Kinderernährung – lebendig und schmackhaft*, Verlag Ernährung und Gesundheit, Inning am Ammersee

Diese und andere Rohkost-Bücher sind vor allem dazu geeignet, eingefahrene Denkmuster zu verlassen. Kuchen geht auch anders als mit Zucker. Brownies gehen auch anders als mit dick Butter und Mehl. Salate müssen nicht immer aus Eissalat plus Tomaten bestehen. Tortenboden muss nicht notwendigerweise gebacken werden. Hülsenfrüchte müssen nicht immer gekocht sein. Und Kinder kann man auch mit natürlich Süßem komplett glücklich machen. Wie weit man dann wirklich in die Frischkost einsteigen will, das sei jedem selbst überlassen. Nicht notwendigerweise anschließen muss man sich meines Erachtens der Hypothese, die bei Voll-Rohköstlern schon mal rüber kommt, dass nur die 100 % Rohkost allein selig machend ist. Das stimmt im Einzelfall sicher, aber es gibt gute Gegenbeispiele und auch gute Gegenargumente. Auf die Diskussion müssen wir uns nicht einlassen. Fühlen Sie sich frei, das für sich selbst zu entscheiden. Sicher ist: Ein hoher Frischkostanteil, kreativ und geschmackvoll zubereitet, ist auf jeden Fall eine gute Basis für eine solide Grundvitalität. Genau das lässt sich von den Gourmet-Rohköstlern wunderbar lernen.

Bücher für mehr vegetarische bis vegane Mahlzeiten

Wer noch sehr fleischlastig und mit viel tierischem Fett unterwegs ist, wird sich vielleicht nach der Lektüre des **ESS KULTUR PUR Konzepts** inspiriert fühlen, über den bisherigen Tellerrand hinaus mal in die vegetarische und vegane Landschaft zu schauen. Nicht notwendigerweise um gleich selbst Veganer zu werden – siehe auch das Kapitel zu dem Thema – aber sicher, um den eigenen Schwerpunkt ein wenig von den tierischen Komponenten als Grundnahrungsmittel weg zu verlagern. Lassen Sie sich inspirieren von den interessantesten Gemüse-Koch-Spezialisten der Gegenwart, zum Beispiel von

- YOTAM OTTOLENGHI, *Flavour, Mehr Gemüse, mehr Geschmack* , Dorling-Kindersley Verlag, München
- YOTAM OTTOLENGHI und SAMI TAMIMI, *JERUSALEM Das Kochbuch*, Dorling-Kindersley Verlag, München

Obwohl er kein Vegetarier und auch kein Veganer ist, hat YOTAM OTTOLENGHI mit seinen Rezepten – wie vielleicht kein anderer – dazu beigetragen, Gemüseküche interessant und international salonfähig zu machen. Die Kreativität seiner orientalisch geprägten Rezepte hat mich von Anfang an begeistert. Im Kontext der Lebensmittelharmonie sind zwei Aspekte – und Bücher – für uns besonders hilfreich: In seinem JERUSALEM Kochbuch (das neben Gemüse auch Kapitel zu Fleisch und Fisch enthält), finden wir wahre Schätze in puncto Zubereitung von Hülsenfrüchten und auch von Getreiden im ganzen, gekochten Korn. Beides ist in Westeuropa nahezu ausgestorben. Bei uns wird Getreide üblicherweise fast nur verbacken oder als Pasta verarbeitet. Und Hülsenfrüchte fehlen in der alltäglichen Grundversorgung der meisten Menschen ganz. Bei YOTAM OTTOLENGHI entdecken wir wieder, wie einfach Hummus und Falafel zuzubereiten sind – und wie gut sie uns tun. Und wir lernen, wie man mit Kichererbsen, Linsen, Reis orientalisch (nicht asiatisch), Couscous oder ganzen Weizenkörnern so umgeht, dass es einfach jeden begeistert. Sein Buch FLAVOUR hilft anhand köstlicher Beispiele, die Prozesse des Gemüse-Kochens besser zu verstehen. Rösten, Bräunen, Ziehen oder Reifen lassen – was braucht es, damit sich vollendeter Geschmack entfalten kann? Wir verstehen, wie Süße, Fett, Säure und Schärfe unsere Kreationen perfekt abrunden können. Und welche wenigen Grundzutaten jedes unserer Gerichte interessanter und tiefgründiger machen können. Wer bei YOTAM OTTOLENGHI »in die Lehre« geht, und sei es nur über seine Bücher, macht die eigene Küche – und das Leben – interessanter und lebendiger.

→ Katharina Seiser, *Immer schon vegan, Traditionelle Rezepte aus aller Welt*, Brandstätter Verlag, Wien

Der Hype um vegan lässt vermuten, es sei etwas Neues. Katharina Seiser zeigt in ihrem ästhetischen, praktischen und inspirierenden Buch, dass traditionelle Küche aus aller Welt schon immer vor allem pflanzenbasiert war. Im Unterschied zu vielen vegan-Autoren der Gegenwart gelingt es ihr dabei, herauszuarbeiten, wie man auch ohne industriell gefertigte Kunst-Ersatzprodukte (z. B. für Sahne und Yoghurt) und ohne exotische Zutaten (von Cashew bis Chia) geschmacklich überzeugende Gerichte auf den Tisch bringt. 70 Rezepte aus 20 Ländern sind hier praktisch sortiert nach Jahreszeiten und nach den Kategorien »kalt, warm, süß«. Sie präsentieren vegane Küche nicht nur lecker, sondern auch kompromisslos ökologisch.

→ T. Colin Campbell, *China Study: Pflanzenbasierte Ernährung und ihre wissenschaftliche Begründung*, Verlag Systemische Medizin, Bad Kötzting

Mit der Lektüre dieses Buches wird Ihnen klar werden, warum der pflanzliche Anteil an allen unseren Mahlzeiten ausschlaggebend und unersetzbar wichtig ist. Auch wenn Sie nicht Vegetarier oder Veganer sind oder werden wollen – an Pflanzenkost in Form von Gemüse oder (seltener) Obst als Hauptbestandteil von absolut jeder Mahlzeit geht einfach kein Weg vorbei. Nirgends wurde das so prägnant und gut untermauert dargelegt, wie in diesem Buch.

→ Ulrike Westphal & Gabriele Frankmöller, *Slowcooker vegetarisch*, Druckerei Busch, Bocholt

Dieses Buch sei stellvertretend genannt für eine ganze Reihe von vegetarischen Slowcooker-Büchern, die man beim Stöbern im Netz findet. Vorsicht: die One-Pot-Gerichte aller Art können schon mal weitab von der Ordnung der Lebensmittelharmonie daherkommen. Und insbesondere auch die Süßungsmittel müssen von uns individuell an die sonstigen Zutaten angepasst werden. Eine gute Gelegenheit also, sich im Umarbeiten von Rezepten auf das **ESS KULTUR PUR Konzept** zu üben. Dies vorausgesetzt, schlägt man dann aber mit diesem Buch gleich mehrere »Fliegen mit einer Klappe«: Man lernt das geniale Prinzip Slowcooking kennen, spart damit Zeit, vereinfacht die Zubereitung und verbessert sowohl das Kochergebnis als auch das Verträglichkeitserlebnis. Ganz abgesehen von dem sensationellen Geschmackszugewinn, den Wurzelgemüse, Tomaten, Hülsenfrüchte und vor allem Gewürze erfahren, wenn sie lange und schonend garen dürfen.

→ Arndt Merke, Jan Lüth, *Das Kochbuch CassiusGarten*, Christian Verlag, München

Es war Liebe auf den ersten Blick – mein erster Besuch im CassiusGarten in Bonn, dem vegetarischen Vollwert-Restaurant der Region. So muss Gastronomie von heute aussehen, wenn sie sich wirklich nachhaltig nennen darf. Total Gemüse-orientiert (man verarbeitet dort eine Tonne pro Tag), komplett frei von den sonst üblichen Convenience-Zutaten der »modernen« Gastronomie und tatsächlich mit Liebe zum Schlichten und Echten gekocht. Noch dazu ist die Auswahl so groß, dass es wirklich ein Kinderspiel ist, sich nach den Leitlinien von **ESS KULTUR PUR** am großen Büfett zu bedienen. Das Kochbuch, das zum 25-jährigen Jubiläum erschien, vereint alles, was Einsteiger und Fortgeschrittene für die Alltagsküche auch zuhause gut gebrauchen können, um den Ergebnissen am heimischen Herd einen Schubs in Richtung Bio-Gourmet-Küche zu geben.

Bücher für Low Carb und High Protein

Gerne hätte ich Ihnen ein Exemplar der zahlreichen Paläo-Kochbücher an dieser Stelle empfohlen. Die von industriellen Produkten freie »Steinzeitküche« ist der »Normalo-Kost« der Gegenwart einfach total überlegen. Allerdings kommen viele Rezeptbücher zu dem Thema extrem fleischlastig daher. In Zeiten von Massentierhaltung in Europa und für unser Tierfutter abgeholzten Regenwäldern in Brasilien kann es für mein Gefühl keine Alternative sein, seine Ernährung auf eine zu erheblichen Teilen fleischbasierte Basis zu stellen. Und nötig ist es auch nicht, denn Fleisch ist niemals Bedingung für uns gewesen, um Substanz aufzubauen oder um gut und gesund zu leben. Moderatere Paläo-Bücher bleiben beim Fleisch von Zweibeinern (Hühner, z. B.), beschränken sich beim Getreide aber z.B. ausschließlich auf Buchweizen. Unter bestimmten Vorzeichen ist das alles ganz sinnvoll, für die meisten Menschen ist es aber auf Dauer keine Option. Es bleibt dabei – Ordnen statt Weglassen erhält unsere Flexibilität und Freiheit und sorgt dabei doch dafür, dass unser Körper in eine gute Ordnung findet. Wer aber bemerkt hat, dass er zu lange in der »Kohlenhydrat-Falle« gesessen hat und dringend ein paar Inspirationen gebrauchen kann, mit denen die Mahlzeiten aus dem blauen Bereich einfallsreicher und vielfältiger werden, der wird hier fündig werden:

→ Bettina Matthaei, *Low Carb Vegetarisch / die gesunde Alternative – mit genialen LCHF Rezepten für Pizza, Pasta, Brot und Co.*, Becker Joest Volk Verlag, Hilden

Leinsamen, Nüsse, Hanfsamen, Sesam, Mohn, Kokosmehl, Flohsamenschalen, Chiasamen und andere Lebensmittel, die uns sonst eher in der rohköstlichen

Küche entgegen treten, werden hier mit Ei, Parmesan und Quark entspannt kombiniert zu neuen Teigkreationen für Brot, Brötchen, Pizza, Tarte und Cracker. Coole Ideen sind dabei, die geschmacklich alle überzeugen. Und einfach bleiben die Rezepte dabei trotzdem. Und weil's so viel Spaß macht, gleich noch eine Rezeptsammlung von:

➜ Bettina Matthaei, *Easy. Überraschend. Low Carb. Das große LCHF-Kochbuch,* Becker Joest Volk Verlag, Hilden

In dieses Buch können sich alle die vertiefen, die durchaus gerne bei Fisch und Fleisch bleiben wollen, aber mal ein bisschen Abwechslung suchen für die klassische Kohlenhydratbeilage. Es müssen nicht immer die Kartoffeln sein. Wie wär's mit gebratenem Sellerie, Petersilienwurzelpüree, Topinambur-»Bratkartoffeln« oder mit Semmelknödeln ohne Semmel? Auch Spätzle und Gnocchi finden sich hier in neuer Interpretation. Übrigens »LCHF« steht für »Low Carb High Fat« und ist eine Ernährungsbewegung, die in Skandinavien ihren Anfang genommen hat und mit der das Fett in unserer Ernährung, das lange Zeit als Bösewicht betrachtet wurde, seine Rehabilitation gefunden hat.

➜ Georg Schweissfurth, Simon Tress, *Fleisch: Küchenpraxis, Warenkunde, 220 Rezepte,* Christian Verlag, München

Unter dem Motto »Wenn schon Fleisch, dann richtig« erhalten Sie hier ein solides Grundlagenwissen über die Auswirkungen biologischer Haltung auf die Tiere und dementsprechend auch auf ihr Fleisch. Außerdem ist das Credo des Buches, vom ganzen Tier so wenig wie möglich zu verschwenden. So hätten es unsere Großmütter auch noch gemacht – nicht immer nur Hähnchenbrust essen. Doch dieses Wissen, kombiniert mit den entsprechenden Zubereitungstechniken wäre beinahe innerhalb von zwei Generationen aus unserem Kulturkreis verschwunden – gerade noch rechtzeitig ist es für jedermann und jedefrau wieder da.

Bücher zu Kohlenhydraten – den guten

➜ Emma Graf, *Getreideküche im Rhythmus der Wochentage,* Michaels Verlag, Peiting

Dass Menschen heute Getreide nicht mehr vertragen, vor allem Weizen, hat weniger mit dem Weizen als mit den Menschen zu tun: Sowohl mit denen, die in Unkenntnis der Lebensgesetze anbauen (z. B. mit Ackergiften), als auch mit uns allen, die wir im Grunde nach Jahrzehnten der Fertigbäckereien nicht mehr wissen, wie man eigentlich mit Getreide umgeht, was sein Wesen ist, was es mit uns macht und wie es idealerweise für gute Verträglichkeit zubereitet wird. Diese Lücke schließt dieses Buch, so schlicht es auch – ohne Fotos – daherkommt.

Vor allem aber sorgt es für Abwechslung auf dem Teller bei den Mahlzeiten aus dem roten Bereich. Zum Beispiel so:

Am Sonntag (Sonne) Weizen, am Montag (Mond) Reis, am Dienstag (Mars) Gerste, am Mittwoch (Merkur) Hirse, am Donnerstag (Jupiter) Roggen, am Freitag (Venus) Hafer und am Samstag (Saturn) der Mais. Egal ob Suppe, Hauptspeise oder Dessert – Getreide gehört eben nicht nur ins Brot und ein gutes Getreidegericht geht immer.

Auch im gleichfalls erwähnenswerten Buch von AMY CHAPLIN *Celebrating Whole Food*, findet sich ein beachtenswertes Kapitel zum Thema Getreide und Gräser, in dem auch Quinoa, Buchweizen und Amaranth angemessen berücksichtigt werden. Zu den sogenannten neuen Getreidesorten erschließt sich dem Suchenden eine große Rezeptvielfalt in Büchern und im Internet, z. B. unter den Begriffen super grains, power grains oder auch amazing grains. Empfehlungen kann ich dafür keine aussprechen, da die meisten dieser Kochbücher die Körner häufig in Fleisch- oder Obstkombinationen einbauen, die nicht der Lebensmittelharmonie entsprechen. Trotzdem kann sich bei Interesse das eine oder andere Buch zu dem Thema als Inspirationsquelle bewähren.

Bücher zu Ölen

→ RUTH VON BRAUNSCHWEIG, *Pflanzenöle, Über 50 starke Helfer für Genuss und Hautpflege*, Stadelmann Verlag, Wiggensbach

Die Biologin und Heilpraktikerin RUTH VON BRAUNSCHWEIG, Jahrgang 1943, hat uns mehr als einmal in den offenen Online-Abenden des **ESS KULTUR PUR Seminars** begeistert. Ihre Sachkenntnis und Lebenserfahrung im Umgang mit pflanzlichen Ölen ist eine einzige, sprudelnde Inspirationsquelle. Fester Bestandteil des **ESS KULTUR PUR Konzepts** ist seit dieser Zeit der von ihr kreierte und inzwischen berühmte »Fitnessdrink«. In Kürze zusammengefasst geht der so: Man nehme 1/2 Glas Direktsaft von Obst oder Gemüse, 1 Teelöffel bis Esslöffel bestes Leinöl und 1 Teelöffel Kurkuma Pulver, verrühre die drei Zutaten und trinke sie mit stoischer Regelmäßigkeit vor jedem Frühstück. Lebenslang. Warum, das erfahren Sie in diesem Buch. Und noch viel mehr über die wundersamen Pflanzenöle von A wie Aprikosenöl bis Z wie Zedernöl und dazwischen viele kulinarische und gesundheitliche Highlights. Arganöl, Granatapfel, Hagebuttenkernöl, Sanddornöl, Schwarzkümmelöl, Walnussöl und viele mehr.

→ MICHAEL NEHLS, *Algenöl, die Ernährungsrevolution aus dem Meer*, Wilhelm Heyne Verlag, München

Omega-3 Öle sind inzwischen in aller Munde. Wer nie Leinöl gegessen hat und beginnt, es zu tun, wird schnell spüren, dass der Körper das überaus dankbar aufnimmt. Aber erst wer Leinöl plus Algenöl (oder Fischöl) kennt, ist vollständig versorgt mit den wichtigen Inhaltsstoffen der Omega-3-Öle, mit DHA und EPA. Dass sie für Gehirnfunktion und Augengesundheit unersetzliche Bestandteile sind, ist inzwischen weltweit erforscht und bewiesen. Dass sie stille Entzündungen im Körper mindern oder löschen können, ist ebenfalls kein Geheimnis mehr. Und dass das Leinöl – ein Öl »vom Land« – die aquatischen bzw. maritimen Fettsäuren nicht ersetzen kann, versteht man spätestens nach Lektüre von diesem äußerst unterhaltsamen und überzeugenden Buch.

Bücher zu Wildkräutern

- Markus Strauss, *Die 12 wichtigsten essbaren Wildpflanzen bestimmen, sammeln und zubereiten*
- Markus Strauss, *Wilder Mix, Grüne Smoothies & Desserts mit Wildpflanzen,* beide Hädecke-Verlag, Weil der Stadt

Beides genial, nicht nur, aber auch für Anfänger in der Wildpflanzenküche. Markus Strauss hat maßgeblich mit dazu beigetragen, dass die Wildpflanzen als ernstzunehmende Nahrungsalternative im öffentlichen Bewusstsein angekommen sind. Die beiden genannten Bücher sind Teil einer interessanten Buch-Reihe, die auch Exotischeres wie Sumpfpflanzen, Waldpflanzen oder Wildbeeren sicher erschließen hilft. Tragen Sie sich ruhig ein zum Newsletter auf www.dr-strauss.net. Regelmäßige saisonale Information über die jeweils aktuellen Wildpflanzen, ihre Erkennungsmerkmale und Sammelmöglichkeiten kommt Ihnen dann kostenfrei ins Haus.

Weiterhin begeistert mich in der Wildpflanzenküche vor allem auch

- Christine Volm, *Meine liebsten Wildpflanzen – rohköstlich sicher erkennen, vegan genießen,* Ulmer Verlag, Stuttgart

Ihr Verständnis von einer rohköstlichen Rezeptwelt rund um die Wildpflanzen teile ich nahezu zu 100 %. Hier finden sich alle Rezepte z. B. ohne Zucker und in zahlreichen Kombinationen mit höchst interessanten und hochwertigen Klassikern der rohköstlichen Küche, von Erdmandeln bis Kokosöl, von Kakaonibs bis Flohsamenschalen. Wer sich in diese Buch einarbeitet, profitiert gleichzeitig von einer soliden Einführung in die Rohkostküche und von einem ebenso soliden und gut umsetzbaren Wildpflanzenwissen.

Bücher zu Säften und Smoothies

- Norman Walker, *Frische Frucht- und Gemüsesäfte,* Goldmann Verlag, München

Wer 99 Jahre alt geworden ist, wird – so darf man annehmen – wohl die eine oder andere Sache rund um die Gesundheit richtig gemacht haben. Norman

Walker's Buch ist gleichzeitig Wegbereiter und Klassiker unter den Büchern zum Thema Gesundheit durch Säfte. Es beinhaltet zum einen eine Aufzählung der Profile und Wirkungsschwerpunkte zahlreicher Gemüse und Obstsorten in Saftform. Zum anderen ist es gleichzeitig auch die Darlegung eines Lebenswerkes zu der Fragestellung, wie wir es anstellen können, unser Leben als Gesamtkunstwerk in Harmonie mit der Natur zu bringen. Auch wenn die meisten von uns heute den Großteil davon allenfalls punktuell in Umsetzung bringen können – es weist eine interessante Richtung und es werden immer noch Millionen Menschen weltweit von Walkers Ideen inspiriert.

→ Charlotte Gerson, Diana Bishop, *Die Gerson-Therapie, Chronische Erkrankungen bio-logisch heilen,* AKSE Verlag, Wörthsee

Kein geringerer als Albert Schweitzer hat die Einschätzung geäußert, dass Dr. Max Gerson für ihn eines der größten Genies in der Geschichte der Medizin war. Das vorliegende Buch von Charlotte Gerson, seiner Tochter, und von Diana Bishop beschränkt sich keinesfalls auf Säfte, es ist eher ein Kursbuch für Menschen mit schweren Erkrankungen, in dem kein wichtiger Lebensbereich ausbleibt. Warum ich es Ihnen – als hoffentlich gesundem Menschen – trotzdem nahelege? Nun, bezogen auf die Säfte ist es unvergleichlich einfach. Mit nur vier wichtigen Säften: Apfel-Karotten, Karotten pur, grünem Saft und Orangensaft wird in der Gerson-Therapie erstaunlich viel erreicht. Und warum sollten wir erst anfangen, so einfach verfügbare Säfte zu trinken, wenn wir krank sind? Vielleicht mögen Sie den gesunden Säften in Ihrem Leben – mindestens gelegentlich und kurmäßig – schon vorher einen festen Platz einräumen.

→ Rosina Sonnenschmidt, *Die Saft -Therapie, Natürlich Gesund,* Narayana Verlag, Kandern

Erfahrungsgemäß entdecke ich in meiner jährlichen Fasten-Zeit die besten Koch- und Ernährungsbücher. Im Jahr 2017, quasi im Lehm des Lehmressorts in Meddersheim, war es dieses Buch, das mich in Bann gezogen hat. Die renommierte Heilpraktiker-Kollegin Rosina Sonnenschmidt, die über viele Jahre Erfahrung in der Safttherapie bei ihren Patienten verfügt, hat zum Thema Säfte ein tolles Buch rausgebracht. Neben allen wirklich wissenswerten Fakten rund um die therapeutische Anwendung von Säften und Smoothies bereichert sie das Thema um eine Genussvariante, die ihre persönliche Entdeckung ist: die Kombination von Milchschaum (Latte) mit Matcha Tee, Gewürztee, Grüntee, mit Gerstengras, mit Weizengras, natürlich (gesundem) Kaffee und – man staune – mit frischen Gemüsesäften. Auf die Idee muss man erst mal kommen. Es muss übrigens nicht Kuhmilch sein, auch Ziegen- oder Schafsmilch, Sojamilch oder Mandelmilch sind in diesem Sinne verwendbar. Nachdem meine Fastenzeit vorüber war und ich mit etwas Übung endlich in der Lage war, vernünftigen Milchschaum herzustellen, war unserem Experimentieren keine Grenze mehr gesetzt. Geniale Kombinationen kommen dabei zustande, die nicht nur äußerst genussvoll sind, sondern offenbar auch eine ernstzunehmende Therapieergänzung für Menschen auf verschiedenen Stadien ihres Heilungsweges darstellen können. Schauen Sie mal rein – diese Investition könnte sich lohnen.

Bezüglich Smoothies finde ich persönlich ja, dass man dafür im Grunde keine Bücher braucht. Meist hat man sowieso irgendwas von dem, was in den Rezeptlisten der tausend Smoothie-Beispiele steht, gerade nicht da. Und wenn man auch nur ein bisschen Erfahrung gesammelt hat, dann gibt man das aus Wald und Garten in den Mixer, was so da ist und kombiniert »frei Schnauze«. Von all den vielen Smoothie Büchern seien daher hier nur zwei genannt. Zum einen das Buch der Erfinderin der Grünen Smoothies. Zum anderen eine Inspiration des Wildpflanzen-Experten Dr. Markus Strauss.

→ Victoria Boutenko, *Grüne Smoothies, lecker, gesund & schnell zubereitet,* Hans-Nietsch-Verlag, Emmendingen

Interessant zu lesen, wie das mit den Grünen Smoothies alles angefangen hat.

→ Markus Strauss, *Wilder Mix,* Haedecke Verlag, Weil der Stadt

Für alle, die eine kleine Ermutigung brauchen, um mehr Wildpflanzen in Smoothies (und auch in Säfte) zu integrieren. Die essbaren Wildpflanzen sind das Tüpfelchen auf dem i der Frischkost. Kundig eingesetzt sind sie eine große Kraftquelle, die grade im Säften und Smoothies optimal zur Wirkung kommt.

Bücher zum Backen

→ Maja Elena Scheid, *sweet & raw, vegane Rohkost-Kuchen und -Torten,* Ulmer Verlag, Stuttgart

Von Anfang an beglückt hat mich das Werk der Wienerin Maja Elena Scheid. Seit ihr Buch auf dem Markt ist, gibt es wirklich keinen Grund mehr, Kuchen, Torten, Brownies oder Kekse mit Weißmehl, Zucker oder tierischem Fett zuzubereiten. Alle Zutaten ihres rohköstlichen Torten-Weges sind vegan – und natürlich. Auf künstliche Milch-Ersatz-Produkte wird hier konsequent verzichtet. Frische Früchte, Datteln, Nüsse, natürliche Süßungsmittel und gelegentlich Kokosöl verschmelzen statt dessen unter Maja Elena Scheids Anleitung zu den bekannten Torten-Klassikern. Alles, was wir traditionell kennen und mal lieben gelernt haben, wird hier gelungen in rohköstlich »übersetzt«. Da gehört die Schwarzwälder Kirschtorte ebenso dazu, wie der Marmorkuchen oder die Zimtschnecke. Auch der Apfelstrudel mit Vanillesoße fehlt nicht in der Sammlung. Zugegeben – nicht alle Rezepte sind hier »pure« Lebensmittelharmonie. Aber – wie immer bei veganer Rohkost – ist man meistens wie von selbst ziemlich »nahe dran«. Und selbst mit kleinen Kompromissen in der Ordnung der Zutaten sind wir allemal mit einer Rohkost-Torte für unseren Körper deutlich besser aufgestellt, als mit der Traditionstorte aus Butter, Zucker und Weißmehl plus Früchten. Nur zwei Dinge muss man wissen – ohne einen Hochleistungsmixer wird man bei der rohköstlichen Tortenzubereitung nicht weit kommen. Und – wer einmal damit angefangen hat, wird meist nicht mehr zurück wollen in die alte Torten-Welt. Das Bessere ist eben leider der Feind des Guten!

→ Henrietta Inman, *Kokoscreme & Mandelmilch, 75 Rezepte für Clean Cakes,* Hölker Verlag, Münster

Wer doch lieber noch backen will, aber »gesund«, dem empfehle ich Henrietta Inman. Ihr Buch eröffnet all denen neue Möglichkeiten, die ausschließlich mit guten Zutaten backen, dabei aber nicht gleich Rohköstler werden wollen. Es ist mehr als nur vollwertig, denn in der klassischen Vollwert-Backstube haben wir es leider allzu oft doch mit Rohrohrzucker, schwerem Mehlteig und fettigen Milchprodukten zu tun. Wie schon der Name es sagt – dieses Backbuch ist anders. Glutenfreies Mehl, alternative Milchprodukte und Superfoods verschmelzen nach allen professionellen Regeln der Kunst zu Köstlichkeiten auf Konditor-Niveau, eben zu »clean cakes«. Eine Genuss also, der nur aus echten, natürlichen, gewachsenen und frischen Inhaltsstoffen besteht und gleichzeitig ein Angebot an unseren Körper ist, seinen eigenen Cleaning-Prozess in Gang zu bringen.

Bücher zur Heilkraft der Nahrung

→ Dr. James A. Duke, *Heilende Nahrungsmittel. Wie Sie Erkrankungen mit Gemüsen, Kräutern und Samen weg-essen,* Arkana-Verlag, München

Nichts zum Durchlesen, aber ein Nachschlagewerk par excellence. Der 400-Seiten-Wälzer hat die Ernährungsantwort auf eine große Zahl von akuten und chronischen Krankheiten der Gegenwart. Soll nicht heißen, dass die Hinzunahme eines »gesunden« Lebensmittels nun wirklich allein ausheilend wirken kann, da gehört schon ein bisschen mehr dazu. Aber Sie können sich inspirieren lassen, welche Pflanzen Sie bei Ihrer spezifischen Gesundheitsherausforderung bzw. Ihrem Krankheitsbild bevorzugt mit in Ihren Tages- und Wochenplan aufnehmen sollten. Im richtigen Kontext eingesetzt können Lebensmittel eben Heilmittel sein.

→ DAVID WOLFE, *Super Foods – Die Medizin der Zukunft*, Goldmann, München

hat noch eins drauf gesetzt und aus der Riesenauswahl der Lebensmittel auf diesem Planeten Erde die herausgefischt, die einfach nur noch genial sind. Goji-Beeren, Kakao, Maca, Bienenprodukte, Spirulina, Algen, Aloe vera, Hanfsamen, Kokosnuss – für uns überwiegend nicht gerade heimische Kost. Aber Ihre Aloe vera können Sie sich auch auf der Fensterbank halten, eine guten Demeter-Imker brauchen Sie sowieso, zu Kakao muss ich wohl nicht noch mehr sagen und Kokosöl ist für unsere Zeit einfach ein unendlich kostbares Geschenk der Natur, das zum Glück auch unter fairsten Bedingungen hergestellt erhältlich ist. Wenn Sie lesen, warum diese Pflanzen solche Kostbarkeiten sind, dann kommen Sie aus dem Staunen nicht mehr heraus. Allerdings – vergessen Sie bitte nicht, dass auch die heimischen Brennnessel-Samen, die Hagebutten, der Löwenzahn und viele andere »Super-Foods« sind. Das eine muss das andere ja nicht ausschließen.

→ Dr. MARKUS STRAUSS, *Die Wald-Apotheke*, Knaur Verlag, München

Und damit wären wir bei den heimischen Super-Foods. Von Bucheckernöl bis Birkensalat, von Heidelbeereis, Fichtenbutter, Gundermannlimonade, Maronen-Gemüse und Vogelbeersmoothie, von Waldengelwurz-Dessert bis Weißdorn-Aufstrich zeigt Markus Strauß, dass Gesundheit nicht nur in den Tropen wächst, sondern auch bei uns zuhause ist. Wie wohltuend, mal wieder was zu essen, was man nicht im Laden kaufen konnte. Schon das ist eine Heilerfahrung, von den Inhaltsstoffen ganz zu schweigen …

→ LOUIS L. HAY, AHLEA KHADRO, HEATHER DANE, *Ernährung für Körper & Seele: Gesund essen mit guten Gedanken*, Leo Verlag, Berlin-München

Wenn es ein umfassendes Mentalkonzept zur Lebensmittelharmonie gäbe, dann wäre es wohl dieses hier. Erst kürzlich habe ich entdeckt, dass die Altmeisterin des positiven Denkens mit fast 90 Jahren noch ein Buch zur Ernährung herausgegeben hat. Das hat mich neugierig gemacht. Wie erfreut war ich – auch wenn ich es mir eigentlich hätte denken können – dass nahezu alle Grundzüge der Lebensmittelharmonie sich auch in ihrem Konzept wiederfinden. Zusammen mit zwei befreundeten Therapeutinnen hat sie in diesem Buch die absoluten Essentials gesunden Essens, gesunden Lebens und gesunden Denkens zusammengetragen. Der großartige Rezeptteil kann von **ESS KULTUR PUR-Anwendern** nahezu änderungsfrei in die eigenen Kochgewohnheiten übernommen werden. Wohltuend ist dabei auch wie undogmatisch ihr Konzept daherkommt. Hier gibt es keine Denkblockaden und Verbote (Kochkost, Fleisch, Snacks, Süßes ...), nur gute Zutaten und gute Ordnung.

Das Highlight des Buches ist aber ihr Mentalkonzept. Kürzer kann man die Grundregeln für gute Ordnung in unserem Denken nicht zusammenfassen. Was wir immer wieder mal vergessen ist, dass auch jeder Gedanke uns nährt – und zwar auf die eine oder auf die andere Weise. *Alles* wirkt auf uns – nicht nur die Zutaten im Einkaufskorb, sondern auch und vermutlich noch mehr der mentale Zustand, mit dem wir durchs Leben gehen. Nicht jede gute Suppe kann unsere seelischen Nöte komplett transformieren (auch wenn sie zweifellos hilft ☺). Wir müssen schon ein bisschen mitarbeiten, um uns aus Mustern von Enge, Angst, Abhängigkeit, Trägheit, Ärger oder Not herauszuarbeiten zu Weite, Freiheit, Frieden, Inspiration, Gelassenheit, Hoffnung und Begeisterung.

Wenn wir Beides tun – wenn wir uns also neben guten Einkaufs- und Kochgewohnheiten auch für eine gute Gedankenhygiene und für einen mentalen Heilungsweg entscheiden, dann entsteht ein Boost-Effekt in Richtung Heilung, in Richtung der Entfaltung unserer höchsten Potentiale und wahrlich auch in Richtung unmittelbar spürbarer Lebensqualität

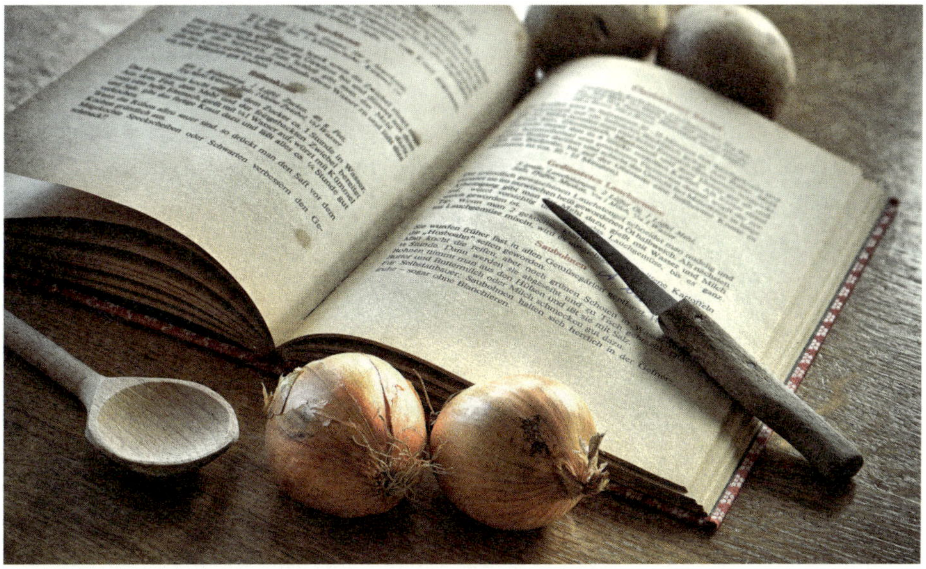

Bücher zu alten und bewährten Zubereitungstechniken

→ Dietmar Fiebrand, *Gemüse haltbar machen durch Fermentieren*, SüdOst Verlag, Regenstauf

Die meisten Deutschen kennen als Fermentiertes nur das gute alte deutsche Sauerkraut. Und das wird meiner Beobachtung nach überwiegend gar nicht so geschätzt, was insofern nicht wundert, als es heute in den meisten Haushalten aus Dose oder Glas kommt und allenfalls noch Geschmacksträger des ursprünglichen Lebensmittels ist, seine Bioaktivität aber im Erhitzungsprozess für die Konservierung leider hinter sich gelassen hat. Das ist in vieler Hinsicht ein Jammer, denn Fermentiertes ist die Nahrung für die Millionen Mikroorganismen in unserem Darm. Und wenn es denen gut geht, geht es bekanntlich uns gut. Wer die Grundlage von **ESS KULTUR PUR** drauf hat, der sollte deshalb vielleicht als nächstes mal in das Thema Fermentieren rein schauen. Fermentieren ist Magie, ist Alchemie. Schon ein zu Sauerkraut fermentierter Weißkohl enthält das bis zu 100-fache an Vitamin C im Vergleich zum Ausgangsprodukt. Es entstehen probiotische Bakterien, es entsteht Vitamin B12 und es bilden sich Nährstoffe, die im Ausgangsprodukt gar nicht drin waren. Und es muss ja gar nicht immer Sauerkraut sein. Einfach alles kann fermentiert werden. Nahezu alle Sorten Gemüse, viele Sorten Früchte, Milchprodukte, auch die veganen Milchprodukte wie Mandel- oder Nussmilch, Hülsenfrüchte, Senfkörner, … Getreide wird zu Sauerteig und als Getränk gibt es z. B. Wasserkefir oder Kombucha. Es ist total einfach, selber zu fermentieren und etwas Besseres als das selbst Fermentierte gibt es garantiert nirgendwo zu kaufen. Nicht umsonst hat es auf diesem Planeten keine Hochkultur gegeben, die nicht fermentiert hätte. In vielen Ländern, z. B. in Japan und Korea, ist Fermentiertes mindestens einmal am Tag noch heute selbstverständlicher Bestandteil der Mahlzeiten. Gut daran ist – wir brauchen nicht viel davon. Aber um unser Darmmilieu immer wieder mit den probiotischen (*pro bios* = für das Leben) Bakterien zu »impfen«, brauchen wir Fermentiertes einfach in kleinen Mengen regelmäßig.

Mit dem Buch von Dietmar Fiebrand haben Sie einen fantastischen Einstieg in die Welt des Fermentierens.

→ Michelle Keogh, *Einfach Dörren und Trocknen: 100 Rezepte*
Eugen Ulmer Verlag, Stuttgart

Keine große Kunst, aber leider trotzdem weitgehend vergessen, ist hingegen das Dörren. Bücher braucht man dafür eigentlich nicht. Nur ein Dörrgerät (wegen der Strom- und Zeitersparnis im Vergleich zu Backofen oder Dachboden) und dann kann's losgehen. Sie werden staunen, was man alles selber machen kann. Warum teure Tees in winzigen Mengen kaufen – einfach die Pfefferminze, die Kamille, die Schafgarbe, die Brombeerblätter, die Himbeerblätter oder die Hagebutten ab ins Dörrgerät – schon ist der Jahres-Teevorrat gesichert. Warum teure Kräuter selber kaufen – Oregano, Basilikum, Liebstöckel, Majoran und viele andere wachsen doch umsonst auf Ihrem Balkon oder Gartenbeet und lassen sich in null Komma nix auch in einen Trockenvorrat für den Winter verwandeln. Ernteüberschüsse von Äpfeln, Kirschen, Pflaumen, Birnen aus dem eigenen Gar-

ten, dem der Nachbarn oder mitgebrachtes Wald-Obst von Spaziergängen kann getrocknet zur Müslizutat, zum Süßungsmittel oder zur gesunden Knabberei werden. Viele Gemüse lassen sich zum Beispiel unkompliziert zu gesunden Chips verarbeiten. Und auch vor Nüssen und Samen macht das Dörren nicht halt – sie sind deutlich besser verträglich, wenn sie einige Stunden eingeweicht wurden. Und danach möchte man sie ja trotzdem als Trockenvorrat lagern, braucht es also den Dörrvorgang. Cracks dörren sogar Fisch und Fleisch, aber das ist ein anderes Thema …
Nebenbei bemerkt ist Dörren ja auch eine der ältesten Kulturtechniken – mit dem Fermentieren zusammen die ultimative Haltbarmachungsmethode vor den Zeiten von Supermarkt, Kühlschrank und Gefriertruhe. Einen guten Einblick in die Grundlagen und Möglichkeiten gewährt das vorgenannte Buch.

Bücher zu Ökologie, Landwirtschaft und Nachhaltigkeit

Es gibt endlos – gute – Literatur zu ökologischen Themen und Zukunftsfragen. Um die Sache übersichtlich zu halten, empfehle ich nur drei. Eins beschäftigt sich mit der Frage, wo wir stehen. Zwei mit der Frage, wie es weitergehen kann. Alle drei haben mich – bei aller darin enthaltenen Tragik in der Analyse der Gegenwarts-Situation – mit ihrer Sachkenntnis und ihrem Tiefgang und ihrem gelebten Hoffnungsprinzip absolut begeistert.

→ Felix zu Löwenstein, *FoodCrash: Wir werden uns ökologisch ernähren oder gar nicht mehr,* Pattloch Verlag, München

In Diskussionen kommt gelegentlich immer noch das Argument, Bio wäre nur was für Wohlhabende. Eine freiwillige Wellness-Entscheidung, wenn alle anderen Grundbedürfnisse gedeckt sind. Dies ist wohl einer der größten kollektiven Irrtümer der Gegenwart, dessen tragische Folgen schon jetzt überall auf der Welt - und bei uns - immer spürbarer werden.

Meine Antwort auf die Bio-Frage und das Einkommen ist – wo ein Wille (oder ein Einsehen) ist, ist auch ein Geldbeutel. Der Punkt ist – man muss wissen, warum. Warum ist die alltägliche Bio-Entscheidung den damit verbundenen Mehraufwand (finanziell, wie auch ggf. organisatorisch) wert? Die Antwort, nein hunderte Antworten darauf, gibt dieses Buch.

Grundsolide recherchiert – und angesichts der Dramatik – spannend wie ein Krimi, führt es uns vor Augen, wo wir als Menschheit regional und global stehen in Bezug auf unsere Welternährung, unsere Boden- und Meeresgesundheit, unsere Tierhaltung und unsere Ressourcen. Es klärt, wo das, was wir und unsere Kinder heute und morgen essen wollen, noch herkommen kann und sollte – und was wir als Einzelne damit zu tun haben. Wenn es eine Top-Ten-

Liste der Pflichtlektüren der Gegenwart gäbe, dieses Buch würde ich drauf setzen. Wenn wir auf diesem Planeten ökologisch noch die Kurve kriegen wollen, könnte dieses Buch einer der Pflastersteine für die Straße in die Zukunft sein.

Christian Hiss, *Regionalwert AG, Mit Bürgeraktien die regionale Ökonomie stärken,* Herder Verlag, Freiburg im Breisgau

Christian Hiss, ein Gärtnermeister aus Freiburg, gibt quasi die regionale Antwort auf das, was Felix zu Löwenstein global analysiert hat. Die Regionalwert AG ist nicht nur ein Buch, sondern ein inzwischen in fünf deutschen Regionen bewährtes Konzept. Es bringt ökologisch interessierte Bürger (die Aktionäre) mit ökologisch wirtschaftenden Betrieben (Bauern, Bioläden, Verarbeitungsbetrieben) in Partnerschaft. Die Betriebe haben dadurch Abnahmesicherheit, die Verarbeiter (Käserei, Molkerei, ...) gute Zulieferer und die Kunden hohe Lebensmittelqualität und stabile Preise. Alle zusammen gewinnen an Vertrauen. Und Hürden beim Bio-Anbau in der Region können durch Austausch, Hilfe und Sachkenntnis überwunden werden.

Unter zum Beispiel *www.regionalwert-rheinland.de* gibt es einen Kurzfilm zum Thema, sowie Anknüpfungsmöglichkeiten.

Markus Strauss, *Art-Gerecht, 13 Thesen zur Zukunft des Homo sapiens,* Kosmos Verlag, Stuttgart

Markus Strauss, Geologe und Wildpflanzenexperte, wurde von mir schon mehrfach genannt. In seinem jüngsten Buch ist ihm der große Wurf gelungen, nach unbestechlicher Analyse der ökologischen Gegenwartssituation ein positives Zukunftsbild zu zeichnen. Mit »fünf vor Paradies« wird bezogen auf 13 lebensrelevante Bereiche aufgezeigt, welche Möglichkeiten in unserer Kultur noch schlummern, mit deren Einsatz wir eine lebenswerte Zukunft hervorbringen können. Prädikat: besonders lesenswert.

So, das reicht jetzt an Büchern. Welche Auswahl auch immer Sie treffen – bis auch nur ein paar Prozent der Inhalte wirklich in die Tat umgesetzt sind, werden wohl ein paar Monate vergehen ☺. Warum auch nicht – wir haben ja noch ein ganzes Leben vor uns und da, wo das größte Interesse aufleuchtet, können wir für die Zukunft schon mal den ersten oder nächsten Spatenstich setzen.

Wer spricht?

Kurz gesagt: Ich bin Jahrgang 1968, Mutter einer Tochter • Heilpraktikerin seit 1995, in eigener Praxis seit 1996 • Ernährungsseminarleiterin seit 1997 • Pflanzenliebende, Waldliebende, Gartenliebende • nicht müde werdend im endlosen Neuentdecken und Experimentieren in der Küche • kein Apostel, keine Absolutistin, aber entflammt für das Heilpotential, das in der Ernährung steckt.

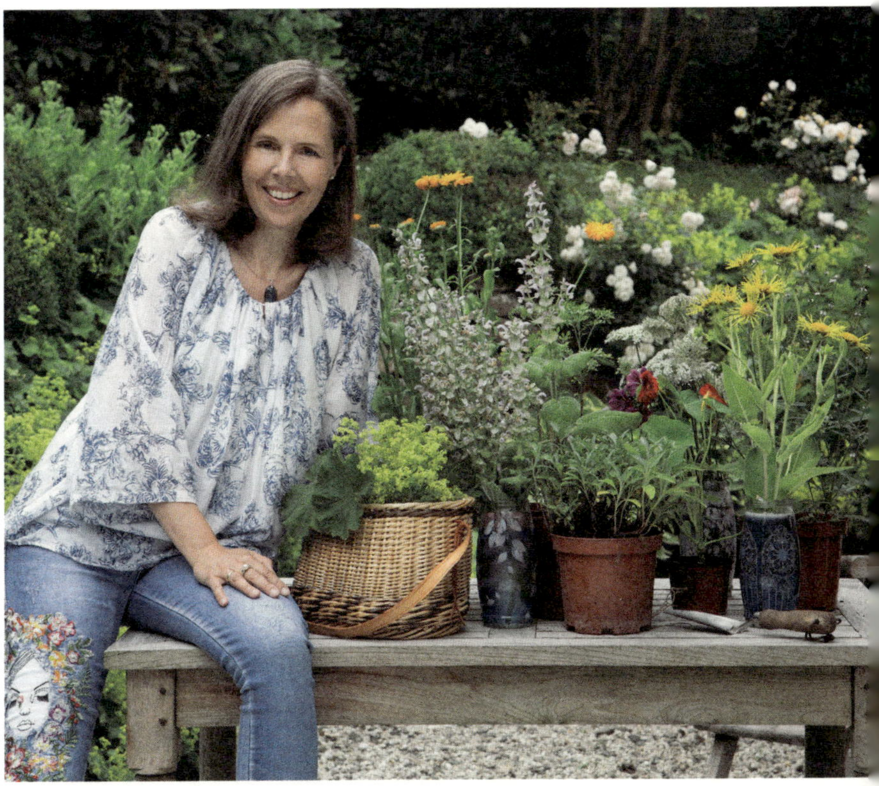

Das gemeinhin mit Ernährungsumstellungen verbundene *try harder and run faster* ist meine Sache nicht. Mir geht's nicht – weder bei mir noch bei meinen Kursteilnehmern – um die Zentimeter des Bauchumfangs oder die Härte der Muskeln. Nichts gegen eine gute Figur – aber die Ordnung eines gesunden Körper stellt sich fast von alleine ein, wenn wir lauschend und achtsam mit uns, mit unserem Körper, unseren Gedanken, mit unserem Bewusstsein und vor allem mit dem Geschenk echter, lebendiger Nahrung umgehen. Mir geht es mehr darum, dass wir alle wieder mit Dankbarkeit unseren Körper betrachten und lieben lernen, gerade auch mit all den kleinen Abweichungen von der Norm und Ideallinie, die letztlich unsere Geschichte erzählen und uns in unserer Individualität auch ausmachen. Mir geht's darum, dass wir uns immer wieder neu zuhause fühlen in unserem Körper und seine Fähigkeit zu sprühender Lebendigkeit freilegen und genießen können. Mich macht es glücklich, wenn Menschen aufhören, Kalorien oder Punkte zu zählen oder ihr Essen nach Kriterien von Vitaminen und Spurenelementen zusammenzustellen. Meine Arbeit ist getan, wenn Menschen spüren lernen, dass unsere Lebensmittel Geschenke des Lebens an uns sind, die uns weit über ihre Substanzkraft hinaus nähren mit Ordnung und mit Lebensenergie, die uns auffüllen mit Wohlbefinden und uns ausstatten mit Tatkraft und die letztlich der himmlisch-irdische Treibstoff dafür sind, dass wir in dieser Existenz unser einzigartiges Potential als Mensch verwirklichen können.

Tausend Mal Danke

Am allermeisten bin ich meinen Seminarteilnehmern dankbar, von und mit denen ich in 20 Jahren unendlich viel lernen konnte. Nicht nur, was funktioniert – sondern auch was nicht funktioniert! Und nicht nur was den Teil in der Küche angeht, sondern auch was es bedeutet, Blockaden zu haben und diese gemeinsam zu überwinden. Ich ziehe meinen Hut vor den engagierten Profi-Köchen, die es unter den ganz »normalen« Hausfrauen *und* Hausmännern gibt. Menschen wie du und ich, deren Hingabe und Leidenschaft in der Zubereitung der täglichen Mahlzeiten für ihre Lieben nicht mit Sternen dotiert werden, gleichwohl sie sie verdient hätten. Ich ziehe meinen Hut auch vor jenen unter meinen Teilnehmern, die mit Fastfood, Fertiggerichten und Softgetränken »groß« geworden sind und für die anfangs jede Zubereitung jenseits einer Schnitte Brot schon eine Herausforderung darstellte. Wie habe ich mich mitgefreut, wie habe ich bewundert, wenn sie mutig und entschlossen das Königreich der Selbst-Zubereitung nicht nur betreten, sondern Stück für Stück erobert haben. Solange, bis aus vielen kleinen Grundsteinen ein Haus gebaut wurde, das Haus der ganz individuellen Rezepte, die für sie taugen. Einfach vielleicht, aber durch und durch gut.

Hier ist auch der Platz um zu benennen, wer mich sowohl praktisch wie auch inhaltlich inspiriert hat. Die großen Ernährungsforscher der Vergangenheit habe ich an anderer Stelle schon genannt. Bleiben wir hier bei den Zeitgenossen, deren Lebenswerk Schnittmengen mit meiner beruflichen Ausrichtung gebildet hat. Da ist zunächst Ingrid Schlieske, damals Gründerin der *Schule für Fitness und Ernährung* im hohen Vogelsberg. Wir sind uns nur einmal für wenige Minuten persönlich begegnet, aber ihr Lebenswerk hat in meinem Leben Spuren hinterlassen. Den organisatorischen Unterbau eines guten Kurssystems – den man nicht auf der Heilpraktikerschule lernt – habe ich bei ihr gelernt. Und auch den sensationellen Effekt der gut gekauten Rohkost als Zwischenmahlzeit habe ich erst durch ihre Inspiration entdeckt. Danke dafür.

Lebensmittel nicht nur quantitativ (nach ihrem Gehalt von Vitaminen und Mineralien) zu beurteilen, sondern ihre Bedeutung und ihren Wert qualitativ zu erfassen, das habe ich letztlich in den 21 Jahren meiner Arbeit als Fachfortbildungsleiterin der *Ceres Heilmittel GmbH* gelernt. Die ersten Kupferchloridbilder im Vergleich zwischen biologisch und nicht-biologisch angebauten Heilpflanzen vor ca. 15 Jahren zu sehen, war dabei eine Offenbarung für mich. Vertraute Teepflanzen wie Kamille oder Ernährungspflanzen wie Bärlauch über die bekannten Indikationen hinaus auch als Träger von sehr spezifisch ausgeformten Lebenskräften zu begreifen, das hat mir Dimensionen in der Betrachtung der Pflanze eröffnet, von denen ich bis dahin nicht einmal geträumt hatte. Erst darüber habe ich begriffen, dass Pflanzen letztlich eine uns erstaunlich nahestehende irdische Existenzform des Lebendigen sind, die uns – wie vielleicht nichts anderes auf diesem Planeten – fundamental dabei helfen kann, ganz und gar wir selbst zu werden. Danke dafür an Roger und Hildegard Kalbermatten.

Bahnbrechend für das andere, das neue Verständnis von Nahrung – jenseits der alten materialistischen Vorstellung, dass wir letztlich fast wie eine Maschine sind, die man mit Essen als Kraftstoff nur ausreichend zu »betanken« braucht – war zunächst Prof. Fritz Albert Popp. Mit seinem Buch »Die Botschaft der Nahrung« und mit seinen Vorträgen, von denen ich einige live hören durfte, hat er als vielleicht erster Wissenschaftler physikalisch den Beweis geführt, dass es die Ordnungskraft und die Lichtspeicherfähigkeit der Nahrung ist, die wesentlich zu unserer Erhaltung als funktionierende Organismen beiträgt – und dass biologisch erzeugte Nahrung dabei weit die Nase vorn hat. Dann habe ich meinen späteren Mann kennengelernt, den Physiker Falk Fischer. Von Anfang an hat mich sein suchender Blick auf die Phänomene des Lebendigen fasziniert und der für Naturwissenschaftler sonst seltene Anspruch, eine Brücke zwischen Ganzheitsmedizin und Wissenschaft zu finden. Mit seinem Buch *»Ganzheitliche Pflanzenheilkunde«* ist ihm 2017 der große Wurf gelungen, diese Brücke zu gehen – und sie gangbar zu machen für jeden, der auch mit dieser Frage unterwegs ist. Von Herzen danke ich Falk für die tiefe Wertschätzung, die er meiner Arbeit vom ersten Augenblick an entgegengebracht hat und für seine Bereitschaft, meine Sprache und meinen Blick auf die Welt tief zu erfassen und sie in seine Sprache und seinen Blick auf die Welt zu übersetzen.

Markus Strauss, Geologe und erster Dozent für die Selbstversorgung mit essbaren Wildpflanzen an einer deutschen Hochschulakademie, hat mich mit seiner Ausbildung begeistert. Durch seinen Input konnte ich für mich die letzte kleine Lücke zwischen meinem heilkundlichen Pflanzenwissen und der kulinarischen Komponente der essbaren Wildpflanzen schließen. Auch seine Forschungen zum Stellenwert der Wildpflanzen in der Kulturgeschichte der Menschen – ihre Bedeutung in Vergangenheit, Gegenwart und Zukunft – fand und finde ich außerordentlich erhellend und hilfreich.

In jüngerer Zeit haben schließlich die »Rohkost-Köche« der Gegenwart mir meine fast letzten noch offenen Fragen beantwortet in Bezug auf die Zubereitung von Frischkost auf Gourmet-Niveau und in Bezug auf die Zubereitung von süßen Köstlichkeiten, deren einzelne Zutaten jeder noch so kritischen Betrachtung standhalten können. Gisela Bayer mit ihren »Glowing-Gourmet«-Kursen hat dabei für mich den Vogel abgeschossen. Ihre überragende

Fachkompetenz in Raw-and-Living-Food-Zubereitung, kombiniert mit ihrer fröhlich-praktischen Leichtigkeit des Unterrichtens und Anleitens ist nicht nur ein Erlebnis, sondern auch eine Quelle anhaltender Inspiration. Solche Erfahrung ermutigt, immer wieder neue Wege zu gehen, bis unsere Ernährung endlich überwiegend oder ausschließlich das tut, was sie von allem Anfang her sollte: nähren, freuen, Leben spenden.

An der praktischen Umsetzung des Buches hat zu meinem Glück auch Ingrid John mitgearbeitet. Sie hat nicht nur akribisch die erste Korrektur gelesen, sondern Rezepte nachgekocht, getestet und sogar beigesteuert. Danke, Ingrid!

Charlotte Karner hat der Rohfassung dieses Buches Gestalt und Farbe gegeben. Durch ihre Arbeit hatte ich förmlich das Gefühl, dass **ESS KULTUR PUR** zum Leben erwacht. Ihre Stilsicherheit, ihre Kreativität und ihre geduldige und liebevolle Bereitschaft, solange am Ball zu bleiben, bis Form und Inhalt verschmolzen sind zu einem neuen Ganzen und bis Stimmigkeit erreicht ist, hat die Arbeit mit ihr zu einer reinen Freude werden lassen. Sie hat der Lebensmittelharmonie ein Gesicht geben. Charlotte, ich danke dir dafür.

Ich danke dem *Verlag für Gesunde Entwicklung* und insbesondere seinem Gründer, Theo Dierk Petzold. Sein Vertrauen in dieses Projekt und seine Bereitschaft, mir die Tür ins Verlagswesen zu öffnen, haben mich ermutigt und beflügelt. Die Freiheit, die er mir bei der Umsetzung gelassen hat, war und ist für mich eine tragende Qualität, ohne die **ESS KULTUR PUR** als Buch gar nicht möglich gewesen wäre.

Last – not least – seien meine Familie und mein Freundeskreis genannt. Ja, ihr hattet es nicht immer leicht mit mir! Seit zwanzig Jahren experimentiere ich im Grunde non-stop und ihr habt munter mitgegessen, was immer ich gerade rohköstlich oder kochköstlich auf unsere Teller gebracht habe. Ihr habt mit Lob nicht gespart, aber auch ehrlich gesagt, wenn es mal nicht so prickelnd geschmeckt hat – und trotzdem aufgegessen ohne Murren und Knurren! Danke für die Weite des Herzens und die Bereitschaft, meiner Passion am täglichen Mahlzeitentisch zu folgen.

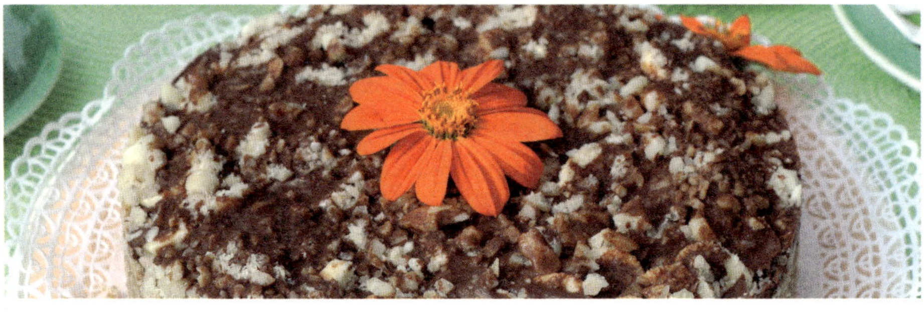

Meine Vision

Ich träume von einer Welt, in der es rund um jede Stadt so viele Biobauern gibt, dass sie sich ggf. komplett regional davon ernähren kann.

Ich träume davon, dass jedes Kind selbstverständlich und hautnah miterlebt, wo das echte Essen herkommt.

Ich träume davon, auf jeder Reise auf jedem Bahnhof eine Snackbar vorzufinden, die biologischen Raw Food und Living Food anbietet.

Ich träume davon, dass es in jeder Stadt mindestens einen Konditor gibt, der Torten und Pralinen ohne Weißmehl und Zucker anbietet.

Ich träume davon, dass alle Tiere auf allen Bauernhöfen der Welt mit Liebe und Dankbarkeit behandelt werden. Ich träume davon, dass die Pflanzen – alle Pflanzen – wieder als Mitgeschöpfe wahrgenommen und respektvoll behandelt werden.

Ich träume, dass das Menschheitswissen zur Transformation von Pflanzen in echte *Lebens*mittel gelebtes Kulturgut wird.

Ich träume davon, dass man Zucker nur noch zum Ansetzen von Kombucha und Wasserkefir verwendet ☺.

Ich träume von einer Welt, in der sich niemand mehr mit toten und manipulierten Nahrungsmitteln abfüttern lässt und zufrieden gibt, sondern, in der Menschen nur noch essen, was sie wirklich nährt.

Ich träume davon, dass jeder Mensch ein mindestens winziges Bisschen des globalen Nahrungsanbaus selbst übernimmt (und wenn es nur die Kräuter auf der Fensterbank sind).

Ich träume von einer Welt, in der Kinder wieder von ihren Eltern selbst bekocht werden und nichts »Gefälschtes« in sie hineingeschoben wird.

Ich träume von einer Welt, in der Menschen wieder ohne Verdrängung mit gutem Gewissen essen können – egal wie weit sie die Herkunftskette des Essens auf dem Teller zurückverfolgen.

Ich träume von einer Welt, in der wir spüren, wie wenig wir wirklich zum Leben *brauchen* und wie viel wir von der Natur geschenkt bekommen.

Ich träume auch von einer Welt, in der Menschen in die Innenschau gehen, wenn ihnen nicht wohl ist. In der sie sich den Lebensgesetzen zuwenden und sie verwirklichen, bis sie Wohlbefinden erreicht haben und in der sie sich ggf. *dafür* Hilfe holen.

Ich träume von einer Welt, in der wir nicht mit Maschinen verwechselt werden, die man reparieren kann oder am Schluss entsorgt, sondern in der unsere sprühende Lebendigkeit, unsere ursprüngliche Einbindung in alles Geschaffene und Gewachsene und unser schöpferisches Potential zur vollständigen Verwirklichung gelangen.

Inhalt

Zusammenfassung nützlicher Links

Auf meiner Website finden Sie Informationen …

… zu Seminaren zu **ESS KULTUR PUR:**
www.annelohmann.com/ess-kultur-pur

… Anmeldung zum Newsletter:
www.annelohmann.com
Der orange Button in der Menüleiste führt Sie zur Anmeldung.

… zur **ESS KULTUR PUR Tabelle** und zur Eröffnungsmeditation:
www.annelohmann.com/esskulturpur-downloads

… zu Lebensmitteln und Küchenausstattung, die Ihnen das Leben in der Lebensmittelharmonie erleichtern:
www.annelohmann.com/alles-was-man-braucht

… zu Seminaren zum Leben mit Pflanzen:
www.annelohmann.com/leben-mit-pflanzen

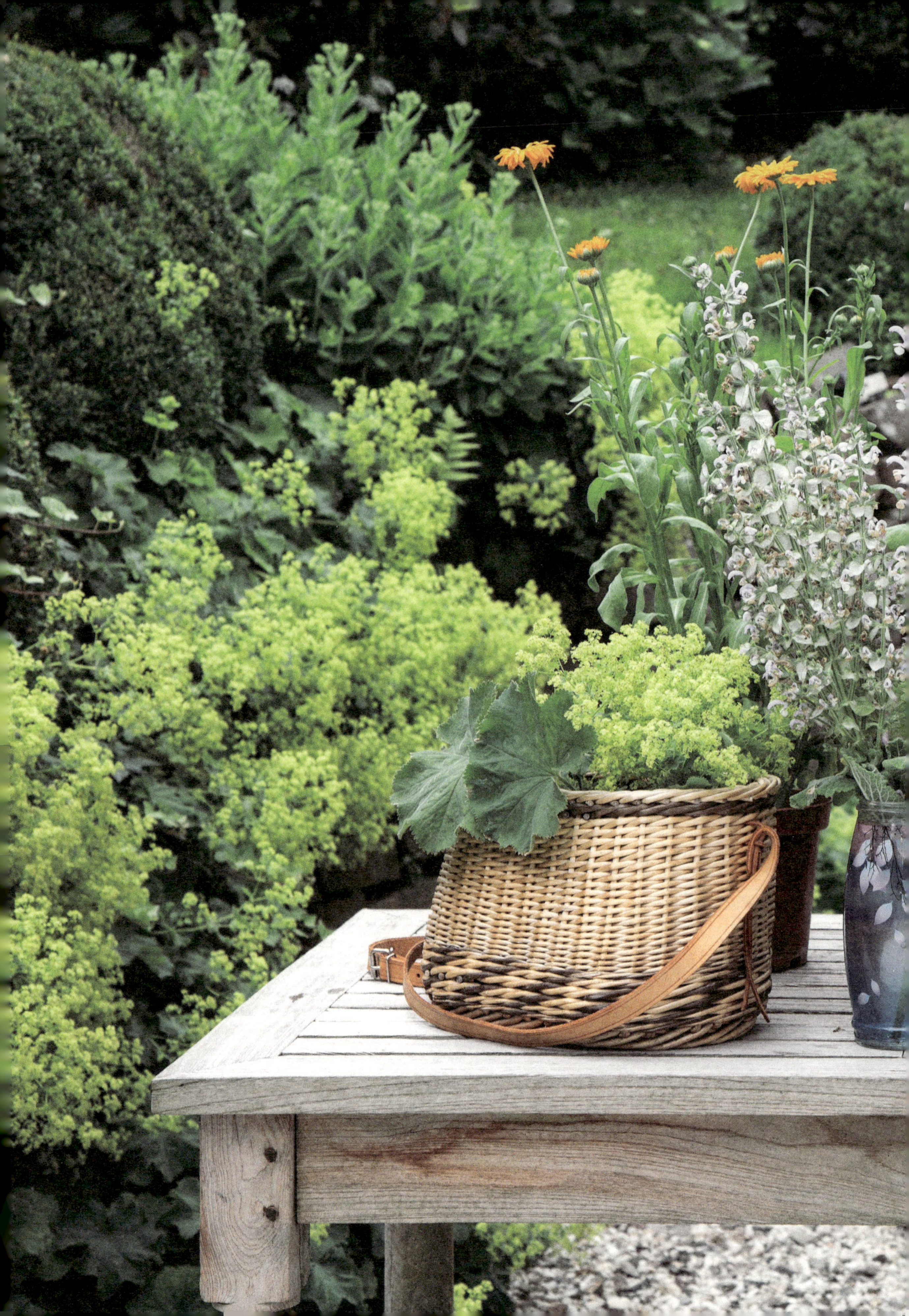

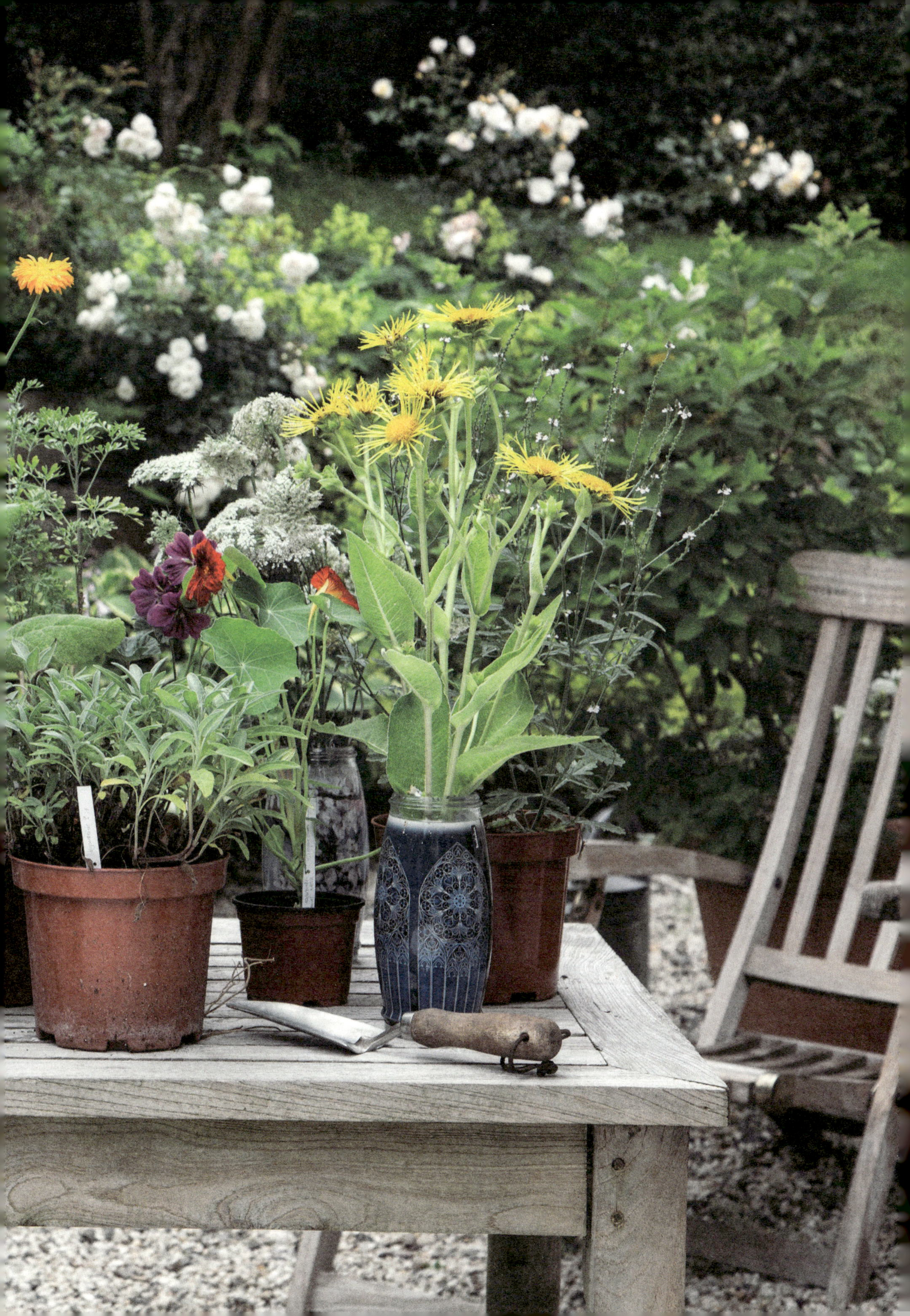